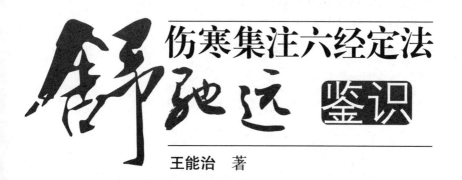

伤寒集注六经定法

舒驰远 鉴识

王能治 著

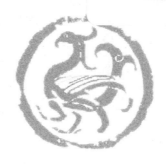

中国中医药出版社
·北京·

图书在版编目（CIP）数据

舒驰远伤寒集注六经定法鉴识/王能治著．—北京：中国中医药
出版社，2014.1（2025.4重印）

ISBN 978-7-5132-1722-4

Ⅰ．①舒… Ⅱ．①王… Ⅲ．①六经辨证 Ⅳ．① R241.5

中国版本图书馆 CIP 数据核字（2013）第 275438 号

中国中医药出版社出版

北京经济技术开发区科创十三街 31 号院二区 8 号楼
邮政编码 100176
传真 010-64405721
河北品睿印刷有限公司印刷
各地新华书店经销

开本 880×1230 1/32 印张 12.5 字数 322 千字
2014 年 1 月第 1 版 2025 年 4 月第 4 次印刷
书号 ISBN 978-7-5132-1722-4

定价 39.00 元
网址 www.cptcm.com

服 务 热 线 010-64405510
购 书 热 线 010-89535836
维 权 打 假 010-64405753

微信服务号 zgzyycbs
微商城网址 https://kdt.im/LIdUGr
官方微博 http://e.weibo.com/cptcm
天猫旗舰店网址 https://zgzyycbs.tmall.com

如有印装质量问题请与本社出版部联系（010-64405510）

内容提要

　　本书主要围绕江西清代名医舒驰远所著的《伤寒集注》，阐述舒氏作为清末江西一温阳派大家，他所倡导的凡病皆以阴阳六经辨证为主体，以及在治疗上特别强调重视脾肾之阳和顾护人体元阳之气的学术思想，在中医多学科的临床上有着不可忽视的现实意义。这一学术思想恰恰在当今对疾病的认识普遍存在着病多"火热"的学术倾向提出了质疑。作者通过对这一思想的学习、认识，再结合自己的临床实践，以浅近的手法，条分缕析，以冀使这一学术思想得以彰明于世，并发扬光大之。

自序

　　我和我的父亲都没有进过中医的"大学堂"，可两代人硬守着这个行业不下百年。照理说两代人的百年耕耘，多少总有点收获，总得留下点什么。可事与愿违，在我父亲的那一代，是生不逢时，发芽的时候是干旱，该扬花的时候又遇上暴风雨。我呢，首先是困于家境，只读完中学，成年后，为了生计长年在田地里滚打，虽然在父亲的影响下想看点医书，也是忙里偷闲，只能从前人那里一路窃割和剽窃那只鳞片爪的思想，充为日后之用。后来尽管这只鳞片爪的思想改变了我的命运，但毕竟是桑少蚕瘦，到老又能吐出几许丝来？

　　我的从医之命，应该说完全是父亲给定的。如果说起我父亲的从医之路，则更有一段崎岖的历程。我父亲名叫王靖，1906年出生，先从教，后从政，及壮才步入医门。二战时，国难当头，携儿带女随难民逃到后方吉安。碰巧遇上了在吉安挂牌行医的同乡高静安先生，他乡遇故知，叙谈中得知高静安先生是当时吉安中医协会会长，高老年近八旬，人很厚道，他早就听说我父亲品学兼优，执意把我父亲留下，替他操办一所私塾，有空帮他抄抄医书，这正中我父亲的下怀。早年我父亲见世道凌夷，就有弃政从医的念头，只是苦于"夫子之墙数仞，不知其门而入"，今遇此良机，自是欣喜。

所抄之书，据高老说，多是孤本典籍，世间少有见售者。父亲感其如入五里云中一概茫然，不知所从。当他抄到舒驰远的《伤寒集注》时，据他说顿觉眼前一亮，理路顿清，霍然站起，拍案叫绝，似乎发现了步入中医之门的捷径。

是舒氏的这部书指点了父亲的迷津，从而激发和坚定了他从医的信心。

学医有了门径，日子也就易得过，在吉安一晃就是三个年头。日本投降，当父亲告别还乡时，高老送别，竟出乎意料地把舒氏《伤寒集注》的抄本相送，并语重心长地说："我没有什么东西相赠，我知道你酷爱这部书，今送给你作个纪念，可能你已经知道，此书不容易得，我就是靠此书起家的，通常不会外传。回乡后你务必研读此书，我相信你一定会成为一名出色的中医，那就该我的家乡人有福了。"

回乡后，父亲居然弃政，在家里开了个诊所，边研读舒氏之书边临床。果然不出两年，在瑞昌即医名大噪，令群医刮目。"土改"时，父亲因在当时国民党政府任职，被戴上了"历史反革命"的帽子，但政府见我父亲是开明人士，全无民怨，医名医德很高，即不孚民望，摘掉父亲的帽子，并聘任到县人民医院任中医师职，享受较高待遇。后来用他自己的话说：一是政府，二是舒氏之书改变了他的命运。

我的从医之路虽没有我父亲那么坎坷，但也并非坦途。中学毕业后我当了几年小学教员，"文革"来了，受父亲历史的拖累，也只得在生产队里接受改造。在逆境中，父亲启发我接受他的教训——"只有从舒氏之书寻找出路"。

听信了父亲之言，十年磨一剑，好不辛苦。"文革"结束时，我行年已三十八。很幸运，七九年参加中医省试，被录取为中医师，获得中医大专学历，并任职于瑞昌中医院，从事中医临床。退休后在市内自办中医诊所至今，于2005年省卫生厅授予省基层优秀中医称号，2008年九江市卫生局授我诊所为"九江市中医示范诊所"。

如果把"文革"后期在农村合作医疗做了几年赤脚医生加在一起，历临床四十余年。在这四十余年的从医生涯中，只能边做边学，也读了些历代中医名著，但平时指导我临床的始终脱离不了舒氏思想的理路。尽管从情理上说，罢黜百家，独尊舒氏一家之言，有失偏颇；尽管我也认定过蒙田所说"从经验中得出的东西，则永远存在缺陷"。只是由于从我父亲到我这两代人，如果加上高老先生，也可以说是三代人，一个多世纪对舒氏思想的实践，虽医未鸣于世，但还能鸣于一隅。我认为舒氏之书所存在的缺陷则永远不能冲淡其价值所在，如果我有这个能力和智慧去继承她、发扬她，虽有失之东隅，但犹可收之桑榆。这不能说不是我的幸运。

今天我还只能说懂得一点点中医的基本教义，但对中医的真正精髓，尽管从来都像尼采所说的：永不停息悄悄地掘着自己的鼹鼠洞，直到今天人已垂老，但掘的依然是那样的肤浅，依然是那样的不能自信，所以一直不敢无端弄笔，写点什么。

我记不清是哪本书记录着这样一段故事：古希腊的哲学和天文学奠基人泰勒斯有一次仰望天空时，不幸掉进了井里，一位美丽婢女看见笑道："天上的东西看得一清二楚，鼻子底下的却看不见。"婢女的笑虽颇具调侃，但不无道理。我想我如果不揣冒昧，还硬是要挤出点什么东西来，这不仅仅只是婢女的笑了。但我想起柏拉图曾说过一句话："凡哲学的，总会被这般取笑。"事实也是如此，就连以古老哲学为母壤的中医自身，已历经数千年，为中华民族的繁衍作出了无比的贡献，至今居然还有人讥中医不科学，甚至还有人提出应该取缔。想到这一点，这倒淡定了我那浮躁而又胆怯的心绪。真的倒想写点什么。

尽管人已老迈，但视听未衰，意念未泯，至少中医临床这一块，依然是我无法规避，甚至愈来愈加繁重。但我还是试着写下了这本鉴识，哪怕浅得粗俗，浅得让人笑话，但我觉得可以召示一点，只要我还活着一天，我还在悄悄地掘着一天的鼹鼠洞，希冀把舒氏的这一思想挖掘得更深一点；纵然不能如其所愿，但借此如能引起世人对这一思想的普遍关注和认知，也是我一生一大幸事。是为序。

王能治

2013 年 11 月

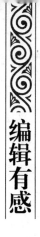

编辑有感

　　我与王能治医生的相识经历虽然很平常，却也算偶然。两年前在我们出版社举办的《中国中医药年鉴》工作会议上，我与江西省中医药管理局孙晓明主任缘于老乡而相识，此后经常互致问候。去年，孙主任向我推荐九江瑞昌市有一位老中医写了一本书想出版，这位老中医临床疗效很好，许多省里的领导专程找他看病。

　　起初我以为书稿会是一位基层临床医生的经验总结，便答应看看稿子再定，毕竟，对于基层医生而言，写出高水平的书稿实属难得。几周后书稿发给了我，速速浏览后感到出乎意料，让我不由得眼前一亮。首先是发自肺腑、情真意切的作者自序，平实地展现了一位历经坎坷却始终热爱和坚持中医的基层医生的心声，让我感动；全稿内容层次清晰，文字流畅，说理透彻，观点鲜明，且处处紧扣临床，时时不忘用实践说明道理，字里行间透溢着作者的思索与心血。我猛然意识到，自己不经意间竟遇到了来自基层医生的一部好稿子。

　　接下来要做的都无需任何犹豫，自然是立刻与王能治医生电话联系。几次通话中王医生的朴实诚恳让我颇为感动，去实地看看的想法油然而生，因为作者书稿中字里行间展现出难得的临床自信，这就让我有一件事情始终放不下，就是王能治医生的临床效果究竟如何？毕竟，如非亲眼所见，怎能放心地出版此书呢？

今年年初，我迫不及待地赶到江西省瑞昌市，跟随王能治医生出诊两天，进行了一次实地考察。虽然时间有限，但亲眼所见让我打消了先前的担心。

瑞昌市是隶属于九江市的一个县级市，王医生的诊所位于城市中心区，每日来看病的多数为本地居民。王医生的诊所很简单，一边是一张办公桌，用于接诊看病开方，另一边是中药柜，病人拿着方子现场就可以抓药带走，且都是回家自行煎药；诊所没有任何西药，甚至中成药都没有，唯一的治疗方法是中药汤剂；诊所是挂牌的医保定点单位，王医生先前苦于医保病人太多而无法承受，自行改为所有病人自费。在我观察的两个半天的门诊中，每次都有20多位病人就诊，从王医生的门诊连续记录的登记本可以看到，这样的门诊量是很稳定的。可以看出，没有可靠的疗效作保证，在一个县城开一个这样纯中医的诊所是难以维持的。对于王医生的临床疗效，就我亲眼所见，还是可以信任的。

从稿件内容和与王医生的对话，我看出他对于扶阳是十分重视并推崇的。在实际临床中，我亲眼看见病人处方用药中的确很多使用100克以上甚至200克的附子（先煎3小时）。通过交流我得知，他的扶阳观点并非受某个医家或社会"扶阳"热的影响，而是几十年的临床实践反复摸索的个人心得，对于很多传统中医所认为的热证，王医生在病机方面却认为其本质是阳虚，确有独到的见解，而且是经得起临床实践检验的见解。我相信，读者如果仔细阅读本书的所有内容，对于"扶阳派"的观点将会有一个新的认识。

大多数临床医生可能不禁要问，用这么大量的附子安全吗？王医生告诉我，他在临床这样用附子已经几十年了，从未发生过病人中毒的事件。这一点我推断是可信的，作为个人诊所，但凡一年发生一两起医疗纠纷，所带来的经济和信誉风险也是难以承受的。

王能治医生家境丰厚，子女及族人在当地经商颇为成功，虽已年近八十，仍每日应诊从不间断而无休息日，只为用中医药解除百姓之病痛，不为名利。除了为人看病，王医生其他时间均用于读书，尤其酷爱哲学类图书，因此虽未能接受高等教育，却能提笔成章，引经据典，逻辑缜密，对中医药之热爱和临床丰富之经验令其字里行间充满自信和感情。此次著书，只为将令其几代受益之清代江西名医舒驰远所著《伤寒集注》发扬光大，以启发同仁。

整个书稿我用了几个月的时间进行了仔细的编辑加工，虽然内容的主体是王能治医生对于《伤寒集注》原文的鉴识，并不是典型的实用临床著作，但王医生给读者的是一种临床思维方法，表达了鲜明的学术观点。他的鉴识紧密结合临床，有许多话语十分肯定，看起来似乎有偏激之嫌，按往常的惯例我在编辑加工的过程中应该进行修改，使之圆滑。但我亲身调研的所见所闻，忽然又觉得一位基层医生朴实无华的切身感受，与其"打折扣"后给读者，不如直面陈言来得更有"冲击力"，何况本书为王能治医生独著，完全是文责自负，每一位读者也是根据自己的临床心得来体会本书的内容，不至于造成误导。

作为国家级的中医药专业出版社，传播优秀的中医药文化是我们义不容辞的责任。中医药起源于广大人民追求健康的实践，中医药的发展植根于基层。我相信，在我国广大的基层，还有很多中医药工作者像王能治医生一样，热爱中医，钻研中医，默默地为群众的健康服务。我想，这本书是他们临床体会的一个缩影，希望本书的出版能真实地反映他们的心声。

本书即将付梓，我将编辑工作中的一些感受大胆地写出来，希望能与广大的读者分享。我已经与王能治医生约稿，希冀他将一些临床如何辨证、如何遣方用药的经验真实地记录成书，以飨读者。让我们共同期待！

目 录

舒驰远学术思想概述

王能治医生与本书编辑合影

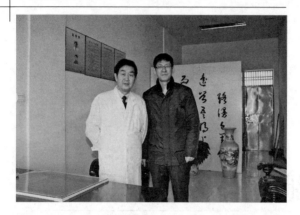

王能治医生临诊记录

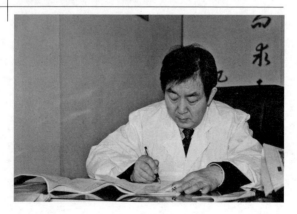

晚清江西名医舒驰远，名诏，著有《伤寒集注》，受喻嘉言影响颇深，以温阳派著称，其学术思想独树一帜。

一、辨证治病皆以阴阳六经辨证为主体

舒氏学识渊博，是继喻嘉言之后又一温阳派大家，他倡导凡病辨证皆以阴阳六经辨证为主体思想，厘订六经定法。他认为六经辨证，仲景不仅仅为伤寒而设，而是用以治疗百病的辨证纲领，凡病离不开六经。如他在"凡例"中强调指出："医书自《素问》而下不啻汗牛充栋，其间虽备医药之理，而无六经定法、定方，汉儒张仲景著《伤寒论》始创三百九十七法，一百一十三方，大开六经法门。匪特专治伤寒，凡百杂病，要皆不出六经之外，治法即在其中。"他还认为医者如不明六经之理，则临证胸无定见，举手无措。他说："三百九十七法，万法之祖也，学者若不从兹入门，则临床一无所据，即以病属何经，当用何法，宜主何方，乃茫然矣，虽穷年浩首，究何益哉。故必熟服仲景原方，揣摩六经证治，而后胸有成竹，目无全牛，否则不足以言医也。"舒氏主张以六经辨证为辨治百病之纲领，因此他别具匠心地把《伤寒论》中的六经辨证归纳分类为六经定法。并以辨阴证阳证各十六字诀为总纲，辨阴阳十六字诀形成了在辨治疾病时有章可循、井然有序的辨证论治体系。这里难免有人批评他是唱着以六经吟百病的曲调，但舒氏的这一学术思想从某种意义上说不仅使初学医者对《伤寒论》的奥旨有"夫子之墙数仞，不知其门而入"之嫌者找到入门捷径，而且能使学有所成，临床医师在面对错综复杂的疑难病证时也会柳暗花明。

这里就以六经定法中的少阴病为例予以说明。舒氏说："少阴真阳素旺者，外邪传入则必协火而动，心烦不眠，肌肤熯躁，神气衰减，小便短而咽中干，法主黄连阿胶汤，分解其热，润泽其

枯；真阳素虚者，外邪则必协水而动，阳热变为阴寒，目瞑踡卧，声低息短，少气懒言，身重恶寒，四肢逆冷，腹痛作泄，法主温经散寒，回阳止泄。"像这样对《伤寒论》六经形证运用高度逻辑化手段，再结合阴阳辨证之十六字诀，确实为学习中医有望洋兴叹之感的人指点了迷津，可见舒氏用心良苦，这切非浅学者所能步武。

二、阴阳六经辨证在中医临床中的指导意义

舒氏总结的阴阳六经相结合的辨证思想，在指导实际临床中确实起到了执简驭繁、纲举目张、左右逢源的效应。

以辨舌为例，如舌苔干黑，芒刺满口，有因少阴中寒，真阳遭其埋没，不能熏腾津液者，法当驱阴救阳，阳回则津回，方如附子、干姜、黄芪、白术、半夏、砂仁、故纸等药，辨阴证十六字诀曰："其证必目瞑嗜卧，声低息短，少气懒言，身重恶寒"；有阳明火旺，烁干津液而舌苔干黑起刺者，法当驱阳救阴，阴回则津回，用药宜斟酌于白虎、承气诸法，辨阳证十六字曰："其证必张目不眠，声音响亮，口臭气粗，身轻恶热。"

所以对于出现这种舌苔，切不能一概认为是"阳热"证，医者务必脉证合参，因为临床上许多阴盛阳衰危重病人会出现这种舌苔，否则差之毫厘，谬失千里。我曾诊治一吐血病人，舌起芒刺，苔焦黑，脉浮数，不是见其有目眠倦卧、声低息短、恶寒身重、大便溏泻等阴寒见证，险些误以为阳旺火热之证，后投以桂附、理中加龙牡三剂而安。

又如在治疗头痛一证时，他批评世医六经不辨，妄投以川芎、藁本、白芷、细辛而胡乱瞎撞，主张分经辨证，先别阴阳。太阳头痛连后脑，其法分主麻桂，前额属阳明经，主用葛根，两侧痛属少阳，必用柴胡；太阴头痛他认为是痰湿壅塞胸膈，其见证多有脾虚症状，法宜理中；少阴头痛他认为属少阴经直中寒邪，阻截清阳不得上达，阴邪僭犯至高之处则头痛如劈，其必有少阴见

证，治当从四逆辈；厥阴头痛在巅顶，他认为是阴邪上逆地气加天，其见证多有腹痛拘急、四肢厥冷，治用驱阴救阳法。厥阴头痛还有另外一种情况，就是血虚肝燥，风火相煽，上攻头顶而痛不可近手，见证必有口苦咽干、恶热喜冷，治当用养血滋阴、清火泻热之法。

我们在临床中常常碰到一些久治不愈的头痛，如能以六经辨证为主，再参以其他法，确能收到事半功倍的效果。

舒氏治疗疑难病，每以阴阳六经辨证出奇制胜，屡起沉疴。如治邓德宜令正，初起右耳根一条筋入耳中，走入舌根，舌即缩不能言语，良久方已，日数发，见胸膈不开，饮食无味，属太阴证；又见头眩身重，少气懒言，证属少阴；兼见四肢微厥，腹痛拘急，属厥阴见证；且耳中亦属少阴，舌缩亦属厥阴。前医用舒筋活血十余剂而加剧，舒氏认为是三阴里寒证。药用芪、术、砂、半以理太阴，附子、干姜以温少阴，以川椒、吴萸以散厥阴寒邪。只一剂而诸证见减，但又见后脑及前额右鬓之处各起一块，大如海壳，赤热而痛。舒氏意度其初必有三阳表证，陷入于里，今得温化而托出。于是于前方中加入三阳行经之柴、葛、桂枝，一剂知，数剂愈。

又如治一痢证："陈春元一倅，其倅患红白相兼痢疾，身发热而食不下。"前医谓之伤暑，投以香薷、黄连等而病加剧。舒氏观其证见恶寒、发热、头项强痛，时有自汗，为太阳风伤卫证；前额、眼眶连两侧头痛，属阳明、少阳经证；胸痞不欲食，证属太阴；而又有少阴之目暝身重、少气懒言，厥阴之腹痛拘急、逆气上冲。他认为属陷邪六经皆俱之证。投之柴、葛、桂枝以解三阳之表合理中，四逆加吴萸、川椒以理三阴，数剂而病霍然。

从上述验案我们可以看出，舒氏临床遇疑难杂证，每以六经辨证为准则，详审阴阳，法度森严，丝丝入扣。尽管症状错综复杂，用药每能切中病机。

三、重视脾肾之阳，善用温阳之法

舒氏治病以阴阳六经辨证为法，执简驭繁，每于病证疑似之处，都胸有定见，不乱阵脚，每起沉疴。

他通晓阴阳之理，重视人之真阳，崇尚喻氏之说。他强调："肾中真阳禀于先天，乃奉化生身之主，内则赖以腐化水谷，鼓运神机，外则用之温肤壮表，流通荣卫，耳目得之而能视听，手足得之而能持行，所以为人身之至宝也。"他认为前人之所以重在养阴清热，是由于时代的不同，前人阳旺多寿，参芪附桂不宜用，后人多见阳虚之证，用药多以温阳为法，能服寒凉药者百中难见一二。

如他所论吐血一证，舒氏不苟同诸家所谓的"伤寒失表"、"肺金受伤"或"相火烁肺"之说，认为"人身后天水谷所生精血，全籍脾胃气健，若脾胃失其健运，血乃停蓄胸中，如因忧患忿激、劳心伤力则动其血。"反之，如脾胃健旺，敷布有权，血不停蓄，即使忧郁忿激、劳心伤力等大患卒临，也不会吐血。对于大便下血而不上逆，他也认为属脾胃气虚，与吐血同源而异派。治法总以理脾健胃为主。他进一步认为，即使其人委实阴亏火旺，或表邪盛实，也必须重在理脾健胃，或兼表法，或兼滋阴。

从他治疗姓魏的吐血一案可以看出：患者吐血冲激而出，见苔干、口臭、心烦、恶热、终夜不眠而且黑暗中目光如电等一派阳热症状，舒氏认为是真阴素亏，血复暴脱，阳无所附而发越于外，精华并见，故黑夜生明，是阳光飞坠，如星陨光，顷刻烟灭。投以养阴之剂，如生地、玄参、知母、贝母、阿胶、侧柏、童便，日服四剂，服二百剂而愈。可第二年九月旧病复发，吐血倾盆而死，由此他深有感触地说："尔时识力尚欠，仅据火旺阴亏一端，殊不知吐血者皆由脾胃气虚不能敷布，药中恨不能重用参芪，以治病之源。"舒氏认为吐血而兼喘咳之病机为中气不足，肾气涣散，胸中之气不能下达于肾，上逆而为喘咳，主张用大剂芪术大补中气，故纸、益智收固肾气，以砂仁、半夏宣畅胸膈而醒脾胃，使脾土健旺、转运有权，肾脏恢复摄纳之权，气下行于肾而喘咳自止。

又如舒氏诊治一陈姓之子吐血案：患者吐血甚多，又兼咳唾脓血相兼，喘促不得卧，气息奄奄，投理脾健胃剂，其中芪术用至八钱，"世医见其方药缩脮吐舌，认为芪术提气吊血，是吐血之大忌，而患者服药数剂血止而愈。陈子告之：其家兄弟三人、下辈十人，皆为吐血死去其九，皆因过服寒凉清金所致"。

舒氏批评世医见血止血、滥用寒凉，他强调"吐血一证皆由脾胃气虚，不能传布，法主理脾健胃、宣畅胸膈，使传布如常，血不停蓄，其病自愈。医家不明此理，希图暂止，谬以为功，犹不思停蓄之血败浊之余，岂能复行经络，况败浊不去，终为后患……"舒氏的这种见解是值得重视的。

在舒氏治疗郁证的记载中，从他答门人问，可见其独具见解。患者因家难不决，数月郁闷，忿怒不已，抱病不堪，神识不清，不知昼夜，欲寐不寐。前医用安神解郁药而加剧，证见脉细如丝，不知人事，饮食不下，翕翕发热，濈濈汗出，昏眩少气，欲言不出，半夜时胸中扰攘，两气欲脱，五更时方安，日中时亦然。舒氏捉襟见肘，认为此人阳虚之极，肾阳复强，孤阳为阴所迫而下陷，为阳从下竭之证。心中烦忧者，因其人抱闷，终日默默不言，静而生阴，浊阴壅遏胸中，冒蔽清阳，所以神识不清，饮食不下；子午二时阴阳交替，因阴过胜不容阳进，故有此脱离之象；其所以不寐认为属孤阳不与强阴交也。其治法应以参、芪、术、鹿茸之类大补其阳，阳旺阴自消，阴消阳不陷。其结果一剂而效，十数剂而愈。可见舒氏胆识过人，不为世俗所惑。

以上阐述的仅仅是舒氏整个学术思想的只鳞片爪，未能窥其全豹。其实他的《伤寒集注》的思想内涵是极为丰富的，医学造诣很深，应该说他是一位卓有见树和胆识的医家。我读过他《伤寒集注》的木刻本，新中国成立后很长一段时间没有见到本书的再版，也很少见到后世的医学著作引证过他的学术思想，大概当时他著作的版本流传得很少，并没有引起人们的普遍重视。我想当时如果他的《伤寒集注》能重新付梓而行于世，肯定会引起中医学界的一场争论和思考。

在他的著作中，确实存在着一些使人无法接受的观点。例如他对心下痞的认识，他说："心下痞之证，无论由该下或不由该下而来者，皆为阴气痞塞也，当用术附姜半砂蔻等药扶阳散逆、温中逐饮，三黄断不可用……"他着眼于"无阳则阴独"、"手足温者易愈"。真正属于阳虚阴盛，寒饮痞阻于心下者，用上述的温阳涤饮药肯定恰到好处；如果属于饮热互结之心下痞，则非用辛开苦降之三泻心汤而不除。

对于他厘订的六经定法，有人批评他过于刻板，唱着以六经吟百病的曲调。他对六经定法中太阳经证的风伤卫、寒伤营、风寒两伤营卫的认识，被有人认为不符合现代辨证分型的观点。

如论述肺痈、肺痿病，他说："咳唾痰血，腥臭稠黏，为肺痈肺痿也，肺痈之证面红鼻燥，咽中干涩，喘咳声哑，胸生甲错；肺痿之证口吐涎沫，饮一溲一，遗尿失声。二证治法以肺痈宜泻、肺痿宜补之外，均当滋阴清火、润肺豁痰，愚谓所说非理也。肺为娇脏，岂可生痈，溃出脓血，肺已坏矣，尚得生乎？……其证皆与肺经无相涉也，何得谬名肺痈肺痿哉。"在论心跳一证时，他说："心跳一证医家谬谓心虚，主用枣仁、柏子仁、远志、当归以补心血，于理不合。心君藏肺脏之中，深居于内，安静则百体顺昌，否则百骸无主，颠沛立至，岂有君主跳而不安，百官泰然无事，治节肃然而不乱者乎？必无此理也……或曰，凡受惊而心跳，跑急而心跳者，非心跳乎？是则毋庸置喙。于曰，非也，盖惊则气散，跑则气伤，不过阳气受亏，阴气上干而为悸，尚在肺腑之外，安能摇动于内乎？"

诸如以上的几种观点，是他对病理大胆和抽象的主观认识，当然与客观实际是有一定距离的，这不能说不是由于历史条件的局限所致。但他这种大胆的思维，却教人以规矩，示人以绳墨。我看医者只要能从临床实际出发，敢于想象，敢于探索，哪怕存在许多认识上的错误，瑕不掩瑜，也不失为一位杰出的医家。

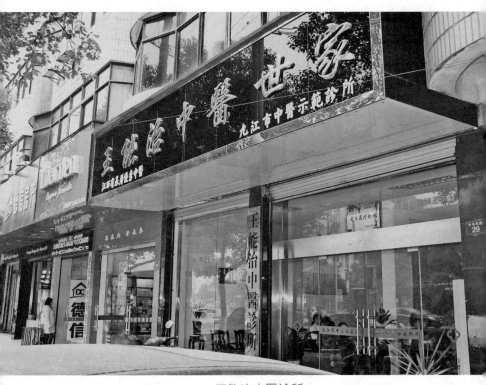

王能治中医诊所

《伤寒集注》文前部分

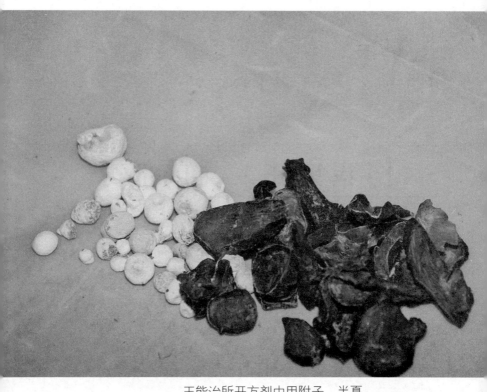

王能治所开方剂中用附子、半夏

原　序

　　予素不知医，常过江西访故舒公，两水乃识其族子。驰远天姿高迈人也，其于轩岐家书独有心得之妙，所至无不桴鼓应者。一日过之，见所作《伤寒集注》，予叩其所以，曰："仲景《伤寒论》三百九十七法，万法之祖也。叔和已下诸贤咸宗之，而鲜有发明。迨西昌喻嘉言出其卓识，阐发玄奥而尚论之，则仲景斯道炳如日星。奈复有后起诸书各逞所见，以自名家，没喻氏之功，叛仲景之旨。某实患之，乃集是书用以补偏救误，务欲学者不迷于所往也。"予聆其言而阅其书，集腋成裘，无美不备。凡所为补救诸家之不逮者，究不外乎古人，亦不泥于古人也。概准之以理，俾不一者，咸归于一矣。顾以予之不知者读之而竟无不知之也。嗟夫，仲景其无患乎，嘉言之后有人焉，亦斯道之不容泯也。爰许之序而未即序者，六七载。今乾隆己巳秋，乞假归里省母，道经江西，驰远来舟索序，因令付梓以公海内，固足以宣扬仲景，翊赞嘉言，而其补救造化、普惠斯民、功垂不朽者，范文正公之所以，拟良相也欤。

闽汀雷鋐题

再重订伤寒集注自序

　　嗟夫，医难言矣，不通仲景之书，不足以言医，然其书未易通也。自汉及今，疏释者数十家，大都得失相参，均之无当。唯西昌喻嘉言，奋起于数百年之后，条晰博辨，其旨趣，始明于世，而缀学浅识，犹往往背而议之。求能通喻氏之书者，盖亦寡也。予少好医方，每苦于难通，获交南昌罗先生子尚盖亲承嘉言口授曰：某得师传要妙，确守数十年，而未传于徒。年将八旬，时光短矣，惧其传之或失，急欲得其人而传之。今于颖敏而坚锐，可当吾意，乃举所得于嘉言者，以传于诏。诏盖耸然起惶然谢，敬受其书而读焉。旷若蒙之发底之脱也。于是所至，皆有验。然而仲景之书，虽由《尚论》而明，其间遗义尚多，故读者不得其口授，亦鲜能通也。诏不敢苟安于黯混，听之以贻其误，于是不揆薄劣，参考百家，征以证法，出其一知半解，补而详之。殚精瘁神十余年，始克集注成编，不可谓非难也。二三同志，怂恿刻之行世历有年，所竟鲜有寻瑕索瘢匡予之不逮者，予心殊未谦也。然予既深知其难，又安敢因人莫我訾遂忘其难而遽以是自画乎哉。常耿耿孜孜，行若忘坐，若遗于世者，十年如兹矣。自觉阅历多而见识广，学与年而俱进，乃取原刻删之补之，重镌以问世。今又十年矣，所历所验，愈多愈确，于是复加订定，或庶几稍通旨趣，可告无罪于同志君子乎。抑或等之诸家疏释均归无当乎，爰再重刻，以就正高明。冀有攻予之短者，予乐得闻而喜有益焉。不惮三订四订，累烦刳劂也。

大清乾隆三十五年庚寅岁春王正月元旦后五日
慎斋学人舒诏谨识

凡 例

医书自《素》《灵》而下，不啻汗牛充栋，其间虽备医药之理而无六经定法定方。汉儒张仲景注《伤寒论》，始创三百九十七法、一百一十三方，大开六经法门，匪特专治伤寒，凡百杂病要皆不出六经之外，治法即在其中。故曰：三百九十七法，万法之祖也。学者若不从兹入门，则临证一无所据，叩以病属何经，当用何法，宜主何方，乃茫然矣。虽穷年皓首，何益哉？故必熟读仲景原文也，揣摩六经证治而后胸有成竹，目无全牛，否则不足以言医也。

仲景《伤寒论》洵医家要典也。自经兵燹，卷帙散轶，其所存者，仅得之当时读者之口授，故其篇目失次，缺而不完。王叔和于尚可搜求之际，乃不深加考订，而杂以伪撰成编，阴阳舛错，颠倒无伦。其后历代相延，未及精察。西昌喻嘉言始为削去伪撰，清出原文，止存三百六十条。爰著《尚论篇》条晰诸法，纲举目张，厘正六经井井不紊，义例之善，无出其右。故是书篇目，一一遵之而不敢易。

喻嘉言《尚论》三百九十七法，未及一百一十三方，后人惜其方论未备，稍有余憾。其徒徐忠可《原方发明》所由作也，然亦择焉而未精，语焉而未详，且《方论》另为一集，简阅终非至便。今是书即列原方于本条之下，扩充徐氏之意，博采诸家论著，以名其立方之旨、命名之义，并将药性逐一讲明：某药所以能治某病之故，而某药又有宜于此、不宜于彼者，俱有至理存焉。俾学者读仲景治病之法，即就便以考主治之方，而无翻阅之劳，是亦涓埃之助也。

是书原为初学而设，不尚辞藻。凡先贤论说闲文概置不录，或辞多于意者，纂其要而登之；或意隐于辞者，微加损益以显捷而出之；或先贤有不经意之字，及后世传讹倒乱之句，皆以理正之。极知僭越无似，然辅翊先贤之意引诱后来之心大不获已，救世之君子其必有以谅我也。

是书凡主脑及关键处，每字上加大圈；凡挈明脉证及比类处，旁加尖圈；凡精义处，旁加密点；凡紧要处，旁加连圈，以便省览。

方中分两，悉照仲景之旧。但汉时一两，止今之三钱，今之三钱三分，其所谓方寸匙者，即一寸大之方匙也；一钱匙者，即如钱大之圆匙也；一字者，以一钱有四字，一字二分半也；刀圭者，十分方寸匙之一也；又四刀圭为一撮也。附此以便查考。

是书稿成于己未，刻于庚午，重刻于庚辰，于今又十载矣。自觉阅历愈多，识见愈确，于是殚厥心力再加订正。凡有未详者，益之；冗者，删之；可废者，去之。回视前刻，焕然改观焉。今再重刻以问世，冀幸高明或有以教我也。

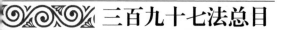

三百九十七法总目

一百十三方总目 ⦾⦿⦾⦿

太阳上篇 计一十四方

　　桂枝汤：桂枝、白芍、甘草、生姜、大枣

　　五苓散：猪苓、茯苓、白术、泽泄、肉桂

　　桂枝加附子汤：于桂枝汤内加附子一枚

　　桂枝加桂汤：于桂枝汤加桂二两

　　桂枝人参汤：桂枝、人参、甘草、白术、干姜

　　葛根黄连黄芩汤：葛根、黄连、黄芩、甘草

　　桂枝去芍药汤：于桂枝汤内去白芍

　　桂枝去芍药加附子汤：于桂枝汤内去芍药加附子

　　大陷胸汤：大黄、芒硝、甘遂

　　大陷胸丸：大黄、芒硝、甘遂、白蜜、葶苈子、杏仁

太阳中篇 计三十五方

　　麻黄汤：麻黄、桂枝、杏仁、甘草

　　小建中汤：即桂枝汤加饴糖

　　茯苓甘草汤：茯苓、桂枝、甘草、生姜

　　芍药甘草附子汤：三味

　　桂枝加芍药生姜各一两、人参三两新加汤

　　麻黄杏仁甘草石膏汤：四味

　　桂枝甘草汤：二味

　　茯苓桂枝甘草大枣汤：四味

　　厚朴生姜甘草半夏人参汤：五味

19

太阳上篇　计一十四方

桂枝汤：桂枝、白芍、甘草、生姜、大枣

五苓散：猪苓、茯苓、白术、泽泄、肉桂

桂枝加附子汤：于桂枝汤内加附子一枚

桂枝加桂汤：于桂枝汤加桂二两

桂枝人参汤：桂枝、人参、甘草、白术、干姜

葛根黄连黄芩汤：葛根、黄连、黄芩、甘草

桂枝去芍药汤：于桂枝汤内去白芍

桂枝去芍药加附子汤：于桂枝汤内去芍药加附子

大陷胸汤：大黄、芒硝、甘遂

大陷胸丸：大黄、芒硝、甘遂、白蜜、葶苈子、杏仁

太阳中篇　计三十五方

麻黄汤：麻黄、桂枝、杏仁、甘草

小建中汤：即桂枝汤加饴糖

茯苓甘草汤：茯苓、桂枝、甘草、生姜

芍药甘草附子汤：三味

桂枝加芍药生姜各一两、人参三两新加汤

麻黄杏仁甘草石膏汤：四味

桂枝甘草汤：二味

茯苓桂枝甘草大枣汤：四味

厚朴生姜甘草半夏人参汤：五味

生姜泻心汤：生姜、甘草、人参、黄连、黄芩、大枣

甘草泻心汤：甘草、黄连、干姜、大枣

大黄黄连泻心汤：二味

附子泻心汤：附子、大黄、黄连、黄芩

半夏泻心汤：半夏、黄芩、人参、干姜、黄连、甘草、大枣

赤石脂禹余粮汤：二味

大柴胡汤：柴胡、黄芩、半夏、生姜、大枣、大黄、枳实、

白芍

旋覆代赭石汤：旋覆花、人参、半夏、甘草、代赭石、生姜、大枣

小陷胸汤：黄连、半夏、栝蒌实

柴胡桂枝汤：柴胡、黄芩、人参、半夏、生姜、桂枝、白芍、甘草、大枣

柴胡加龙骨牡蛎汤：柴胡、龙骨、半夏、人参、大黄、丹铅、桂枝、牡蛎、茯苓、生姜、大枣

炙甘草汤：甘草、阿胶、麻仁、桂枝、生姜、人参、生地、麦冬、大枣、清酒

四逆汤：生附子、干姜、甘草

栀子厚朴汤：栀子、厚朴、枳实

栀子干姜汤：二味

栀子生姜豉汤：三味

栀子豉汤：二味

栀子甘草豉汤：三味

干姜附子汤：二味

茯苓白术桂枝甘草汤：四味

抵当丸：水蛭、虻虫、桃仁、大黄共杵为丸

桂枝附子汤：桂枝、附子、甘草、生姜、大枣

白术附子汤：白术、附子、甘草、生姜、大枣

甘草附子汤：甘草、附子、白术、桂枝

麻黄连轺赤小豆汤：麻黄、杏仁、生姜、赤小豆、连轺、甘草、大枣

太阳下篇 计一十五方

大青龙汤：麻黄、甘草、生姜、大枣、桂枝、杏仁、石膏

真武汤：附子、白术、茯苓、白芍、生姜

桂枝麻黄各半汤

桂枝二越婢一汤：于桂枝汤内加麻黄、石膏

桂枝二麻黄一汤

桂枝去桂加茯苓白术汤：于桂枝汤内去桂加茯苓、白术

桂枝去芍药加蜀漆龙骨牡蛎救逆汤：桂枝、甘草、蜀漆、生姜、大枣、牡蛎、龙骨

桂枝甘草龙骨牡蛎汤：四味

芍药甘草汤：二味

茯苓四逆汤：茯苓、人参、附子、甘草、干姜

黄连汤：黄连、人参、半夏、干姜、桂枝、甘草、大枣

小青龙汤：麻黄、芍药、半夏、五味子、桂枝、甘草、干姜、细辛

白虎加人参汤：于白虎汤内加人参

白虎汤：知母、石膏、甘草、粳米

阳明上篇 计四方

小承气汤：大黄、枳实、厚朴

调胃承气汤：大黄、芒硝、甘草

猪苓汤：茯苓、猪苓、泽泻、阿胶、滑石

茵陈蒿汤：茵陈、栀子、大黄

阳明中篇 计四方

蜜煎导方：一味

猪胆汁方：一味

大承气汤：大黄、芒硝、厚朴、枳实

脾约丸：麻仁、杏仁、芍药、大黄、枳实、厚朴

少阳篇 计二方

小柴胡汤：柴胡、人参、半夏、甘草、黄芩、生姜、大枣

柴胡桂枝干姜汤：柴胡、干姜、黄芩、桂枝、牡蛎、栝楼根

合病篇 计五方

　　桂枝加葛根汤：于桂枝汤内加葛根

　　葛根汤：葛根、麻黄、桂枝、甘草、白芍、生姜、大枣

　　葛根加半夏汤：于葛根汤内加半夏

　　黄芩汤：黄芩、芍药、甘草、大枣

　　黄芩加半夏生姜汤：于黄芩汤内加半夏、生姜

痰病篇 计一方

　　瓜蒂散：甜瓜蒂、赤小豆

太阴篇 计二方

　　桂枝加芍药汤：于桂枝汤内倍加芍药

　　桂枝加大黄汤：于桂枝汤内加大黄

少阴前篇 计七方

　　麻黄附子细辛汤：三味

　　附子汤：附子、茯苓、人参、白术、白芍

　　麻黄附子甘草汤：三味

　　吴茱萸汤：吴茱萸、人参、生姜、大枣

　　白通汤：葱白、干姜、附子

　　白通加人尿猪胆汁汤：于白通汤内加人尿、猪胆汁

　　通脉四逆汤：附子、干姜、甘草、葱白

少阴后篇 计八方

　　黄连阿胶汤：黄连、阿胶、黄芩、白芍、鸡子黄

　　桃花汤：赤石脂、干姜、粳米

　　猪肤汤：二味

　　甘草汤：二味

桔梗汤：桔梗、甘草

　　半夏散及汤：半夏、桂枝、甘草

　　苦酒汤：半夏、鸡子

　　四逆散：甘草、枳实、柴胡、白芍

厥阴篇 计六方

　　乌梅丸：乌梅、细辛、干姜、黄连、蜀椒、人参、桂枝、附子、黄柏、当归

　　当归四逆汤：当归、细辛、甘草、通草、白芍、桂枝、大枣

　　当归四逆加吴萸生姜汤：于前汤方内加吴萸、生姜

　　麻黄升麻汤：麻黄、升麻、当归、知母、黄芩、葳蕤、麦冬、石膏、白术、干姜、白芍、茯苓、甘草、桂枝

　　干姜黄连黄芩人参汤：四味

　　白头翁汤：白头翁、黄连、黄柏、秦皮

过经不解篇 计一方

　　柴胡加芒硝汤：于小柴胡汤内加芒硝

差后劳复及阴阳易病篇 计五方

　　枳实栀子豉汤：三味

　　牡蛎泽泻散：牡蛎、栝楼根、葶苈、蜀漆、泽泻、商陆根、海藻

　　理中丸：人参、甘草、白术、干姜

　　竹叶石膏汤：淡竹叶、石膏、甘草、人参、麦冬、半夏、粳米

　　烧裈散：男病用女裈，女病用男裈，取裆一尺许，剪烧灰，水和服

《伤寒集注》鉴识

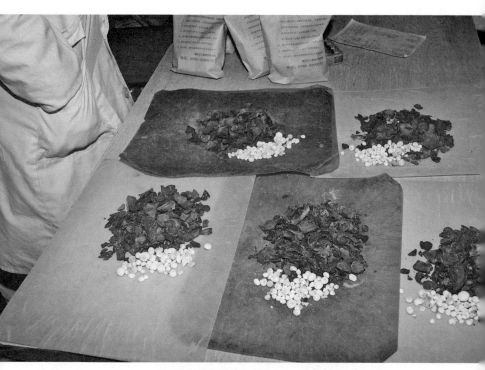

王能治所用方剂中常用大剂量附子

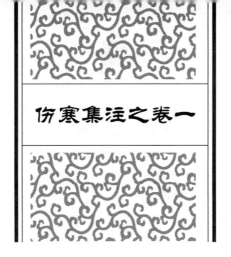

伤寒集注之卷一

太阳经证治大意

喻嘉言曰：足太阳之经，病主表也，而表有营卫之不同，病有风寒之各异，风则伤卫，寒则伤营，风寒兼受，营卫两伤。三者之病各分疆界，仲景立桂枝汤治风伤卫，麻黄汤治寒伤营，大青龙汤治风寒两伤营卫，此天然不易之法也。今将太阳分为三篇，以风伤卫为上篇，寒伤营为中篇，风寒两伤营卫为下篇。俾读者了然而无疑，庶随所施而无不当也。

舒诏曰：风为阳邪，卫为阳道，气行之路；寒为阴邪，营为阴道，血行之路。风邪之所以但伤于卫而不伤于营者，阳与阳相亲也；寒邪之所以但伤于营而不伤于卫者，阴与阴相接也。故邪虽由太阳而传遍六经，其风邪终不犯于营，而寒邪仍不犯于卫。此阴阳各从其类而不相混也。

鉴识：太阳司人身之最表，为六经之蕃篱，主皮肤而统营卫。外邪初犯太阳之表所表现的风伤卫证、寒伤营证，实际上就是发生在不同禀赋、不同体质人的身上所表现的表寒虚证和表寒实证。

风虽为阳邪，通于阳道，但未必不传营阴；寒虽为阴邪，通于阴道，也绝不会不伤及卫阳。不管是风邪还是寒邪，初犯人体，若其人素禀虚弱，所表现的症状为表寒虚证；如其人素禀壮实，所表现的症状为表寒实证。但必须明白一点，即太阳为寒水之经，外邪不管是风是寒，当初犯太阳，均为表寒证，但有虚实之分，故仲景分别立但攻无补的麻黄汤以治表寒实证，以开表发汗散邪，立攻中带补的桂枝汤以治表寒虚证，以扶正祛邪。

舒氏从喻嘉言之说，认为"风则伤卫，寒则伤营，风寒兼受，营卫两伤，三者之病各分疆界。"此以阴阳之道诠释，提纲挈领，各司其属，方药脉证对号入座，也可谓匠心独具，学者可从其解。

太阳上篇：凡风伤卫列于此篇，计五十三法

（一）太阳之为病，脉浮，头项强痛而恶寒。原文

喻嘉言曰：太阳为六经之首，主皮肤而统营卫，所以为受病之始。

（二）病有发热恶寒者，发于阳也；无热恶寒，发于阴也。发于阳者，七日愈；发于阴者，六日愈，以阳数七，阴数六也。原文

喻嘉言曰：风为阳，卫亦阳，故曰病发于阳；寒为阴，营亦阴，故曰病发于阴。无热恶寒者，指寒邪初受未郁为热而言也。少顷郁于营间，则仍发热矣。太阳中篇第一条云"或发热，或未发热"正互明其义也。

诏按：诸家皆以此条挈六经之总，谓发热恶寒属三阳，无热恶寒属三阴，其说粗俗不合也。盖太阳发热恶寒，阳明发热不恶寒，少阴有里寒外热之证。发热恶寒，外邪协火而动者，全不恶寒。厥阴有纯阳无阴之证，不但不恶寒且反恶热。各经皆有定法，确有所据，此"发热恶寒"、"无热恶寒"二语何以能括六经之总

耶。喻氏以此二语，乃所挈明，风为阳、寒为阴之故，专指太阳而言，其理甚当。

鉴识：舒氏不同意诸家以此条为六经之总，对于"发热恶寒属三阳，无热恶寒属三阴"是颇有见地的。此条文中指的"发热恶寒发于阳"，应该指的是太阳经，因为三阴经也有发热恶寒，寒邪入里、虚阳外越及少阴表寒证均有发热恶寒；太阳的底面即是少阴，这里的"无热"应该指的是少阴里寒证。

太阳病初感时，当正气尚未奋起抗邪时也是无热恶寒的，但必具有头项强痛、肢体酸胀疼痛、脉浮等表寒证象。笔者每遇此证，只要是具有太阳表证，则按其表寒虚证或表寒实证，即所谓的风伤卫、寒伤营或风寒两伤营卫，分别选用桂枝汤、麻黄汤，并在方中加入黄芪、附子，似乎获效更捷。

舒氏所说"发热恶寒、无热恶寒二语，何以能括六经之总耶"，可谓精通经旨，不愧为名家之见。

（三）太阳病，头痛至七日以上自愈者，以行其经尽

王能治接诊记录

故也。若欲作再经时，针足阳明，使经不传则愈。_{原文}

（四）太阳病欲解时，从巳至未上。_{原文}

诏按：此亦指风寒而言，巳午未，太阳之王时也，凡病欲解之时，必从其经气之王。

鉴识：从巳至未上，是一昼夜阳气最旺时段。外寒束表，体内阳气必借阳旺之时，奋起驱在表之寒邪而外出。

（五）欲自解者，必当先烦，乃有汗而解，何以知之，脉浮，故知汗出解也。_{原文}

喻嘉言曰：天地郁蒸而雨作，人身烦闷而汗作，气机之动也。气机一动，其脉必与其证相应，故脉浮而邪还于表才得有汗，而后邪尽从外解。设脉不以浮应，则不能作汗，其烦即为内入之候，又在言外矣。

（六）太阳病，发热汗出，恶风脉缓者，名曰中风。_{原文}

（七）太阳中风，阳浮而阴弱，阳浮者热自发，阴弱者汗自出。啬啬恶寒，淅淅恶风，翕翕发热，鼻鸣干呕者，桂枝汤主之。_{原文}

诏按：关前为阳，阳以候卫，卫得邪助，阳脉故浮；关后为阴，阴以候营，营无邪助，阴脉故弱。阳浮者热自发，阴弱者汗自出，言风伤卫证，时发热时有微汗也。啬啬恶寒，内气馁也；淅淅恶风，外体疏也；翕翕发热者，乃形容热候之轻微也。"鼻鸣干呕"四字有误，太阳行身之背，阳明行身之前，鼻鸣证者，阳明证也，太阳何得有此。干呕者，气上逆也，不可发汗。兹二者，皆非桂枝汤的对之证也。总缘《伤寒论》轶于兵燹，后人传之不得其真也。若兼鼻鸣，是太阳证兼阳明，方中当加葛根；干呕者，宜加砂仁半夏。

鉴识：舒氏对阳浮而阴弱从寸浮尺弱而论，不无道理，如从轻取重取解释似更近理。条文中首言中风，中风为风伤卫的表寒虚证，风邪犯卫分，邪在卫表，故轻取脉必浮应。其人本气不足，拒邪无力，故重取其脉必弱。接下来文中所言啬啬恶寒、渐渐恶风、翕翕发热，是仲景十分形象地描绘出的一种虚人外感之貌。临床上我们经常遇到素禀虚弱的人，就诊时述说时时作热作冷，汗乍出乍止，凛凛恶风，乍暖还寒，周身酸胀不适。笔者临床每遇此证，常在桂枝汤中加入黄芪、附子，无不应手取效。

至于鼻鸣干呕，舒氏认为有误，认为该证系属阳明，似觉近理。但鼻鸣是因其风寒犯表，肺失宣肃所致，因肺主皮毛，于桂枝汤中少加麻杏，以宣肺气，临床中确实优于加用葛根。至于干呕自是邪犯阳明胃腑无疑，加用砂仁半夏，以温胃降逆，自在情理之中。

桂枝汤

桂枝、白芍、生姜各三两，甘草二两，大枣十二枚。

上五味以水七升，微火煮取三升，去滓，适寒温服一升，日三服。

诏按：桂枝走太阳之表，专驱卫分之风，芍药和阴护营，甘草调中解热，姜辛能散，枣甘能和，又以行脾之津液而调和营卫者也。

再按：诸家皆谓桂枝汤用芍药以敛汗，非也。仲景云：病人脏无他病，时发汗，自汗出而不愈者，此为卫气不和也。先其时发汗则愈，宜桂枝汤主之，是桂枝汤乃发汗之剂，岂敛汗耶。且后天水谷之精气生血，水谷之悍气生津，血行于营，津行于卫。汗者，津液之余也，出自卫分，芍药敛营，不能敛卫，以芍药为敛汗者，不通之至也。其所以用之者，以营行脉中，卫行脉外。风伤卫证，营分无邪，恐其邪被攻击，乱溃而扰害于营，故必用芍药以蔽护其营，斯无遗患矣。或又谓，风但伤卫而不伤营，寒但伤营而不伤卫，此殊途而不相紊也。既是风邪，使不用芍药，果不能寒于营乎？曰，风邪本不伤营，今恐桂枝攻击其邪，乱溃而失其常耳。

鉴识：舒氏批评诸家认为桂枝汤中之芍药是为敛汗而设，是颇有道理的。他引证仲景所言"病人脏无他病，时发热自汗出而不愈者，此为卫气不和也，先其时发汗则愈，宜桂枝汤"，认为桂枝汤是发汗之剂，并非敛汗之剂，无疑是正确的。至于芍药敛营，不能敛卫，倒值得商榷，如果能把芍药理解为能护营气、养营阴，似更近理。营分得芍药之助，营分得以免于外邪深入，营分拒邪气于卫外，营气得充，卫气将成有粮之师，抗拒邪气于卫外。

服已，须臾啜热稀粥一升余，以助药力，温服令一时许，遍身浆浆，微似有汗者，益佳，不可令如水流漓，病必不除。若一服，汗出病瘥，停后服，不必尽剂，若不汗重服，依前法又不汗，后服小促使其间半日许，令之服尽，若病重者，一昼一夜服，周时观之，服一剂尽，病证犹在者，更作服。若汗不出者，乃服之二三剂，禁生冷黏滑，肉面五辛酒酪恶臭等物。

（八）桂枝本为解肌，若其人脉浮紧，发热汗不出者，不可与，当须识此，勿令误。原文

诏按：脉浮紧，发热汗不出者，寒伤营也。忌用桂枝汤者，非忌桂枝，乃忌芍药也。以邪在营分，误用芍药，敛闭其营，邪无从出，遗害无穷。"解肌"二字有误，解肌者，开解肌肉，法属阳明，以阳明主肌肉故也。桂枝乃太阳驱风之药，非阳明解肌之药，何得谓"本为解肌"？观此条于中少一"汤"字，误写解肌二字，当是：桂枝汤本为驱风，若其人脉浮紧，发热汗不出者，不可与也，当须识此，勿令误。如此则无疑议也。

鉴识：舒氏认为"解肌"二字有误，理由是：阳明主肌肉，桂枝汤只为太阳风伤卫设，并非解阳明之剂。其实，我认为这里的解肌是指肌表，并非指阳明的肌肉，此处用字应当活看。桂枝汤本为调和营卫，为治疗太阳风伤卫的表寒虚证而设，如用于寒伤营的表寒实证，自嫌力薄，而麻黄汤乃为对证之方。

（九）凡服桂枝汤吐者，其后必吐脓血也。原文

诏按：下条酒客病，不可与桂枝，得汤则呕者，其后果必吐脓血乎？盖积饮素盛之人误服表药，以耗其阳而动其饮，上逆而吐，亦常有之，若吐脓血者，从未之见也，定知叔和有错。

鉴识：桂枝汤是仲景作为调和营卫、治疗太阳中风表寒虚证的主方。如其人痰饮素盛，因桂枝汤中的芍药、甘草、大枣为酸甘之品，有耗其阳，可导致饮动上逆而吐。临床中我们不难遇到，痰饮素盛之人偶患太阳中风，如投以桂枝汤，不但病不能解，反见眩晕、胸闷、心悸、呕逆之证，这无疑是虚阳不伸、寒饮逆动之因。医者如能先洞悉是阳虚饮盛的中风者，在桂枝汤中去芍加入半夏、砂仁、附子，以温阳涤饮，其效必彰，切无寒饮僭越之虑。舒氏说"若吐脓血者，从未之见也"，可见舒氏临床阅历之深。

（十）酒客病，不可与桂枝汤，得汤则呕，以酒客不喜甜故也。原文

喻嘉言曰：酒客平素湿热抟结胸中，才挟外邪必增满逆，所以辛甘之法，遇此辈即不可用，得汤则呕者，以甘能增满，甘能动涌故也。

（十一）发汗后，水药不得入口为逆，若更发汗，必吐下不止。原文

喻嘉言曰：水药不得入口，则中满已极，不可更发汗，以动其满。凡是表药皆可令吐下不止，不独是桂枝当禁。

诏按：此证胃阳素虚，夙有寒饮，误汗则阳气外越，内饮乃随阳药上升，结聚胸中，以致水药不得入口为逆。若更发汗，则阳愈耗而阴愈动，斯水饮之逆者，必致上下奔迫无度也。假令始初即以制饮散逆之品加入发汗药内，必无此逆。

鉴识：如舒氏所言"此证胃阳素虚，夙有寒饮"，误汗伤阳，内饮僭逆，结聚胸中，所致水药不得入口，若更发汗，虚阳又劫，寒饮无制则奔迫上下而致吐下不止，此时大有虚阳欲脱之势，理应用理中四逆加砂仁、半夏，以扶阳救脱、温中涤饮。舒氏只言始初以制饮散逆之品加入发汗药内，未言加入扶阳药，尚嫌未尽善。

（十二）太阳病，头痛，发热，汗出恶风者，桂枝汤主之。原文

（十三）太阳病，外证未解，脉浮弱者，当以汗解，宜桂枝汤。原文

（十四）太阳病，发热汗出者，此为营弱卫强，故使汗出。欲救邪风者，宜桂枝汤主之。原文

诏按：营弱卫强之说究非确实。风伤卫之所以有汗，而寒伤营无汗者，以营气精专，精而闭锢；卫气骠悍，动而疏泄。且风主发扬，寒主收引，阳开阴闭，自然之道也，安得有营弱卫强者哉。

鉴识：舒氏这种认识较之有的注家随文衍义，谓太阳中风卫分为邪所侵，卫分邪实，故卫强而汗出，营分无邪而营弱无汗，更为近理，当从之。

（十五）病人脏无他病，时发热，自汗出，而不愈者，此为卫气不和也。先其时，发汗则愈，宜桂枝汤主之。原文

喻嘉言曰：脏无他病四字，隐括人身宿疾，即动气不可发汗亦在内。

诏按：风伤卫证，主桂枝汤一定之法也。然必察其脏无他病，方可用之而无虞，不然自当见证加减。若本气虚寒，宜加姜附温经御表；本气燥热，宜加归地滋阴助汗。如此之类，详其兼证，

察其二便，问其平日体气饮食宜寒宜热，以尽临证之妙，则神乎其技也。

鉴识：舒氏辨证用药，从来严谨而又活变，每能丝丝入扣，以尽造化之妙，堪可为范。

（十六）病尝自汗出者，此为营气和。营气和者，外不谐，此卫气不共营气和谐故尔。此营行脉中，卫行脉外，复发其汗，营卫和则愈，宜桂枝汤。原文

喻嘉言曰：此明言中风病，营气未和，但卫强不与营和，复发其汗，俾邪从外解，斯卫不强而与营和矣。

（十七）太阳病，初服桂枝汤，反烦不解者，先刺风池、风府，却与桂枝汤则愈。原文

诏按：此证虽属风伤卫，势必略兼微寒，误在芍药蔽锢营邪，所以反烦不解，法当去芍药加麻黄服之，必得汗而解。

鉴识：太阳病服桂枝汤反烦不解，误在芍药酸寒，羁绊辛温药祛风散邪之力，致使寒邪与正气相搏而生"烦不解"的认识是对的，舒氏并认为应去除芍药加入麻黄是颇有见地的。临床中我们经常遇见虚人外感，服用解表药而反烦不解的案例，无不由元阳不足，正虚邪恋，因用药轻浅，不足以胜邪所致。舒氏认为应加入麻黄，不能说不是善举；但如再加入附子一味以壮元阳，其效更为可靠，验之于临床，屡试不爽。

（十八）风家表解而不了了者，十二日而愈。原文

喻嘉言曰：风邪虽去，而阳气之扰挠，未得遽宁，不必治之，俟十二日经气复，理必自愈。见当静养以需，不可喜功生事也。

（十九）中风发热，六七日不解而烦，有表里证，渴欲饮水，水入则吐者，名曰水逆，五苓散主之。多服暖水，汗出愈。原文

诏按：此条非太阳腑证，不当用五苓散。所言中风发热，六七日不解而烦，有表里证，法当用桂枝以解其表，石膏以除其烦；若兼渴欲饮水，水入则吐者，更加砂仁、半夏散逆止呕，于五苓散何取乎？若太阳经邪传腑，则必口渴而小便不利，方可用五苓散，通调水道，清热回津，否则非法也。

鉴识：中风表虚证，正气欲攻邪外出而无力，致使邪恋日久，正邪相搏，故而生烦；渴欲饮水者，因膀胱气化不行，水气不升所致；水入则吐，因太阳为寒水之经，阳不化气，寒水内伏，必拒新水于外，故此。中风六七日，邪恋日久，正气必虚，纵有发热，热势必定不高。条文中所言有表里证，应指表有恋邪未解而内有阳虚饮伏，若如舒氏认为，里证为有热邪，加用石膏，曷为后文说多饮暖水，汗出愈。再说五苓散为通阳利水之剂，并非清热回津之剂。余遇此证，除嘱其多饮热水外，于五苓散中加入生姜、附子二味，以助通阳化气、表里双解之力，无不应手取效。

（二十）太阳病，发汗后，大汗出，胃中干，烦躁不得眠，欲得饮水者，少少与饮之，令胃气和则愈。若脉浮，小便不利，微热消渴者，五苓散主之。原文

喻嘉言曰：凡饮水多而小便少者，谓之消渴。

程郊倩曰：热在上中二焦者，胃中干是也。其人小便必利，热在下焦者，热入膀胱是也，其人小便必不利。如胃中干，烦躁不得眠，而小便自利，欲饮水者，少少与之以润胃燥，使胃气和则愈；不可更用五苓散，重去其津液也。若热在下焦，自尔小便不利，顾其间又有辨也。热入而蓄邪水者，则水气必挟热上升而致格水，如前条水入则吐者是也，用五苓散以开结利水也；若脉浮，小便不利，微热消渴者，其热蓄膀胱，不格水者，无邪水之蓄也，亦用五苓散者，取其化气回津也。

诏按：此因多汗而夺液成燥者，原无里燥，故不必白虎诸法，但饮水可润也。上条言中风属风伤卫也，风性上行，故为水逆；

此条是寒伤营也，寒性下行，故为消渴。

鉴识：太阳病发汗后大汗出而致津伤成燥，因未涉阳明，不得用白虎诸法，只须以水润之则可。在认定病邪轻浅、伤津不甚的情况下，这样处理应该是恰当的。至于脉浮、小便不利、微热消渴者，舒氏说是寒伤营所致，寒性下行，故为消渴。喻嘉言曰："凡饮水多而小便少者，谓之消渴。"饮水多而小便又少，是寒邪结于下焦，膀胱气化受阻，水气不得升腾于上，故口渴而小便不利，舒氏之解确切，可从。不过临床遇此证，单用五苓散每嫌见效不速，我常在本方中加入生姜、附子以助温阳化气之力，功效大增，效如桴鼓。

五苓散：

猪苓、茯苓、白术各十八铢，凡二十四铢为一两，泽泻二十六铢半，肉桂半两。

上为末，以白饮和服方寸匕，日三服。

汪讱庵曰：二苓甘淡入肺而通膀胱为君，茯苓走气分，猪苓走血分。泽泻咸寒入肾而走膀胱为臣。益土所以治水，故以白术健脾去湿为佐。膀胱者，州都之官，津液藏焉，气化则能出矣，故以肉桂辛热为使，引入膀胱以化其气，使邪皆由小便而出也。

诏按：太阳腑证，乃为气化不行，是病在气分，不当用血分之药，仲景必不用猪苓于五苓散之中，疑是叔和之错。余意当用桔梗开提肺气，乃可使膀胱转运而行其化，故曰桔梗能通天气于地道也。

再按：太阳腑证有蓄尿、蓄热二端，适值膀胱有尿，热邪入而抟之，则少腹满为蓄尿；若无尿，热邪入无所抟则少腹不满，为蓄热。蓄尿者用肉桂温以化之，蓄热者去肉桂加滑石以泻热利水也。

鉴识：笔者验之于临床，无论是膀胱蓄尿证还是蓄热证，用五苓散去猪苓，则利尿行水之力明显减弱，其效甚微；何况猪苓并非血分药，其性甘淡入肺而通膀胱，功用与茯苓相近，用之正可协同茯苓以助其利水通化之力。至于舒氏尝于五苓散之中加用桔梗，可谓熟谙气机升降出入之理。桔梗能开提肺气，肺气得宣，则膀胱转运而行其气化，即所谓提壶揭盖之理。在辨识膀胱蓄尿与蓄热，舒氏从少腹满与不满处消息之，两者均属太阳经证传腑，病机都是膀胱气化不行，均可用五苓散，只不过蓄尿者以肉桂易桂枝，温以化之，蓄热者去桂加滑石以泻热通利。多年来笔者在治疗五苓散证如近代所言的前列腺病变所引起的小便不利、小便涩痛和癃闭，每用真武汤，或阳和汤合用五苓散，加用桔梗，寒甚无热者桂枝、肉桂同用，挟有邪热者少佐滑石，无有不效者，可见舒氏之言不谬。

（二十一）太阳病，发汗，汗出不解，其人仍发热，心下悸，头眩，身瞤动，振振欲擗地者，真武汤主之。原文

喻嘉言曰：阳虚之人，才发其汗，便出不止，用麻黄火劫等法多有此证，所以仲景于桂枝汤中垂诫——"不可令如水流漓"，益见用桂枝，且有逼汗亡阳之事矣。"振振欲擗地"五字形容亡阳之状如绘。盖擗者，辟也，避也。汗出过多，卫气解散，其人似乎全无外廓，故振振然四顾，彷徨无可置身，思欲擗地以避处其内也。大热亡阴者，欲坐井中，避热就冷也；汗多亡阳者，欲坐地中，避虚就实也。

（二十二）太阳病，发汗，遂漏不止，其人恶风，小便难，四肢微急难以屈伸者，桂枝加附子汤主之。原文

喻嘉言曰：大发其汗，致阳气不能卫外为固，而汗漏不止耳。恶风者，腠理大开，为风所袭也。小便难者，津液外泄而不下渗，兼以卫气外脱，而膀胱之气化不行也。四肢微急难以屈伸者，筋脉无津液以养，兼以风入而增其劲也，用桂枝加附子汤以固表驱风、复阳敛液也。

桂枝加附子汤：

即于桂枝汤内加大附子一枚，炮。

罗学尚曰：用附子有二义，一以壮表，一以御阴。

门人孙广从曰：此条于理不合，曰太阳病，发汗，遂漏不止，当是汗出不止。何为漏？"漏"字不可解。其人恶风者，卫气不足也；小便难者，阳气外亡而气化不利也；四肢微急难以屈伸者，乃阳气暴虚，阴气四布，阻滞经脉关节也。喻氏谓经脉无津液以养，非也。如果经脉失养，法当滋津，附子不可用也。又曰：兼以风入而增其劲也，何以见得风邪复入，并无征验，岂可更用桂枝，以再伤其阳乎？且芍药酸寒生阴之物，回阳药中最不宜用，总当重用附子以回其阳，芪术建立中气，砂半以醒脾气，故纸收固肾气，虎骨通利关节，一定之理也。

（二十三）太阳病中风，以火劫发汗。邪风被火热，血气流溢，失其常度，两阳相熏灼，其身发黄，阳盛则欲衄，阴虚则小便难，阴阳俱虚竭，身体则枯燥。但头汗出，剂颈而还，腹满而喘，口干咽烂，或不大便，久则谵语，甚者至哕，手足躁扰，捻衣摸床，小便利者，其人可治。原文

喻嘉言曰：风，阳也，火亦阳也。邪风被火热助之，则气血沸腾，所以失其常度。热势弥漫，所以蒸身为黄。然阳邪盛于阳位者，尚或可以衄解，可从汗解。至于邪深入阴分，势必劫尽阴精，所以剂颈以下不能得汗。口干咽烂，肺焦喘促，身体枯燥，小便难，大便闭，手足扰动，谵妄哕逆，乃是一团火内炽、真阴顷刻立尽之象，有非药力所能胜者，必其人小便尚利，阴未尽伤，始得以行驱阳救阴之治也。噫，亦危矣。

又曰：阳邪挟火扰乱阴分而亡其阴，明是失汗所致，设有汗，则从汗解，必无内逼之患。后条火邪深入，必圊血一证，亦谓身体枯燥而不得汗者，必致圊血，设有汗便不圊血，又可知矣。

及门张盖仙曰：此证纯阳无阴，可得云阴阳俱虚竭，是必后人有误。

（二十四）太阳病，二日反燥，反熨其背，而大汗出，大热入胃，胃中水竭，躁烦，必发谵语，十余日振栗，自下利者，此为欲解也。故其汗出，从腰以下不得汗，欲小便不得，反呕，欲失溲，足下恶风，大便硬，小便当数而反不数及多。大便已，头卓然而痛，其人足心必热，谷气下流故也。_{原文}

诏按：太阳病二日反燥，必其人胃有宿燥也，法宜散表药中兼除里燥而双解之。医反熨其背而大汗出，则胃液被夺，里燥愈动，大热因复入胃，烦躁谵语，其阴有立尽之象，此时宜急以救阴也。若其人本气强健，过十余日，津液自回，忽得振栗则表邪传表，自下利则里邪传里，而营卫得通，里燥得下，此为欲解也。然必当日熨背时大汗出透周身，则今日邪解，自当上下俱彻。设腰以下不得汗，则下焦之邪必不得解，下邪闭甚，故小便不得，此时大便复闭亦可知矣。发呕，欲失溲者，邪气上越，下闭略松，故溲即欲失也。足下恶风，下邪未解之征也。凡大便硬者，小便当数，今为闭甚，欲小便且不可得，何得数耶？又必更俟其大便多出，则肠胃清而里燥去，津液必当大回，经气自得流通，腰下之汗皆得出透，而病才已。其后之头痛足热者，溃邪失散，以从升降而为去路也，然亦胃阳流布之体征，故曰谷气下流故也。

鉴识：舒氏认为太阳病二日反燥，是因其人胃有宿燥，法宜解表药中兼除里燥而双解之，应暗指的是当用麻黄汤合小承气汤。医者却反熨其背，致使大汗出，胃液被夺而发烦躁谵语，其阴有立尽之势，法当急救其阴，如此认识无疑是正确的。至于从“腰以下不得汗”起到“其人足心必热”这一段原文，所描述的应是患者下元虚惫，元阳式微，肾气衰乏，阳不化气，蒸化无力，致使腰以下不得汗，欲小便不得；寒沉下焦，虚阳挟内饮上逆，故呕；足下恶风，大便难，小便当数而反不数及多，均为脾肾阴盛阳衰之象。出现"大便已，头卓然而痛"，是因为大便后真元下竭，无力上养于头，故头卓然而痛；至于其人足心必热，谷气下流故也，更是元阳外越之明征。这里所指的谷气，当指元真之气，先天之真气赖后天谷气之充养，合称为元气。笔者临床如见上述诸症，自当判为下元虚惫、阴盛阳衰、阳不化气之证，治必投以温肾扶阳、健脾之剂，使其元阳来复，转输自健。执此一法多能救治，舒氏所论颇似近理，但尚嫌附会。

（二十五）太阳病以火熏之，不得汗，其人必躁，到经不解，必圊血，名为火逆。原文

诏按：火邪迫血，皆无汗而致。若有汗，阳邪有其出路矣，自无迫血之事也。上条血从上逆者，是风伤卫，风性上行，故欲衄；此条下趋阴窍者，是寒伤营，寒性下行，故圊血。

鉴识：此条为太阳表证误用火攻而致圊血，注家多数认为太阳表证误用火攻，致使火动于中，逼血下行而成圊血，并罗列出清热凉血救误之方。但仅据其火攻而出现烦躁、便血，就断为热邪迫血，似属草率。如若真是火动于中而致圊血，必有口渴喜冷、舌红脉数之症兼备。笔者在长期临床中通过对便血病人的观察，个人体会出这样一个规律：属于火热证者，百难见一，便血多属脾胃虚寒证；纵然因于火劫，不一定伤阴助热，火热伤气损阳实属贯道。因此笔者认为舒氏说因寒邪内陷伤及营血，因寒性下行故圊血，是颇有见地的。

当今便血的病人不为少见，无不因于现代人生活条件的优越，偏好酒醴肥甘、空调、冷食，以及平时医疗中长期过分依赖抗生素，导致脾肾俱伤，元阳受伐，下元虚惫，气不摄血。笔者每见此证，纵有热象，亦不足惧，只要其口中不渴，就可放胆投以理中四逆辈，以扶阳补气，鲜有不效者。

（二十六）微数之脉，慎不可灸，因火为邪，则为烦逆，追虚逐实，血散脉中，火气虽微，内攻有力，焦骨伤筋，血难复也。_{原文}

喻嘉言曰：微数者，阴虚多热也，此而灸之，则虚者益虚，热者益热。凡病皆然，不独伤寒宜戒。

（二十七）烧针，令其汗，针处被寒，核起而赤者，必发奔豚，气从少腹上冲心者，灸其核上各一壮，与桂枝加桂汤，更加桂二两也。_{原文}

诏按：《难经》云：肾之积，曰奔豚。则奔豚属肾矣。方用桂枝加桂汤，于少阴法不合也；且既为阴邪上逆，从少腹冲心，悖乱已极，岂可更用桂枝之升散，以重耗其阳而愈动其阴乎，仲景必无此法。偶与闵公景陆谈医曰：昨见一壮盛少年患少腹痛，以惭上攻而至心下，医者用桂枝加桂汤四剂则魄汗厥逆而死，此误矣；证乃中寒，宜主吴茱萸四逆汤驱阴降逆。疏庸之辈，谬据奔豚法而放胆用桂枝以杀之耳。予闻而爽然曰：先生高识，足以释我疑而破天下后世之惑也，今而后益知奔豚之法不可从也。爰是更进而求之，烧针，温以御阴也，肾邪当不致窃发矣；且核起而赤者，尚在躯壳之表，曷为必发奔豚耶？此必后人之误。

鉴识：舒氏治学不仅熟谙经典，又从不脱离临床实际。奔豚者，病起于肾，肾属少阴，少阴虚寒，医以火劫发汗，不仅表邪不解，反而针处被寒，更伤其阳，引动少阴，阴邪上逆，从至阴之处上冲于心，阴邪僭越不羁，阳尚能存乎？舒氏主张用吴萸四逆汤，以扶阳降逆，真不愧为名医高见。桂枝加桂汤虽能驱阴散寒，但嫌其力微，恐不济事，舒氏列出一例，足资为证。笔者临床每遇奔豚一证，只要是舌淡苔白、倦怠无神，投以吴萸四逆，无不立应。

桂枝加桂汤：

即于桂枝汤内加桂枝二两。

（二十八）太阳病，当恶寒发热，今自汗出，不恶寒发热，关上脉细数者，以医吐之过也。一二日吐之者，腹中饥，日不能食，三四日吐之者，不喜糜粥，欲食冷食，朝食暮吐，以医吐之所致，此为小逆。原文

喻嘉言曰：吐中亦有发散之义，故不恶寒发热，然外感虽除，脾胃受伤，故不能食，且朝食暮吐，虽未大伤亦小逆也。

（二十九）太阳病，吐之，但太阳病当恶寒，今反不恶寒，不欲近衣，此为吐内烦也。原文

喻嘉言曰：此为吐伤胃中之阴，较上条稍轻。

（三十）太阳病，外证未解者，不可下也，下之为逆，欲解外者，宜桂枝汤主之。原文

门人肖克协曰：太阳病，除脾约外，无论表之解与未解皆不可下。此云外证未解者，不可下也。然则外证解者，即可下乎？非理也。

（三十一）太阳病，发汗不解，而复下之，脉浮者不愈，浮为在外，而复下之，故令不愈。今脉浮，故知在外，当须发汗则愈，宜桂枝汤主之。原文

（三十二）太阳病，下之，其气上冲者，可以桂枝汤，方用前法。若不上冲者，不可与之。原文

诏按：桂枝汤，太阳之表药也，若太阳表证现在，虽经误而无变证，正当用桂枝汤以解太阳之表，何论其气之上冲与不上冲乎？仲景必无此法。

鉴识：太阳病当以表解，医误下之则徒伤元气，此时若有

气上冲者，可说明元阳尚未大伤，尚有向上向外抗邪之力，此时正当可用攻中带补的桂枝汤以解太阳之表；若无气上冲者，说明元阳已伤到无力向上向外抗邪，此时用桂枝汤尚嫌力微，所以说"不可与之"。

舒氏认为误下而无变证正当用桂枝汤以解太阳之表，何论其气之上冲与不上冲，不无道理。表证误下后，其气上冲与不上冲倒不是辨别元阳之伤与未伤的唯一见证，只要没有任何变证，表证仍在，仍可投以桂枝汤，何况桂枝汤本身就是一张攻中带补的缓汗剂。不过临床每遇这种情况，务须在桂枝汤中加入芪附之类，其效必定比单用桂枝汤为优。

（三十三）太阳病，外证未除，而数下之，遂协热而利，利下不止，心下痞硬，表里不解者，桂枝人参汤主之。原文

诏按：协热利者，是里寒协表热而利也，故用桂枝以解表热，合用理中以温其中，而驱里寒则利自止而痞自开也。

再按：数当作速，下早之意也，或作频下，非也，一下已误，何堪频下乎？

鉴识：太阳表邪本应从表解，而医者误下，脾阳受伐，阳虚则阴盛，故里寒协表热而利；利下不止，阴寒窃踞而阳不升，故心下痞硬。桂枝加人参实为理中汤加桂枝，因理中汤为太阴经主方，专治太阴虚寒下利，而辛散之力不足，为解在太阳之表邪，所以必加用桂枝辛温解表，兼祛心下痞硬。舒氏所论切中要点，但如从临床实际出发，见有利下不止、心下痞硬，阴寒内盛，元阳有欲脱之势，桂枝加人参汤似嫌回阳驱寒之力不足。如在上方中再加一味附子，以扶阳散寒，其效果一定远胜于前方。

桂枝人参汤：

桂枝四两、甘草四两、白术三两、人参三两、干姜三两。

汪讱庵曰：此方用理中加桂枝，不名理中而名桂枝者，重太阳之意也。

（三十四）太阳病，桂枝证，医反下之，利遂不止，脉促者，表未解也。喘而汗出者，葛根黄芩黄连汤主之。_{原文}原文

葛根黄芩黄连汤：

葛根半斤、甘草二两、黄连三两、黄芩二两。

诏按：此法汤名不合在太阳例中，不应以葛根名汤，大叛仲景之法也。

再按：言表未解者，是太阳病未解也。因下伤脾中之阳，则利不止；肾气涣散无归，则胸中之气不得下达，故喘汗出者，微阳欲亡也。法宜术附参芪回阳止泄，故纸益智收纳肾气，吸引胸中之阳下行而喘自止。葛根走阳明，犯太阳之所禁，不可用也。热证未见，何取芩连？仲景必无此法。

鉴识：历代不少注家认为本条是太阳表证，因于医者误下，致使邪陷于里，并据脉促、喘汗视为邪热上攻。故用葛根之升，以解表邪，芩连苦寒，以降邪热。条文中明言太阳病桂枝证，即中风表虚证，表虚证不解其表，医者而反下之，致使脾肾元阳大伤，脾阳伤则利不止，元阳伤肾气涣散，故喘而汗出。

葛根芩连汤近代医者最为喜用，因于受西医影响，认为腹泻即肠道炎症，所用均为抗生素类药；中医认为葛根芩连汤是清肠解毒的最佳方剂，根本不问寒热虚实，只要是肠炎痢疾无有不用。但真正能活人者有几？大抵腹泻汗出而喘者，多因于误治而来，真正属于实热者甚为少见，甚至不见。本症是病涉太少二阴，有接近虚阳欲脱之势，舒氏独具慧眼，析理甚明，所出救治之法得当，恐非此莫救。

（三十五）太阳病，下之后，脉促胸满者，桂枝去芍药汤主之，若微恶寒者，去芍药加附子汤主之。_{原文}原文

诏按：此为下伤胸中之阳，不能宣布于上，阴气乃得协饮上干而壅塞胸膈，法宜芪术附桂夏蔻姜砂，芍药故不可用，桂枝亦不可用也，定知叔和有错。

桂枝去芍药汤：

于桂枝汤中去芍药。

于前方内加附子一枚，炮，去皮。

鉴识：笔者完全赞同舒氏的看法。太阳病，本自表解，反下之，无有不伤及元阳的，元阳一伤，阴气协饮上干而壅塞胸中，则所见脉促胸满。舒氏所出方治为大队温阳涤饮之品，甚为合拍。桂枝去芍药汤扶阳涤饮之力不足，自不可取。至于桂枝去芍药加附子汤，应该说是方证合拍。如在本方加入舒氏所说的夏蔻姜砂，以散寒涤饮，肯定效果更为可靠。

（三十六）太阳病，下之后，微喘者，表未解故也，桂枝加厚朴杏子汤主之，喘家作，桂枝汤加厚朴杏子佳。

原文

诏按：喘非表证，何得云微喘者表未解也？况喘亦各有所因，有因气虚而喘者，法宜补气；有因痰壅而喘者，法宜开痰；有因阳明胃实，浊气上干而喘者，法宜攻下；有因肾气发动而喘者，法宜收固肾气。凡此皆非厚朴杏仁之所能，何为佳也？叔和无理之至。

鉴识：舒氏列出诸般致喘之因，并详尽施治之法，可见功夫深厚。本条为太阳病下之后致喘者，当属下伤脾肾之阳的虚喘，法当扶阳补气，用桂枝加厚朴杏子，显属不妥。如太阳病下之后微喘，还有表证未解，必有脉浮、发热、头痛、恶风等症仍在，这时的微喘自属外邪干犯肺气所致，用桂枝汤解表，加厚朴杏仁降肺气，以平喘逆，也未尝不可。此等处虚实自当详辨。

桂枝加厚朴杏子汤：

于桂枝汤加厚朴二两、杏仁五十个去皮尖。

（三十七）太阳病，下之，其脉促，不结胸者，此为欲解也。脉浮者，必结胸也；脉紧者，必咽痛；脉弦者，必两胁拘急；脉细数者，头痛未止；脉沉紧者，必欲呕；脉沉滑者，协热利；脉浮滑者，必下血。_{原文}

门人张盖仙曰：第三十四条下后脉促，断为表未解，此条何又云欲解？且通篇单凭脉以决证，尤为纰谬。夫一脉主证多端，安知其不见他证乎？若舍望闻问三法以论证，先圣断不为此。

（三十八）太阳病，不解，热结膀胱，其人如狂，血自下，下者愈。其外不解者，尚未可攻，当先解外，外解已，但少腹急结者，乃可攻之，宜桃核承气汤。_{原文}

程郊倩曰：太阳病不解，热邪随经入里，是为热结膀胱，其人不能宁静，必如狂，乃血分受邪。倘血已自下，则热随血出，必自愈。桃仁承气汤中仍兼桂枝者，以太阳随经之热非桂枝不解。

桃核承气汤：

桃仁五十个去皮尖，大黄四两，芒硝二两，甘草二两，桂枝二两。

上以水七升煮取二升半，去滓，入芒硝，更上火微沸，下火，温服五合，日三服，当微利。

汪切庵曰：大黄芒硝荡热去实，甘草和中，桃仁破血，加桂枝以引出太阳之表也。

（三十九）太阳病六七日，表证仍在，脉微而沉，反不结胸，其人发狂者，以热在下焦，少腹当硬满，小便自利者，下血乃愈，所以然者，以太阳随经，瘀热在里故也，抵当汤主之。_{原文}

47

喻嘉言曰：此条之证较前条更重，且六七日表证仍在，曷为不先解其表耶？又曷为攻药中不兼加桂枝耶？以脉微而沉，反不结胸，知邪不在上焦而在下焦也。若少腹硬满，小便自利，则其人发狂者，为血蓄下焦无疑也，故下其血自愈。然蓄血而致于发狂，则热势攻心，桃仁承气汤不足以动其血，桂枝不足以散其邪，非用单刀直入之将，必不能斩关取胜，故名其汤为抵当。抵者，至也，乃至当不易之良法也。设非此一法，则少腹中所积之血，既不附气而行，更有何药可破其坚垒也。

诏按：友人李宣木及门学医，问及太阳蓄血乃为热结膀胱，其去路自应趋前阴而出，曷为方中主用大黄、芒硝反夺其大肠，何谓也？予曰：斯言确乎有理，原文得之当时，读者之口授，恐不能尽得其真。以理揆之，桃仁承气与抵当汤为大肠蓄血者宜之，于血蓄膀胱者果不合也。方用红花、小蓟、生地、归尾、万年霜之类，加入五苓散中，从小便以逐其邪，庶几有当。斯虽臆说，亦即可以为定法矣。又问：大肠蓄血与膀胱蓄血者，何以辨之？曰：血蓄膀胱者，少腹硬满，小便自利也；大肠蓄血者，屎虽硬而大便反易，其色必黑，仲景之法以此为别耳。

鉴识：太阳之邪深入下焦，入血分与血搏结而成蓄血证，注家多数认为是瘀热入腑与血相搏所致，如此自当以清热逐瘀之法，以解热瘀互结。舒氏不从众说，却认为血蓄下焦有血蓄膀胱和血蓄大肠之别，其辨识要点在于血蓄膀胱者少腹硬满、小便自利，大肠蓄血者大便反易，其色必黑；并指出本条为太阳蓄血膀胱，其邪之去路自当从前阴而出，不当用大黄、芒硝反夺其大肠，而当用红花、小蓟、归尾、万年霜之类加入五苓散中，使蓄血从前阴而出。其法虽善，但在笔者看来，真正膀胱因热瘀互结的确实少见，临床上不论是少腹硬满、小便自利的血蓄膀胱，还是大便反易、其色必黑的血蓄大肠，大多因于寒滞血凝所致，少腹及二阴均为至阴之处，血蓄于此，必定有元阳先虚，阴寒下凝于此，因于表邪内陷，与下焦沉寒互结，血凝泣而不行，故蓄血。血蓄膀胱的小便自利，及血蓄大肠的大便反易，足资说明下焦并无火热搏结，不然小便何得自利，大便何得反易。至于其人如狂和发狂，乃为虚阳随浊气上逆，内扰心神所致。

笔者曾听父亲讲述，六二年治一黄岭乡间一张姓女孩，年十八，时值仲秋，听病者家属告知，女儿二十天前患感冒发热，经西医用消炎解热后，非但病不解，反见每日上午眼睛半开半闭，似睡非睡，面色惨白，人事恢恢，呼之不应，推之不醒，一到午后辄面色红如妆，两目红赤圆瞪，从床上立起，手舞足蹈，口中骂詈，不避亲疏，大便色黑，日数行，小便自利微黄，口渴索饮，但饮水不多。延父诊视时，诸证如前，脉浮大，舌质淡，苔微黄腻。观其前更数医，见其所用之方，有的作热结阳明，用承气之类方，不效；又按血蓄膀胱和血蓄大肠论治，投以抵当汤、桃仁承气汤，又不见效验；后又断为热入血室，用桃红四物合承气汤，均不应验，甚至日见加剧。群医束手，父观其脉证，深为叹息，前医不问虚实，一味克伐。脉证合参，显系真寒假热，寒瘀互结下焦，虚阳随浊气上乘心脑，蒙闭清窍所致。急投大剂白通加吴萸桃仁红花陡进，一日夜四服。奇迹出现了，翌日则热退身凉，人事爽慧，并知饥索食，病已脱离险境。合家惊喜说，王先生真不愧为神仙再世，救女儿一命，恩同再造，为纪念，其女以靖为名。

回忆父亲当时口述此案，至今仍在记忆中。所谓至虚有盛候，这是一则非常典型的病例，后来在我临床数十年中，没有遇到过这样的案例。真正从临床的角度去验证，下焦一般疾患因于热结的确实少见，如当今所谓的前列腺病、痔瘘，包括下焦部位的肿瘤等，无不是真虚假实、真寒假热证，不知同道是否有此共识。

抵当汤：

水蛭三十条，猪脂熬黑，即蚂蟥、虻虫三十个去翅足，猪脂熬，即牛马身上蝇也，桃仁三十个去皮尖，大黄三两，酒洗。

附：代抵当汤炼蜜为丸，即代抵当丸。

桃仁、生地、归尾、肉桂、大黄、玄明粉、穿山甲。

汪认庵曰：水蛭、虻虫皆食血之虫，故用以治血也，二药人所罕用，故又制代抵当汤。桃仁、生地、归尾，润以通之，肉桂热以动之，大黄、芒硝以推荡之，穿山甲引之，以达瘀所也。

（四十）太阳病，身黄，脉沉结，少腹硬，小便不利者，为无血也。小便自利，其人如狂者，血证谛也，抵当汤主之。原文

喻嘉言曰：小便不利，何以见其非血证耶？盖小便不利乃热瘀膀胱，无形之气病，为其发黄之候也。小便自利则膀胱之气化行，然后少腹满者，允为有形之蓄血矣。庸工不能辨证，实于此等处未着眼耳。

（四十一）太阳病，小便利者，以饮水多，必心下悸；小便少者，必苦里急也。原文

诏按：饮水多而小便利者，里阳衰也，故水气凌心，必心下悸。若饮水多而小便少者，里有热也，心下不悸，从可知矣。

鉴识：舒氏说饮水多而小便利者是里阳衰，无疑是对的。至于水气凌心必心下悸，恐怕未必，既称小便利，水饮已下行，安得还上逆凌心而为心悸？此处悸必是元阳衰乏，元气下溜，心阳不足，故筑筑而悸动。至于饮水多而小便少者必苦里急，应是元阳衰乏，下焦阴寒内盛，膀胱气化不行，寒水内结，致小便欲解不得，小腹有迫胀难忍之感，舒氏认为有热，也恐怕未必，证之于临床有热者毕竟少见。近代医者每见患者口渴、小便不利、小腹迫胀，即谓之尿路感染、前列腺炎之类，无不从阳热论治，所用之药离不开八正散、导赤散等清热利尿解毒之套路。其实非但不效，反徒伤元气，克伐真阳，终至酿成顽疾，缠绵数载反复不愈，实不鲜见。小便不利，小腹胀急者，大抵因于小腹为至阴之处，下元不足，阳不化气，水寒凝聚，尿不得出。笔者每遇此

证，纵然口渴饮多，仍从扶阳化气、温通下焦之法，多投真武汤加吴萸、肉桂、淫羊藿等，无不如鼓应桴，屡试屡验。

（四十二）大下之后，复发汗，小便不利者，亡津液故也，勿治之，得小便利必自愈。凡病若发汗，若吐，若下，若亡血，亡津液，阴阳自和者，必自愈。原文

（四十三）太阳病，下之而不愈，因复发汗，以此表里俱虚，其人因致冒，冒家汗出自愈。所以然者，汗出表和故也，得里未和，然后下之。原文

诏按：原文云太阳病则必头项强痛，恶寒发热矣，曰下之而不愈，是太阳病未解可知矣。因复发汗不可谓不当，其病之解与未解置而不言，乃曰以此表里俱虚，其人因致冒，则其冒因汗而致明矣，何又云冒家汗出自愈？又曰所以然者，汗出表和故也。其先已发其汗矣，其表何以不和？且太阳病未兼阳明腑证，何又凭空插出二句曰：得里未和而后下之？况早已下之矣，其里何以不和？叔和伪撰不通之至。

鉴识：太阳病必有太阳证现，医者下之则必有可下之证，不然医者不可妄下。如表证未解，所以下之而不愈，表证仍在，医者不复发汗而下之，致使其人表里俱虚而致眩冒，势所必然。有注家把"致冒"理解为易于感冒，其理不经。大凡临证者，如病在表，必有表证可验，如有腑实热结之证，俱可以议下，至于先表后里，或先里后表，必当相其本气，权衡轻重缓急而定论之。舒氏之看法不能说没有一番道理。

（四十四）太阳病未解，脉阴阳俱停，必先振栗汗出而解，但阳脉微者，先汗之而解，但阴脉微者，下而解。若欲下之，宜调胃承气汤主之。原文

诏按：太阳中篇云：伤寒一日，太阳受之，脉若静者为不传。此云脉阴阳俱停，两无偏胜，邪欲解可知也。然必振栗，邪还于

表，汗出而营卫自和耳。设见阳脉微者，是邪气虚而邪不能传表；阴脉微，是里气虚而邪亦不能传里，法当发表药中兼以扶其本气则俱得之矣。此病在太阳，不在阳明，总不宜下，其理甚明，何得云阴脉微者下之而解。大抵仲景之书轶于兵火，后人不能得其真也。

鉴识：脉阴阳俱停的"停"应作停匀看，意谓正气欲驱邪外出时尚嫌力量不足，必须蓄聚力量，就如同军队欲攻坚垒，必须先休整，蓄势待发。人体也是如此，正气蓄势待发前脉阴阳俱停，说明两无偏胜，邪正势均力敌，正气驱邪时必鼓动全身正气驱邪，假振栗而汗出解。此处仲景生动形象地描绘邪正相争、正气驱邪外出时机体的动态表现。

此处的阳脉和阴脉似应理解为：阳脉为浮取，脉微无力说明表阳不足，邪无力还于表而从表解；阴脉是指沉取，脉现微象是里阳已虚。表阳虚既不可汗，里阳不足又岂能攻下。舒氏主张在发表药中兼以扶其本气，他认为"此病在太阳，不在阳明，总不宜下"，确实如此。文中但据脉微，未见阳明腑实之证而运用下法，此时必当扶阳补气以祛邪，舒氏虽未指出，我想他定会及此。

有注家认为微脉为里阴之不足，更是不经。微脉为阳虚之脉，如属阴虚，必细数。

（四十五）太阳中风，下利，呕逆，表解者乃可攻之。其人漐漐汗出，发作有时头痛，心下痞硬满，引胁下痛，干呕，短气，汗出，不恶寒者，此表解里未和也，十枣汤主之。原文

诏按：太阳中风，下利呕逆，其人漐漐汗出，发作有时头痛，心下痞硬满，引胁下痛，乃是一团水饮蟠踞胸胃，结连胁下，且水势弥满，下澼而为利，饮邪壅盛，上逆而为呕。斯水饮大肆，无论其表之解与未解，法当温中逐饮、回阳止泄，重用黄芪白术附子干姜半夏砂仁草果芫花，一定之理耳。如十枣汤之大戟、甘

遂大伤元气，不可用也。

鉴识：只有在元阳不足、素禀虚寒的体质，寒水才能肆逆为患，此时无论表解与未解，首当用大剂扶阳驱寒涤饮之法。本条太阳中风下利呕逆，又兼心下痞满，引胁下痛，显系寒水为患。舒氏认为不当用十枣汤大伤元气，理应用芪术、姜附、砂仁、半夏、草果、芫花，扶阳逐饮之法，这无疑是高见。笔者临床每逢阳虚饮动之证，从不单事逐饮一法，常效法舒氏，无有不验。

零八年孟秋，郑州一年近八旬张姓老妪来赣求治肺心病，左侧胸腔积水，曾经西医对症治疗，抽水多次，旋抽旋聚，胸胁痞满胀痛，心悸气短，日夜但坐不能安卧，面目四肢浮肿，恶寒身重，食不下，大便溏薄有后重之感，时有呕逆，心律不齐，须起搏器维持。脉证合参，正如舒氏所说，乃一团水饮蟠踞胸胃，阳虚饮盛，自当扶阳涤饮。仿舒氏用大剂芪、术、姜、附、半夏、砂仁、草果、芫花；因高龄，中气大伤，另加人参一两、肉桂十克于其中，带十包药回郑州。服五剂，来电告之曰：药大效，病已减半；后经治三月，均在前方中稍事加减，终获治愈。可见患水饮病者，无不由于元气不足、脾肾阳虚所致，如舍扶阳健脾之法，而专事一味攻逐，恐怕很难不事与愿违。

十枣汤：

芫花炒黑、甘遂等份，大枣十枚。

（四十六）太阳病，二三日，不能卧，但欲起，心下微结，脉微弱者，此本有寒分也。反下之，若利止，必作结胸，未止者，四日复下之，此作协热利也。 原文

诏按：言太阳病二三日有何关系？即不言二三日亦未为不可。不能卧，但欲起，何以知其心下必结？曰脉微弱者，此本有寒分也。喻氏为之解曰：本有寒饮，积于心膈之分。虽解得好，毕竟叔和撰句不通。然以寒饮而致不能卧，乃支饮上撑，法当温中理

脾、散逆逐饮，而反下之，以夺其阳而伤其中，则必痰壅气脱而死矣。苟一息尚存而利自止者，其间又有辨焉。盖阳回利止则生，阴尽利止则死也，安得有所谓必作结胸者哉？若利未止，阴尚未尽，阳尚可用，何故复下之？重夺其阳而伤其中，未有不死者也。而又曰此作协热利也，协热利者，里寒协表热而利也。条中里寒盖有之，表热未之见，岂用四日复下之而表热凭空突出者乎？藉令有之，则当立法以温其里而兼解其表，予无憾矣。乃竟毕其文而不立其法，叔和真门外汉也。

鉴识：条文中明言因本有寒分所致，寒饮结于心中，故心下必结。心下，指胃脘。经云："胃不和则卧不安"，心下支饮上撑，故不能卧，但欲起，可见因支饮所致胸痞而烦躁之甚。而医者见此而妄下之，必伤脾阳，致使浊阴上僭胸中，法当温中理脾、散逆逐饮方为合法，岂能反用下法，以夺中宫之阳。可下之证必俱阳明腑实证，方可议下，但据心下痞一症而妄下，未有不夺其阳、伤其中。舒氏论之甚明，并指出此证当用温中健脾、散逆涤饮之法，此为至当之法，岂有歧见。

（四十七）病发于阳而反下之，热入因作结胸。病发于阴而反下之，因作痞，所以成结胸者，以下之太早故也。原文

诏按：病发于阳为风伤卫，误下则结硬于胸上，以阳位高在上也。病发于阴为寒伤营，误下则痞塞于心下，以阴位卑在下也。二证非为下之太早，乃病在太阳，不应下而下之故也。

鉴识：对于病发于阳、发于阴，注家解释不一，总之结胸与痞证自当有别，结胸是在胸中，为有形邪结，故胸胀闷而痛；痞证在心下，为无形之虚痞，但痞闷而不痛。舒氏指出病发于阳为风伤卫，病发于阴为寒伤营，病在太阳之表，理应表解，两者均不宜下，并非下之过早。其理不谬，可以从之。

（四十八）太阳病，脉浮而动数，浮则为风，数则为热，动则为痛，数则为虚，头痛，发热，微盗汗出而反恶寒者，表未解也。医反下之，动数变迟，膈内拒痛，胃中空虚，客气动膈，短气躁烦，心中懊憹，阳气内陷，心下因硬，则为结胸，大陷胸汤主之。若不结胸，但头汗出，余无汗，剂颈而还，小便不利，身必发黄也。原文

诏按：陷胸汤非仲景原方，乃叔和伪撰。其脉动数变迟，热变为寒矣。阴气协饮上攻，故膈内拒痛；胃中因误下而致空虚，客气乘虚而攻动其膈，正气受伤则气短而躁烦有加；心君为邪逼不安而生懊憹；阳虚气陷，阴独结聚，心下因硬，则为结胸。逐句推求，总为阳虚而阴凑也。然阳之所以虚，而阴之所以凑者，皆因误在大黄、芒硝，岂可复用大黄、芒硝，一误而再误之乎？断无此理也。于是更进而求之，仲景原文自必重用参芪术附砂半姜椒，温中补气，驱阴散结，乃有以合乎理而中乎用，否则非法也。原文大陷胸主之，文意已毕，其下数句无故加添，叔和无理之至。

鉴识：太阳病动数之脉因误下而变迟，是阳热变为阴寒，寒邪痰饮盘踞胸膈，故膈内疼痛拒按。中宫因误下而气虚，寒邪乘虚而入，气虚而邪搏，故气短、躁烦、懊憹、心下硬满之症作。正如舒氏所说"阳虚而阴凑也"，此证全是阴寒用事，总因医者不明表里，不察阴阳，一再误下所致。舒氏意度仲景对于此证必用温中补气、驱寒散结之法，确属胆识过人。确实，我们在遇到胸脘痞闷、气短烦躁、脘内拒按的患者，无不由于寒邪与有形痰饮搏结所致，真正因于饮热互结者实属少见；纵有热结证俱，如其人素禀不实，大陷胸汤也不敢贸然一试。笔者临床遇此证并不少见，每从舒氏之法，无不效验，可见舒氏之言不谬。

大陷胸汤：

大黄六两、芒硝一升、甘遂一钱为末。

先煮大黄，去滓，内芒硝，煮二三沸，内甘遂末，温服。

（四十九）太阳病，重发汗而复下之，不大便五六日，舌上燥而渴，日晡所小有潮热，从心上至少腹硬满而痛，不可近者，大陷胸汤主之。原文

诏按：此条平素津亏，胃有夙燥，证属太阳阳明，法当滋津除燥，略兼发表，使结去津回，乃得汗解。若重发汗，以强夺其液，而复下之又不得法，徒伤其元，俾燥愈动而热愈结，不大便、燥渴、潮热、从心上至少腹硬满而痛，邪结坚满之至，合用大承气汤，重加生地以救津液，枳壳以开胸膈，桔梗通天气于地道，栀子屈曲下行，以泻小腹之满，仍用桂枝，分提太阳表邪，一定之法也。叔和伪撰之陷胸汤不中也。寒饮痞塞胸中，主用砂蔻姜半以宣散之；实热结聚胸中，主用枳壳以攻开之。

鉴识：有不少注家认为本条方证合拍，理由是认为本条是饮热互结，大陷胸汤是专为水热结胸而设。可舒氏所见独到，认为本条已明言一汗再汗，又复下之，重夺津液，徒伤其元，阳明燥化已成所致。不大便，燥渴，潮热，从心至少腹硬满而痛，甚至手不可近，可见热结之甚，正当用承气法，使结去而津回，岂可用逐水之峻剂，又夺元气而更竭其津。如徐灵胎说："大承气所下者燥屎；大陷胸汤所下者蓄水；小陷胸汤所下者黄涎。此条文中何曾有蓄水见证？蓄水者，从心至少腹绝无硬满而痛，手不可近也。"水与热结，但水为阴邪，总应扶阳涤饮，方为合法，岂可更用大陷胸汤，徒伤其阳，阳愈伤则水愈肆，其理必然。舒氏于此等处析理确切，殊属不易。

从临床看，晚期肝硬化腹水及肝癌腹水多见患者从心至少腹硬满而不痛，这是典型的蓄水证。寒水肆逆，无不因于元阳衰乏、脾土败溃所致，此时若不破阴扶阳，徒事逐水，恐怕生机无望。舒氏所出之方治，如确属阳明燥热内结，堪称合拍。至于说栀子屈曲下行，以泻少腹之满，似觉牵强。栀子为心与小肠经药，性

苦寒，善清泻心与小肠实火，而与阳明燥化何干？不敢从之。

（五十）结胸者，项亦强，如柔痉状，下之则和，宜
大陷胸丸。_{原文}

诏按：阴寒痞塞胸中，身必拳踡；阳邪结聚胸中，其身张扬。
此证不由误下，非阳虚阴凑之结胸。盖为胃中邪结紧盛，逆满冲
胸而致项强，昂然似痉，张扬之验也；然痉病身手俱张，此但项
强，原非痉也，其为逆满所致耳。

鉴识：舒氏用"其为逆满所致耳"点破实质。此处项强如柔
痉状，实由胸中邪结；胸中硬满而使头项不能俯仰自如，邪结在
胸中，即或是饮热互结，似也不宜苦寒峻下，因容邪之处即正虚
之处，饮邪结聚于胸中，必定胸阳原为不振。笔者临床诊疗此类
病人，虽有水热结胸之明证，如不兼阳明腑实，但据心下痞硬即
用硝黄甘遂峻下攻逐之剂，实不相宜。胸中为清旷之地，喜宣畅
而恶痞塞，只有胸中阳旺，如日当空，则阴霾自散。当饮邪盘踞，
只宜通阳化气、散寒涤饮方为正法，岂能苦寒峻逐而损其胸阳。
见之于临床，凡结胸、胸痞证，大多为阳虚阴凑、正虚邪结，而
饮热互结的实热证殊属少见，不知同道是否有此共识。

大陷胸丸：

大黄、芒硝、杏仁、葶苈各一斤。

合研取如弹丸一枚，别捣甘遂末一钱，白蜜二合煮服。

诏按：用大黄、芒硝以下胃中之燥，甘遂、葶苈、杏仁以荡
胸上之满，可为合法。然而证已急矣，法宜急下不宜缓，凡何为
哉？且不由误下，不当指为结胸，方亦不可名之曰陷胸可也。思
欲改之，而未即改者，盖有待于后贤也。

鉴识：结胸多因误下所致，证属正虚邪实。纵是饮热互结，
陷胸一法只是攻邪，而失扶正，似不为妥。结合现代人的体质，
因于酒醴肥甘、贪凉饮冷致使脾肾俱伤、阳虚饮停者比比皆是，

57

温阳涤饮一法应用极广，也特别有效；而很少见有能任苦寒攻逐阳热结甚之人。

（五十一）结胸证具，脉浮大者，不可下，下之则死。_{原文}

喻嘉言曰：胸既结矣，本当下以开其结。然脉浮大则表邪未尽，下之是令其结而又结矣，故主死也。

（五十二）结胸证具，烦躁者死。_{原文}

喻嘉言曰：邪结于胸，唯藉药力以开之，而所以载药力上行者，胃气也。汗之胃气伤，下之胃气再伤，至热邪搏饮，结聚胸中，而胃气有不尽不已之势。烦躁者，津液已竭，胃气垂绝之证也。坚敌在前，营中士卒化为乌有，能无败乎？此陷胸诸法，见几乎早，竟以开结为先务，结开则胃气自安，如寇退而百姓复为良民。噫，亦微矣。

（五十三）太阳病，医发汗，遂发热恶寒，因复下之，心下痞，表里俱虚，阴阳气并竭，无阳则阴独，复加烧针，因胸烦，面色青黄，肤瞤者难治。今色微黄，手足温者，易愈。_{原文}

喻嘉言曰：心下痞与胸间结，虽有上下之分，究竟皆是阳气所治之位，观无阳则阴独一语，正见所以成痞之故。虽曰阴阳气并竭，实由心下无阳，故阴独痞塞也。无阳阴独，早已括伤寒误下成痞大义，安得草草读过。无阳亦与亡阳有别，无阳不过阳气不治，复加烧针，以逼劫其阴阳，乃成如此危候也，其用药逼劫，即可同推。

又曰：中风误下结胸，伤寒误下成痞者，证之常也。然而中风误下间有痞证，伤寒误下亦间有结胸证，不可不明。故次此条于结胸证，后至太阳中篇亦次结胸于痞证后，以求合作者之圆神也。

诏按：心下痞硬之证，无论由误下或不由误下而来者，皆为阴气塞也。当用术附姜半砂蔻等药扶阳散逆、温中逐饮，三黄断不可用。喻氏谓无阳阴独，不可草草读过，其所谓手足温者易愈，是教人当用扶阳御阴之法也，其说更不可草草读过。

鉴识：心下痞硬之证，无论由误下或不由误下而来，皆为阴气痞塞所致，舒氏正点明了要点，所主方治亦中肯。分析仲景对于结胸证的认识，从五十一条至五十三条可以看出，结胸证多因误伤元阳而死；舒氏从条文中"手足温者易愈"得到启示，所以特别强调扶阳御阴、温中逐饮一法。我在临床中凡遇此证，每效舒氏治法，无不阴去阳回，手足由冷转温而愈。可见舒氏于此等处胆识过人。疏庸之辈，何能及此。

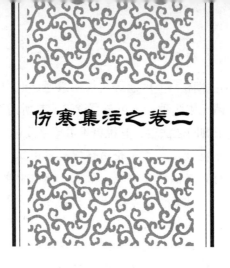

伤寒集注之卷二

太阳中篇 凡寒伤营之证列于此篇，计五十八法

喻嘉言曰：上篇风伤卫证，用桂枝汤驱风者，乃是不欲扰动其营也。不扰其营，但治其卫，常有不及之弊。不及则邪不尽去，势必传入于里，故篇中两解表里之法居多。此篇寒伤营之证，用麻黄汤驱寒者，乃逐驱其邪，尽从外出，不使停留之法，常有太过之弊。太过则未免因邪伤正，而虚候易生。设有余邪不尽者，多未敢再汗，但可和其营卫，或候其津回，自然得汗，故两解表里之法差少。其误下之证，亦不比上篇之阳邪多变。但发汗之后，其人津液已虚，更加误下，则津液重虚，所以或邪少虚多而伤其阳，或邪盛热炽而伤其阴，源同流异，各造其偏。以故治法亦错出不一，必先会其大意，然后一展卷而了然于心目矣。

（一）太阳病或已发热，或未发热，必恶寒，体重、呕逆、脉阴阳俱紧者，名曰伤寒。原文

喻嘉言曰：或未发热者，寒邪初入，尚未郁而为热也。

诏按：体重、呕逆四字可疑。体重者，里阴证也；呕逆者，

寒饮上僭也。二者皆不可发汗，且非太阳的必有之证，或与太阳兼见者有之，未可云必也。

鉴识：太阳伤寒表证，不管有无发热，除恶寒、脉浮紧外，必具头痛，若无头痛而独见身重痛、呕逆、脉紧，是为寒入少阴征兆，呕逆则属寒饮上逆所致。舒氏真是心细如发，认证入微，极尽辨证之能事，因太阳的底面即少阴。笔者认为，此证可投麻黄附子细辛汤加半夏、苓术，不知高明以为如何？

（二）太阳病，头痛，发热，身痛腰痛，骨节疼痛，恶风，无汗而喘者，麻黄汤主之。原文

汪讱庵曰：恶寒者，虽无风而常恶也；恶风者，但畏当风也；发热者，寒邪外来，阳不得越，故郁而为热也。

诏按：太阳伤寒证内有喘，人皆谓外邪由皮毛而入。皮毛，肺之合也。证虽太阳，而怫郁气喘，属肺病矣。是麻黄汤虽太阳发汗之剂，实散肺经火郁之药也。其说谬甚，岂有足太阳病而药手太阴之理乎？果尔肺经受病，仲景何得以太阳名之？盖人身大气积于胸中，上焦如雾也，而胸中为太阳所主，寒邪外来，营卫闭固，气不得泄，壅滞而为喘，于肺何有也？方中杏仁取其利气，非治肺也。是麻黄汤实太阳之药，而指为肺经之药者，毋乃谬乎？

鉴识：本条列出了太阳伤寒的主要脉证，主用麻黄汤。舒氏批驳了多数注家所认为的喘是肺家病、麻黄汤是散肺经寒郁之药，这种认识无疑是对的。既然是肺经火郁，又何得用辛温之药以解火郁？舒氏并指出太阳寒伤营之喘是寒邪外来，营卫闭固，气机不得宣泄，壅滞而为喘，与肺无干；致于方中杏仁者，是取其利气，并非治肺。舒氏强调麻黄汤是治太阳寒伤营之药，而非治肺之药。舒氏如此辨识，不失仲景本旨，可见其学识过人之处。

麻黄汤：

麻黄三两，桂枝二两，杏仁七十枚去皮尖，甘草一两炙。

先煎麻黄，数沸去沫，内诸药煎，热服，覆取微汗，中病即止；不必尽剂，无汗再服。凡用麻黄，去根节，醋汤数泡，晒干，或蜜炒，庶免大发，冬月生用。

汪讱庵曰：麻黄辛温，走太阳发营分之寒；用桂枝以引营邪外出。

诏按：桂枝汤中用芍药，以内护于营；麻黄汤中用桂枝，以外导于卫，此阴阳互根之妙也。后人不达，谬谓麻黄性猛，必使桂枝以监之，此说一倡，误人多矣。将恃有桂枝，则麻黄可肆用而无忌乎？盖营行脉中，卫行脉外，营邪出表，必假道于卫。用麻黄发出营分之邪，用桂枝接应卫外，正所以助麻黄而成发表之功，何为监耶？果尔桂枝能监其风伤卫者，单用桂枝岂不监住其邪乎？何以独擅发表驱风之力，且有逼汗亡阳之事也。且观大青龙汤得桂枝则升腾变化不可驾驭矣；越婢得去桂枝其柔缓之性，则逾越女婢之外，可见桂枝实有助麻黄之能，而非所以监麻黄者也，昭昭矣。但用麻黄汤者，必当察其人本气无亏乃可径用；若元阴不足，方中宜加当归、地黄；真阳素虚，宜加附子；肺胃素有蓄热者，宜加石膏。何以见真阳素虚？其人平日恶寒喜热，爱服椒姜等物；若其人不服辛燥，喜食寒凉生冷之物者，则必阴亏火旺也。

鉴识：舒氏用药向来严谨，就运用麻黄汤而言，纵太阳寒伤营证具备，但必须辨别患者素禀阴阳不同体质。如元阴不足加归地养阴，如真阳素虚者加附子以扶阳，如肺胃素有蓄热者，加石膏以清之。可谓丝丝入扣，颇具匠心。

麻黄汤为太阳伤寒证之主方，仲景为治头痛、发热、身痛、腰痛、骨节疼痛、无汗、恶寒而喘设，即今之风寒感冒之重证。因本方为发汗峻剂，近代医者多畏而不用。事中医者，如得过且过，一味追求平稳，并受西医病毒学说影响，认为感冒为感染病毒所致，因而认为麻黄、桂枝不仅没有杀灭病毒的功用，反而助长病毒扩散，处方时往往遴选一些具有抗病毒作用的中药，如板蓝根、银翘片等频服；更有甚者再配合西药抗生素及解热镇痛药，表面上似乎热退痛减，但实际上重损其阳，元气大伤，致使倦怠乏力、自汗纳减，迁延日久不得康复，免疫功能骤降而弱不禁风，隔三差五伤风感冒不已，如反复咽喉口腔糜烂疼痛。病者不究，医者不察，近代人受此害者比比皆是。从实言之，西医到目前为止并没有获得真正治疗感冒的良药。如此用药，真倒不如几片姜、几根葱和几杯热茶来得可靠。确实，也有知此情理者患感冒了，自家搞点姜葱煎水饮，或频饮热水一两天，既能很快却病祛邪又不伤正。

前人为我们设下了麻黄汤这样好的解除感冒之方，今人弃之不用，真是令人叹惋。笔者从读伤寒论到用之于临床，凡外感风寒者，从来效法舒氏运用麻桂之法，无不药到病除、邪去正安，从未因服麻黄汤之峻猛而贲事者。

（三）伤寒一日，太阳受之，脉若静者，为不传，颇欲吐；若烦躁，脉数急者，为传也。伤寒二三日，阳明、少阳证不见者，为不传也。原文

诏按：伤寒之邪，化热则传经，未化则不传。脉静者，邪未化热也，故不传。然不但一日，虽数日而终不传也。若见欲吐，烦躁，脉数，则寒邪化热之征，故为传也。虽云一日太阳，二三日阳明、少阳，然不限定日期，必察其所见之证属于何经，若传至何经又必转见何经之证，不然何所证验？故仲景复申之曰：伤寒二三日，阳明、少阳证不见者，为不传也。总之，六经各有定法，参其伍而错其综，自无往而不得之矣。

鉴识：舒氏所论伤寒之邪化热则传经，未化则不传，点明了传经之要点；并指出伤寒传经、不传经必须以症状为主；当然最

关键处还是决定于邪正的盛衰，不得以日数来判断；至于传至何经，则必具何经之证。舒氏辨析眉目了然，自无非议。

（四）伤寒二三日，心中悸而烦者，小建中汤主之，呕家不可用建中汤，以甜故也。_{原文}

诏按：此证胃有停饮，外邪挟之上僭，则凌心而为悸，扰心而生烦。方中用饴糖之意，以补中气而健脾胃，使中气充满，则剪伐有权。余意更当加陈皮、半夏、白术、茯苓。且太阳中篇皆寒伤营，芍药最忌，何反用之？麻黄要药，何反不用？心中不无余憾。

鉴识：伤寒二三日，心中悸而烦，因中气之虚有之，因阳虚饮邪凌心亦有之。本条必是因表邪未解而中气已虚所效，用建中汤建立中气，以救里虚，中气一足，不仅心悸而烦可解，表邪可望随之而解。若是因于外邪挟水饮上僭凌心，则必兼具泛恶欲吐、头目眩晕之症，小建中汤自不可用，不仅饴糖之甘有碍饮邪，就是芍药之酸敛对于饮病也极不相宜。设心悸而烦，纯属里虚，不挟饮邪，用甘温补气的建中汤，自是对应之法。临床实践证明，对于因中气之虚所致心悸、气短、倦怠厌食、心烦不寐，病后久虚，投之确实效果显著，可见仲景立法之神。心悸而烦，如因饮动所致，又当用温中涤饮之法，舒氏主张在小建中汤中加陈皮、半夏、白术、茯苓；我看还是以舍掉饴糖、芍药之酸甘为妙，因酸甘之品有助饮壅滞、有碍阳运之嫌；我认为用苓桂术甘汤加半夏、姜、附，以补中、扶阳、涤饮，来得更为贴切。验之于临床，饮病舍此，则别无良法。

小建中汤：

桂枝三两，生姜三两，芍药二两，甘草二两，大枣十二枚，饴糖一升。

（五）太阳伤寒者，加温针必惊也。_{原文}

喻嘉言曰：针用火温，营血得之，转增其热，营气通于心，引热邪以内逼神明，必致惊惶而神乱也。

（六）脉浮宜以汗解，用火炙之，邪无出路，因火而盛，病从腰以下，必重而痹，名火逆也。原文

诏按：此必从腰以下未得汗，故但下身增剧，法宜相其元气津液，以祛其邪，而必从其二便中以求消息也。

鉴识：当汗不汗，误用火炙后出现变证，下身重而痹。太阳为寒水之经，火炙不得表解而迫寒湿下流所致。仲景未出方，温经散寒、通痹利湿当为正治之法。舒氏说"必从其二便中以求消息也"，是示人从患者大便的稀与硬，小便的清长与短赤，以辨别本证之属寒属热之痹，以求治法，可见舒氏临证之谨慎。不过笔者临床所见，从腰以下重而痹的，无不以寒湿居多；即或如现今所称的热痹，所谓的风湿热痹，也无不是寒多热少。如一见下肢发热而痹痛，专事清热祛湿以治痹，总难免使邪着难除，经久缠绵不愈，学者识之。

（七）脉浮者，病在表，可发汗，宜麻黄汤。脉浮而数者，可发汗，宜麻黄汤。原文

（八）伤寒发汗解，半日许复烦，脉浮数者，可更发汗，宜桂枝汤。原文

诏按：此证邪虽发出营分，尚屯在卫分而未去，以致卫阳被遏而复烦，故更麻黄汤为桂枝汤，以驱卫分之寒，但当去芍药之酸收也。

鉴识：伤寒发汗后，营分邪已解，但卫分之邪未尽，因而复烦，故可更发汗。但因表气之虚，总不宜麻黄汤之峻汗，而只宜攻中带补的桂枝汤以缓汗之。舒氏一说当去芍药的理由是：余邪未尽，毕竟是寒邪，当不宜于芍药之酸敛碍邪外出。笔者在临床治疗风寒表证，麻桂方中很少用到芍药，总嫌其有敛邪之弊，羁

绊辛温表散药之功力，疗效显然比加用芍药为佳。可见舒氏为临床有得之言，值之重视。

（九）发汗已，脉浮数，烦渴者，五苓散主之。_{原文}

诏按：浮数者，表脉也；烦渴者，里有热也，宜用石膏。然小便不利，方可合用五苓散，否则不可用也。

鉴识：太阳伤寒发汗后脉浮数、烦渴者，此必是渴喜热饮，并兼见小便不利，才为邪入太阳之腑，膀胱气化不行，水气不得升腾所致。方用五苓散通阳化气，是至当之法。舒氏认为"烦渴者，里有热也，宜用石膏"，笔者认为如烦渴而喜冷饮，石膏方可用；如喜热饮，则不相宜，五苓散才是对应之方。

（十）伤寒汗出而渴者，五苓散主之；不渴者，茯苓甘草汤主之。_{原文}

诏按：此承上文，仍具有脉浮数而烦在内。原文汗出二字有误，疑是无汗，否则不当用桂枝生姜也。

鉴识：五苓散证和茯苓甘草汤证都属太阳之腑蓄水停饮之证，不管渴与不渴，必有小便不利。舒氏说此条疑是无汗，否则不当用桂枝生姜，值得商榷。盖桂枝、生姜实为水饮病必用之药，因二味能通阳化饮，以助膀胱气化；同时能分提表邪。太阳中风表虚证本有自汗出，桂枝汤又为其主方，只不过其中桂枝有芍药之配，生姜有红枣之伍，从而发中有敛、泄中有补，起着调和营卫的作用；五苓散和茯苓甘草汤方用桂姜，其意在通阳化气行水。本条为太阳表邪随经入腑，用姜桂者，使邪还于表而从表解，至于有汗出又有何妨？笔者在临床中，只要病人有表证在，内有饮邪，即或自汗，也从不废弃姜桂，也从未见有劫汗伤津之弊。

茯苓甘草汤：

茯苓二两，甘草一两，桂枝二两，生姜三两。

（十一）脉浮紧者，法当身疼痛，宜以汗解之。假令尺中迟者，不可发汗，何以知之？然以营气不足血少故也。_{原文}

（十二）脉浮数，法当汗出而愈。若下之，身重，心悸者，不可发汗，当自汗出乃解。所以然者，尺中脉微，此里虚，须表里实，津液自和，便自汗出愈。_{原文}

诏按：此二条俱为里虚不可发汗。然病在表，不得不发其汗，但当以法汗之。前条营气不足，发汗药内宜加当归、地黄；后条身重心悸者，乃为阳虚，发汗药内重加附子、茯苓，则俱得之矣。

鉴识：此二条太阳表寒证，法当汗解之，但因里虚，均不宜汗。前条因尺中迟，从临床看，尺中脉迟者为少阴里虚寒证。太阳的底面即是少阴，少阴阴寒内盛，元阳不足，阳不化阴，气不生血，故曰营气不足而血少。舒氏说发汗药内宜加归地，似属不妥，笔者认为当用四逆加人参汤，以扶阳补气，用阳化阴。在临床上，如见尺中脉迟者，必兼有身重恶寒之症，此处如用阴凝之药，不仅表不得解，反更损元阳，阳损则营气更虚。后条身重心悸显系阳虚。

舒氏认为当在发汗药内重加附子、茯苓，也值得商榷。条文中明言，尺中脉微，此里虚，须表里实，津液自和，便自汗出愈。脉微，少阴里阳虚甚，虽表证仍在，仍不宜汗，须大剂四逆加参芪以扶阳补气，阳回气足，表里实，则津液自和，便自汗出愈，何必更用发汗药，亦虚其表。仲景此处连用两个"自"字，显然是示人不必发汗，待里实其表自解。

（十三）咽喉干燥者，不可发汗。_{原文}

喻嘉言曰：咽喉干燥，津液素亏，不可重夺其液也。

（十四）淋家不可发汗，发汗则便血。_{原文}

喻嘉言曰：小便淋者，膀胱为热所闭，气化不行也，更发其汗，则膀胱愈扰，而血从小便出矣。

（十五）疮家虽身疼痛，不可发汗，汗出则痉。原文

喻嘉言曰：疮疡之人，肌表素虚，荣血暗耗，更发其汗，以重夺其液，则筋脉失养，必致项强反张而痉也。

（十六）衄家不可发汗，汗出必额上陷，脉紧者，目直视，不能眴，不得眠。原文

诏按：阳明火旺，常惯衄血者，清阳之气素伤，更发其汗，清阳之气愈伤，故额上必陷；汗夺其液，筋脉失养，故脉紧急；且津不能营目，则目直视不能眴也；不得眠者，亦阴亏火旺之征也。

鉴识：舒氏既明言"阳明火旺，常惯衄血"，何又说"清阳之气素伤，更发其汗，清阳之气愈伤，故额上必陷；汗夺其液，筋脉失养，故脉紧急；且津不能荣目，则目直视不能眴"，并说"不得眠者，亦阴亏火旺之征"。看似近理，但总觉有牵强附会之感，使学者莫终一是。

如从临床中体悟，惯于衄血者，大多因于本气虚寒，阴盛阳衰，虚阳上越所致。阳明火旺衄血有之，但不是惯衄之人，惯衄之人必是虚阳不潜。至于发汗后额上必陷，脉紧急，目直视不能眴，不得眠，显然为元阳欲脱、阳从外亡之危候，何能视之为阴亏火旺。

（十七）亡血者，不可发汗，发汗则寒栗而振。原文

程郊倩曰：亡血则阴竭，则阴已无依，更发其汗，阳从外脱，则寒栗而振也。

（十八）汗家重发汗，必恍惚心乱，小便已阴疼，与禹余粮丸。原文

诏按：平日汗多者表阳素亏，若重发其汗，则阳从外亡，胸中神魂无主，故心神恍惚而内乱也。小便已阴疼者，阳气大虚，便血则气愈泄而化源伤，故痛。便前痛为实，便后痛为虚。禹余粮丸原方阙。从来皆云汗者心之液，汗多者，重汗则心血伤，小肠之血亦伤，宜生心血，通水道。余谓不然，如果血虚，曷为不生内烦诸证？此病在气分，宜于涩以固脱之外，大补阳气则当矣。

鉴识：平日汗多为表阳素亏，如重发汗则阳从外亡，胸中神魂无主，故心神恍惚，这种认识无疑是正确的。对于小便已阴疼，舒氏认为是阳气大伤，便出则气泄而化源伤，故痛，更是一语道破；并指出便前痛为实，便后痛为虚。从临床看似不尽然，如就诊患泌尿系疾病之人，现今西医名之曰前列腺炎、前列腺肥大、泌尿系结石等，便前痛纯实证的几乎没有，无不是虚中挟实，因虚致实，便后痛属虚多实少之证。总之，不管是便前痛还是便后痛，笔者每以温壮元阳为主，便前痛者可相机佐入通利之品，如四逆合真武汤加牛膝、车前子；便后痛者，则可直投大剂温肾助阳即可，不必通利，用阳和汤合四逆汤，无不得心应手。舒氏说不是血虚，此病在气分，宜以涩以固脱之外，大补阳气则当，确实是临证有得之谈，非浅学者所能识。

（十九）发汗，病不解，反恶寒者，虚故也，芍药甘草附子汤主之。发汗后，恶寒者，虚故也；不恶寒，反恶热，实也，当和胃气，与调胃承气汤。原文

诏按：此二条本气不同也。凡真阳素虚之人，阳虚为本，发表药中不加附子，不但病不解，且卫阳耗散而恶寒反加。恶寒者，亡阳之渐也，急用附子，以回其阳，阳回而恶寒自罢。真阳素旺之人，阴虚为本，发表药中不加当归、地黄以养阴，不但病不解，且阴津被夺，肠胃枯涸，而为结燥，则反恶热。恶热者，胃实之验也，故用调胃承气，涤热以复其阴，阴复而病自愈。

鉴识：对于真阳素虚之人，阳虚为本，如有表证，当于解表

药中加附子，以回其阳，其理必然。至于真阳素旺之人，阴虚为本，发汗药中须加归地，看似近理，实属不然。临床中真正阳旺阴虚的例证实属少见，即或是阳旺阴虚之人患伤寒表证，也当用辛温药加入参术补气以生津，所谓用阳化阴之道，何必用归地阴寒胶滞之品以碍邪？笔者凡遇外感风寒者，总不弃麻桂辛温解表之法，再结合患者本气，或加附子，或加参术，如兼腑实则加硝黄，少有不解者。再说，单凭恶热就视为胃家实之证，尚嫌草率。若是阳明腑实热结，除有恶热外，尚有口渴饮冷、舌燥苔黄、腹满便闭、脉沉实之证候，方可议下，否则又当别论。

芍药甘草附子汤：

芍药三两，甘草三两，附子一枚。

诏按：此证原为阳虚而表不解，法当用麻黄汤加附子，芍药非所宜也。

鉴识：麻黄汤加附子，对于阳虚表不解者，验之于临床，其效非凡。笔者常效此法，用于外感风寒证，只要是口不饮冷，经用此法，比单用麻桂其效更速，难得舒氏有此见地。

（二十）发汗后，身疼痛，脉沉迟者，桂枝加芍药生姜各一两、人参三两新加汤主之。原文

诏按：此证卫外之阳不足，暴发其汗，以重伤其阳，则经脉塞滞，故脉沉迟，关节不流通而身疼痛，亦有溢饮之意也。

桂枝加芍药生姜各一两、人参三两新加汤：

即于桂枝汤内加芍药、生姜各一两，人参三两。

胡章及曰：始初发汗，药内即加人参，脉必不沉迟，身必不疼痛矣。

诏按：胡君斯言深得肯要，但此证汗伤表阳，则经脉行涩，关节不利，芍药酸寒凝滞之物，大非所宜，必于方中除去芍药，更加附子以扶阳，半夏、南星以逐饮，则当矣。

鉴识：发汗后身疼痛、脉沉迟，显系里阳虚而寒饮动。舒氏认为芍药是酸寒凝滞之物，不当用于此，并认为更加附子以扶阳，半夏、南星以逐饮。笔者认为凡在临床中不管已发汗还是未发汗，只要是身疼痛、脉沉迟都应视为里阳虚而寒饮阻滞经脉，温阳逐饮为必行之法，不必猜疑，此处用芍药之酸寒自不相宜。舒氏于此等处从不随文衍义，自圆其说，切非浅学者所能企及。

（二十一）发汗后，不可更行桂枝汤，汗出而喘，无大热者，可与麻黄杏仁甘草石膏汤主之。发汗后，饮水多者必喘，以水灌之亦喘。原文

诏按：此条非仲景之法。前第八条云"伤寒发汗解，半日许复烦，脉浮数者，可更发汗，宜桂枝汤"，是发汗后桂枝汤未尝不可行也。后贤强作解曰：误用桂枝汤固卫，寒不得泄，气逆变喘。其说谬甚，此非无汗之喘也。况乎桂枝专发卫分之表，何得谬指桂枝固卫耶。且汗出，卫气疏泄矣，未尝固也。既云汗出，可以不用麻黄；无大热者，并不宜石膏，此又理之显而易见者也。又曰：发汗后饮水多者必喘，是必水邪射肺，麻黄、石膏不可用也。又曰：以水灌之亦喘，此为冷气侵肤，亦非石膏所宜。通篇矛盾，仲景有是法乎？此必后人之误也。

鉴识：舒氏认为本条通篇矛盾，见理确切。本条说"发汗后，不可更行桂枝汤"，而前第八条又云"伤寒发汗解，脉浮数者，可更发汗"。其实，太阳伤寒表证汗后只要表证仍在，是应当更行汗法，从临床看也确实如此。至于有注家解为桂枝固卫，寒不得宣泄，气逆变喘，显系不经之言。条文中的"汗出而喘，无大热者，可与麻黄杏仁甘草石膏汤"，是值得质疑的，如未见大热、烦渴、饮冷、气喘、脉数等肺胃邪热壅盛的阳明经证，又安得用石膏大寒之品？况此处之喘应是发汗后里阳虚愈、寒水射肺所致，所以致使饮水多必喘，以水灌之亦喘。总之，若非确有邪热，石膏切非所宜。舒氏辨析确有见地，虽未指明方治，用

扶阳涤饮之法意寓其中。

麻黄杏仁甘草石膏汤：

麻黄四两、去节，杏仁五十枚、去皮尖、打碎，甘草二两，石膏半斤，碎，绵裹。

（二十二）下后，不可更行桂枝汤。若汗出而喘，无大热者，可与麻黄杏仁甘草石膏汤。原文

诏按：下后，桂枝汤未始不可行也。太阳上篇第三十二条下后固已行之，太阳中篇第二十九条下后而又行之，此皆经常之法。无端创此而欲乱之，是何心哉？

鉴识：关于"下后，不可更行桂枝汤"，舒氏指出：太阳上篇第三十二条及太阳中篇第二十九条，都是下后又用桂枝汤之例。太阳伤寒下后可致引邪入里，但只要有发热、脉浮数表证仍在，自当仍用桂枝汤，因势而利导之，使邪仍从表解。汗出而喘无大热，如未见邪入阳明之征兆，麻杏石甘汤中之石膏自非所宜。舒氏指明此条有误，似示后人临证不应刻板，囿于句下。

（二十三）发汗过多，其叉手自冒心，心下悸，欲得按者，桂枝甘草汤主之。原文

喻嘉言曰：发汗过多，阳气虚衰。阳本受气于胸中，胸中阳气不足，故叉手冒心，桂枝甘草固表缓中。

诏按：此证法当用人参、黄芪以补胸中之阳气，半夏、茯苓涤饮宁心，肉桂化气。桂枝功专发表，耗散阳气之药，不可谬谓固表，贻误后人。

鉴识：过汗而耗伤心阳，心阳虚以致心下空虚而悸动；叉手自冒心，是因心下空悸而因虚就实所致。舒氏说当用参芪以补胸中之阳，理到实处。至于用半夏、茯苓值得商榷，此处之心悸是因过汗导致心阳虚衰，所以须叉手自冒心，欲得按，并非寒水凌心；如属寒饮凌心，则心下支满，必不欲按，半夏、茯苓为降逆

涤饮之品，似属不必。不如用建中汤加人参、黄芪、术、附，以扶阳补气，近乎常理。笔者遇此证，每以此法，治心阳虚衰之心悸欲按者，效果明显。

桂枝甘草汤：

桂枝四两去皮，甘草二两炙。

（二十四）未持脉时，病人叉手自冒心，师因教试令咳而不咳者，此必两耳无所闻也。所以然者，以重发汗，虚故如此。原文

喻嘉言曰：此示人推测阳虚之一端也。阳虚耳聋，宜亟固其阳，与少阳传经邪盛之耳聋迥别矣。

（二十五）发汗后，其人脐下悸者，欲作奔豚，茯苓桂枝甘草大枣汤主之。原文

茯苓桂枝甘草大枣汤：

茯苓半斤，桂枝四两，甘草三两，大枣十二枚。

诏按：此证本为表药耗损肾阳，脐下水气停蓄不行而为悸动。法当用附子回阳，吴萸降逆，白术、茯苓益土制水，肉桂化气，斯水去阳回，无余义也。若此汤大非所宜，总之误认桂枝固表，谬谓桂伐奔豚。殊不知奔豚为阴邪上逆，非吴茱萸四逆汤不克也。桂枝不但无益，而且耗散真阳，阴邪愈逆，必杀之矣。

鉴识：发汗后脐下悸，显属汗伤元阳，阳虚则寒水冲逆，故脐下悸动，欲作奔豚。舒氏认为当用附子回阳，吴茱萸降逆，白术、茯苓益土制水，肉桂化气，以扶阳降逆涤饮，确实用得其法。笔者认为，用四逆汤、吴茱萸汤合真武汤，临床效果确切。

舒氏认为苓桂甘枣汤大非所宜，并指出桂枝耗散真阳，使阴邪愈逆而必杀之矣，此说有所偏执。桂枝是一味温通药，具有通阳化气解表之功，实无耗散真阳之弊，阳虚无汗可用，自汗盗汗

亦可用。此处一条的苓桂甘枣汤，并非如舒氏所说的大非所宜，只是尚嫌其扶阳化饮之力不足。

舒氏认为奔豚为阴邪上逆，这确实是高明之见。笔者所见患奔豚者，无一阳证，这是事实，非吴萸四逆不克，也确实如此。笔者曾诊治九江市陈某，六十五岁，患奔豚证数年，一日二三发，少腹有气向上攻冲，脐下悸动，发作时眩晕欲仆；经中西医治疗多年未愈，近两月发作愈频；平时倦怠乏力，恶寒纳差；舌大苔白滑腻，脉沉弱。观前医所投之方药，也不乏扶阳涤饮之方，如苓桂甘枣汤、苓桂术甘汤、奔豚汤等，病仍时作。笔者诊之，效舒氏吴萸四逆汤大剂投服，附子用至三两，干姜二两，炙草三十克，吴萸三十克，每日一剂。一周后冲逆平息，半月痊愈，数年固疾，终获治愈。舒氏匠心及此，真是难得。

（二十六）发汗后，腹胀满者，厚朴生姜甘草半夏人参汤主之。原文

喻嘉言曰：此由脾胃气虚，津液搏结，阴气内动，壅而为满，故以益胃和脾、降气涤饮为治也。

厚朴生姜甘草半夏人参汤：

厚朴、生姜、半夏各半斤，甘草二两，人参一两。

诏按：此条为发汗过剂，耗损脾胃，中枢失运，不能升降，兼之肾气涣散，不能收固，则腹中之气壅而为满。余意当用黄芪、白术大补中气，砂仁、半夏醒脾涤饮，白蔻宣畅胸膈，更加附子回阳，肉桂化气，益智故纸收固肾气。厚朴伤气，不可用也。

鉴识：发汗太过，脾肾阳气大伤，浊阴上干，痞阻中焦，壅而为满。此满为阳虚阴凑所致，舒氏认为此处不当用厚朴耗气之品，应用补气健脾、温阳涤饮之剂，此为超人卓识。见之于临床，虽不经过汗，只要是因虚致满的，对于耗气伤阳之品，均非所宜。况且今人纯属实满的很是少见，特别是现代人，暴饮暴食，恣食

生冷寒凉，致使脾胃阳虚，中州失运，脘痞腹胀者甚多。西医谓为胃炎，离不开抗生素的治疗，鲜有效者；中医者每效西医之法，抗菌消炎，或抄袭时方，对症治疗，如平胃散、保和丸、厚朴半夏汤之类，胡乱瞎撞，有的虽获近效，但久之脾胃之阳更伤，脾运日滞，枢机不利，终致邪恋不去，本实先伐，今之医风如此，无不令人感叹。笔者临床每见有脘腹胀满之症，多从舒氏温阳散寒、健脾和胃之法，无有不效者；即或证见实满者，也属阳虚阴凑，虚中挟实，治宜宣补并用，如厚朴耗气之品尽量避而不用为妥。

（二十七）伤寒汗出，解之后，胃中不和，心下痞硬，干呕食臭，胁下有水气，腹中雷鸣下利，宜生姜泻心汤主之。原文

诏按：此证乃为病后太阳大虚，以致胸中之阳不能宣布于上，则痰饮结聚而心下痞硬；脾中之阳不能健运于中，则饮食不化而干呕食臭；且水饮大肆，旁流入胁，并下走肠间，搏击有声，膀胱无阳，不能化气于下，则尽注大肠而为下利。法当呕驱其阴，以回其阳，兼以理脾涤饮，利水止泄，方可奏效，方中芩连必不可用。

鉴识：舒氏辨证从不落俗套，人云亦云，每能深谙要领，独抒己见。他认为本条为太阳汗解，表邪虽去，但太阳大虚，元阳不布于上，则饮邪结聚而致心下痞硬；脾阳受损不能健运于中，导致干呕食臭；阳不化气，寒水弥漫搏击，阴霾四溢，故肠鸣下利。并指出芩连不可用，以免克伐元阳，当以驱阴回阳、理脾涤饮、利水止泄为法。观世之医者，凡见此证，谓之胃肠炎症，概投抗菌消炎药，偶有近效，久成痼疾，又谓慢性肠炎，医者患者少有警醒于斯者。

舒氏学术思想的精髓是注重人身之元阳，深谙元阳在人体的主导地位，即认为人有阳则生，无阳则死，人体五脏六腑、四肢

百骸，无阳的地方即是病之所在，阳进则病退，阴进则病甚。这一重要思想虽受喻嘉言影响很大，但却在认识程度上远远超出了喻氏，我认为其实后世火神派的形成是受舒氏这一思想的影响，我相信郑钦安是继舒驰远之后一位最成功的重阳学者，这一思想的重要意义将会随着一代一代人的验证而会得到广泛的认同和完善，最终将会形成中医的主导思想，将为中医防病治病指明方向。

生姜泻心汤：

生姜四两，甘草三两，人参三两，干姜一两，半夏半斤，黄芩三两，黄连一两，大枣十枚。

（二十八）伤寒中风，医反下之，其人下利，日数十行，完谷不化，腹中雷鸣，心下痞硬而满，干呕心烦不得安。医见心下痞，谓病不尽，复下之，其痞益甚。此非结热，但以胃中虚，客气上逆，故使硬也，甘草泻心汤主之。原文

诏按：误下而致下利，日数十行，完谷不化，脾胃亏损，虚冷之极也；阴气攻冲则雷鸣；阴气搏饮则痞硬；阳气上逆则干呕；阴气扰乱，逼处心胸，故心烦不得安。其证固已垂危难治，何堪复下，未有不立死者也。

甘草泻心汤：

甘草四两，干姜三两，半夏半斤，黄连一两，黄芩三两，大枣十一枚。

诏按：此证虚冷极也，固当急投参附以救其阳，曷可再用芩连立铲孤阳之根乎？

鉴识：此条显系表证误下，病入少阴，下利完谷不化，日数十行，阳虚已极，医见心下痞硬，又复下之，以致残阳无几，已近将脱，危象毕现，岂可再用芩连以铲孤阳。条文中所列诸证，舒氏认为纯是一派阴气用事，法当急投参附以救其阳，挽狂澜于

即倒。这一"急"字凸显舒氏对危重病人首重扶阳思想，这无疑是明者之举，也实为经验之谈，不容忽视。

（二十九）伤寒大下后，复发汗，心下痞，恶寒者，表未解也。不可攻痞，当先解表，表解仍可攻痞，解表宜桂枝汤，攻痞宜大黄黄连泻心汤。_{原文}

大黄黄连泻心汤：

大黄二两，黄连一两。

门人肖克协曰：此由误下，伤其里阳，复误汗重伤表阳，以致心下痞又恶寒，纯阴之象，何云表未解也？此时桂枝汤固不可用，如大黄、黄连，尤其不通者也。

（三十）脉浮而紧，而复下之，紧反入里则作痞，按之自濡，但气痞耳。心下痞，按之濡，其脉关上浮者，大黄黄连泻心汤主之。心下痞而复恶寒汗出者，附子泻心汤主之。_{原文}

诏按：阴气上逆之证，当助阳御阴、健脾降逆，方用半夏、砂仁、炮姜、附子、白术、人参之类，此理之一定者也，岂可更用三黄，以亟驱其阳而立毙其生乎。

附子泻心汤：

附子一枚，炮，去皮，破，别煮取汁，大黄二两，黄连、黄芩各一两。

上三黄，用麻沸汤二升，浸须臾，绞去滓，内附子汁，分温再服。麻沸汤即甘澜水。

诏按：此汤治上热下寒之证，确乎有理。三黄略浸即绞去滓，但取轻清之气，以去上焦之热，附子煮取浓汁，以治下焦之寒。是上用凉而下用温，上行泻而下行补，泻取轻而补取重。制度之妙，全在神明运用之中，是必阳热结于上，阴寒结于下，用之乃

77

为的对。若阴气上逆之痞证，不可用也。疟痢交作，先大振寒时，心中烦热无状，口大渴，素饮冷水二三碗，后壮热时倾囊呕出，又索冷饮，旋饮旋吐，心烦愈甚，腹中绞痛异常，下利脓血，日数十行，病势危笃之至。予知此证下焦寒邪盛极，而上有错杂之阳，方用附子、炮姜、人参、白术、半夏、草果大剂浓煎，另加黄连三分浸取轻清之汁，掺入药内，一服而上热即除，大渴乃止；于是不用黄连，前药再投数剂而愈。此亦师附子泻心汤之制，因其寒热轻重不同而变通用之。

鉴识：脉浮紧是寒伤营证，理应用麻黄汤汗解，而医者下之，紧反入里，显然是寒邪因下入里，阳虚而阴凑之，遂成虚痞，从按之濡可知。其脉关上浮者，是阴寒内盛、虚阳上浮所致，并非多数注家所解的"脉关上浮，是邪热结于心下"。文中明言"但气痞耳"，气痞自是寒气，切非热结，岂可伤寒表证因下致痞，而更用大黄、黄连以泻下。舒氏认为此阴气上逆之证当助阳御阴、健脾降逆，当用半夏、砂仁、炮姜、附子、白术、人参之类，是明者之见，可信可从。

舒氏在评论附子泻心汤时，说此方治上热下寒之证确乎有理，用三黄略浸，但取其轻清之气，以去上焦之热，附子煮取浓汁，以驱下焦之寒，上下分而治之，赞其制度之妙，全在神明运用之中；并举以疟痢为例，疟痢交作，先大振寒时，心中烦热无状，口大渴，索饮冷水二三碗，后壮热时倾囊吐出，又索冷饮，旋饮旋吐，心烦愈甚，腹中绞痛异常，下痢脓血，日数十行。他认为对于如此上热下寒阴阳杂错之证，下用姜、附、参、术、半夏、草果大剂扶阳降逆，上用黄连仅只三分浸取轻清之汁以引阳入阴，可见舒氏极尽变通运用经方之能事，令人叹服。

（三十一）伤寒五六日，呕而发热者，柴胡汤证具，而以他药下之，柴胡证仍在者，复与柴胡汤，此虽已下之，不为逆，必蒸蒸而振，却发热汗出而解。若心下满而

硬痛者，此为结胸也。大陷胸汤主之，但满而不痛者，此为痞，柴胡汤不中与之，宜半夏泻心汤。原文

半夏泻心汤：

半夏半升，黄芩、甘草、人参、干姜各三两，黄连一两，大枣十二枚。

诏按：痞证诸条，皆由误汗误下而来，实由心下无阳，故阴气痞塞也。法宜助阳破阴、散逆涤饮，此一定之理也；岂可反用三黄，以屏绝其阳而直杀之耶。此泻心诸法，非仲景所立，必不可用。

鉴识：舒氏最令人惊叹的是既尊古而又不泥于古，在辨证施治结合临床实际时，敢于大胆地对经文质疑，并直言自己的观点。这在当时医林中并不多见，特别是他的重阳思想，更是独树一帜。他成熟的理念和认知是建立在《内经》和仲景学术思想基础之上，对后世影响深远。

十九世纪工业化革命以来，随着社会工业化的进程，人类的生活习惯随之发生很大的变化。在日常生活中，西医的炎症和病毒学说深入人心，以至于出现对抗生素和激素的广泛应用和依赖。但有不少中医却不能清醒地认识到自身在这个历史时期的责任，反深受西医影响而"宁事寒凉，不事温补"。

有幸的是，舒氏这一鲜明的重阳思想得到了郑钦安以及后贤吴氏家族以及卢氏等的继承和光大，我认为已经渐渐地为中医的生存"杀开了一条血路"。中医在近一个世纪的烟笼雾绕中找到了自己应该走的道路，这一重阳扶阳思想的队伍正在壮大，日益凸显出这一古朴哲学的巨大威力，从而有助于中医为全世界人所瞩目。这不能不说其中有舒氏一份功积。

似乎扯得太远，再回到本条。舒氏从临床出发，确认痞证实由心下无阳、阴气痞寒所致，这种见解无疑是正确的。大多数注家认为是邪热结于心下，是从泻心汤中所用三黄而推断的，所谓

以方测证。痞证多由误汗误下而来，虚多实少，真正的热结临床中很难见到。舒氏示人以助阳破阴、散逆逐饮，是符合临床实际的。真阳来复，阴霾自散，何由为痞。

（三十二）本已下之，故心下痞，与泻心汤，痞不解，其人渴而口燥烦，小便不利者，五苓散主之。原文

诏按：此证早有腑证，故与泻心汤。痞不解，可见太阳腑证，非五苓散不能除也。

鉴识：因下而致痞，岂可更用泻心汤以下之。其人渴而口燥烦，显属因下而邪入太阳之腑，里阳因下而致虚，水饮结于膀胱，阳虚气化不行，水气不升，故渴而口燥烦、小便不利，五苓散能通阳化气，用于此证，理法不悖。

（三十三）伤寒服汤药，下利不止，心下痞硬，服泻心渴已，复以他药下之，利不止，医以理中与之，利益甚。理中者，理中焦，此利在下焦，赤石脂禹余粮汤主之，复利不止者，当利其小便。原文

诏按：喻氏谓汤药者，荡涤肠胃之药也。以不当下而误下之，则里阳受伤，故利不止。且心下无阳，阴独痞塞，法宜温补中气，回阳止利，散逆涤饮，以开其痞则当矣。医不知此，误服泻心汤，而后误以他药下之，未有不死者也。服理中汤其利益甚者，盖以得参术干姜而脾气有权，秽腐当去之意也。然药内更当重加附子、肉桂、黄芪、半夏、砂仁、白蔻，多服自愈。石脂、余粮何中用也，利小便之药更不可用。仲景必无此法。

鉴识：一下再下，伤及脾阳，理当温中健脾、回阳止泻。而服理中汤本为不错，而反下利益甚者，舒氏认为是得参、术、干姜而脾气有权，秽腐当去之意。解得中肯，此即后世扶阳派所说的排病现象，应视为佳兆。舒氏并主张在理中汤中加附子、肉桂、黄芪、砂仁、半夏、白蔻，以补理中汤之力逊，并嘱多服，意谓

不管服后泻与不泻，只管服药，其后必愈。如此临床功夫，确非浅学者所能步武。

当今的中医难做。腹泻病人初起时，世多从西医急性肠炎之说而用抗生素治疗，初用能见效一时，久用则反复发作，缠绵难愈。当转到中医时，已是中阳受损，脾肾俱伤，面黄肌瘦，纳少，便溏。用扶阳健脾之法，其理至当，但绝非一日之功，甚至在用此法时还会出现下利益甚，患者不明此理，此时医者绝不能改弦易辙，应坚守此法，久服自能获效，才能凸现中医所长。

赤石脂禹余粮汤：

赤石脂、余粮各一斤。

（三十四）伤寒发热，汗出不解，心中痞硬，呕吐而下利者，大柴胡主之。原文

诏按：此条并无太阳证见，不应收入太阳篇中。观其所以发热汗出不解，真阳外越也；心中痞硬者，阴邪协饮结聚胸中也；呕吐下利者，阴邪上下奔迫也。病属太阳、少阴，法宜芪术姜附砂仁等药，大柴胡不可用。仲景必无此法。

鉴识：重阳扶阳是舒氏思想的根基，有病之处即阳虚之处。从本条心下痞硬之证，认为是汗下之后阳虚阴凑所致，加之又见呕吐下利，明系病在太少二阴，理当扶阳御阴、健脾崇土。而条文中却用大柴胡汤苦寒泻下，显非仲景之法，舒氏执疑有理。

大柴胡汤：

柴胡八两，黄芩三两，芍药一两，半夏半斤，枳实四两，大黄二两，生姜三两，大枣十二枚。

（三十五）伤寒发汗，若吐若下，解后，心下痞硬，噫气不除者，旋覆代赭石汤主之。原文

旋覆代赭石汤：

旋覆花三两，人参三两，半夏半斤，甘草二两，生姜五两，代赭石一两，大枣十二枚。

诏按：旋覆、代赭俱伤中气，脾胃亏损，伏邪抟聚者不可用。余意当除去旋覆、代赭，重加砂仁、白蔻、白术、茯苓，则合乎理。

鉴识：发汗吐下后伤及里阳，浊气上干而致心下痞，理无疑义。脾胃亏虚，枢机不利，升降受阻而为噫气不除，舒氏认为旋覆、代赭伤中气，对于脾胃亏虚、饮邪搏聚之证不可用，当重用白术、茯苓、砂仁、白蔻以温中健脾涤饮。情理昭昭，何能不信。笔者临证多效用此法，无有不效，不是舒氏临床历练之深，何能及此。

（三十六）病胁下素有痞，连在脐旁，痛引少腹，入阴筋者，此名脏结，死。脏结无阳症，不往来寒热，其人反静，舌上胎滑者，不可攻也。原文

喻嘉言曰：伤寒有脏结之证，乃阴邪结于阴也。若加痛引少腹入阴筋，则悖乱极矣，故主死也。无阳证者，无表证也；不往来寒热者，无半表半里证也；其人反静，并无里证也，是则病不在表里而在上下，所以不可攻也。

诏按：脏结之证，本气虚寒，外感皆从寒而不化热，所以表里俱无阳证。以意度之，当用四逆汤加半夏、草果、人参、茯苓、肉桂、鹿鞭之类。

鉴识：脏结应是阴寒极甚，久羁于厥阴。厥阴属肝，两胁为肝之分野，故胁下素有痞，连脐旁。痛引少腹入阴筋，应指睾丸，本证似属后世所称的缩阴证，是极危候，所以仲景强调脏结无阳证，虽未出方，正示人当用驱阴回阳之法。舒氏所出方治，是深悟仲景之旨意。

（三十七）问曰：病有结胸，有脏结，其状何如？答曰：按则痛，寸脉浮，关脉沉，名曰结胸也。何为脏结？答曰：如结胸状，饮食如故，时时下利，寸脉浮，关脉小细沉紧，名曰脏结，舌上白苔滑者难治。_{原文}

（三十八）伤寒六七日，结胸热实，脉沉紧，心下痛，按之石硬者，大陷胸汤主之。_{原文}

诏按：上篇第三十七条曰："脉浮者，必结胸也，脉沉紧者，必欲呕"，此条脉沉紧，何以不呕？脉不浮，何反结胸耶？且结胸高在心上，不在心下，通章不合仲景之法，是必叔和之误。

鉴识：舒氏认为通篇但凭脉认病，并与上篇第三十七条前后矛盾，疑非仲景之法，可见心细如发。

（三十九）小结胸病，正在心下，按之则痛，脉浮滑者，小陷胸汤主之。_{原文}

诏按：上篇第三十七条云："脉浮滑者必下血"，此条小结胸病，亦云脉浮滑何也？此等处皆叔和伪撰，何必曲为之解焉。

鉴识：此条与上篇第三十七条对照，确实前后矛盾。但凭脉定病，总不是仲景原意，难怪舒氏疑之。

小陷胸汤：

黄连一两，半夏半斤，栝蒌实大者一枚。

（四十）伤寒十余日，热者在里，复往来寒热者，与大柴胡汤。但结胸无大热者，此为水结在胸胁也，但头微汗出者，大陷胸主之。_{原文}

诏按：热结在里，必大便闭结，舌胎干燥，渴欲饮冷也，而复往来寒热，大柴胡汤可用。若水饮结在胸胁者，乃胸中之阳不能宣布，邪饮乃得上入胸膈；脾中之阳不能转运，邪饮乃得旁流入胁。法当助阳补气，温中逐饮，大陷胸不可用也。

鉴识：大柴胡汤所主治的热结在里，必具腑实大便不通、口干舌燥、渴喜饮冷等证候。至于文中言及"但结胸无大热"，此为水结在胸胁，显然是中阳不能转运，阴寒挟饮上入胸膈、旁流入胁所致。此时理当扶阳驱寒、温中涤饮方为合法，而岂有反用苦寒泻下的大陷胸之理？舒氏虽未出方，定示人以四逆理中加半夏、茯苓、砂、蔻之类，以温阳涤饮。

（四十一）伤寒六七日，发热微恶寒，肢节烦痛微呕，心下支结，外证未去者，柴胡桂枝汤主之。原文

喻嘉言曰：心下支结者，邪结于心下之偏旁也。

诏按：此证由其胃中留饮素盛，偶受外邪，饮即内动，溢出四肢而肢节烦痛，时从上逆则微呕，旁流入胁则支结。宜白术、茯苓、半夏、南星、砂仁、附子、草果、芫花、虎掌骨温经散结、理脾逐饮。不宜解表者，里重于表也。盖以里阳为表阳之主，表阳为里阳之卫，温里则阳回，兼可托表；误表则亡阳，遂为寒中，若柴胡桂枝断不可用。

鉴识：舒氏提出"里阳为表阳之主，表阳为里阳之卫，温里则阳回，兼可托表，误表则亡阳，遂为寒中"，这种认识只有真正的临床家才能体悟得到。确实，对于里阳虚而兼表证的人，根本无须解表，只须扶其里阳，里阳来复，则可托邪外出；如不知温里，但解其表，则更伐虚阳，能不致寒中亡阳之变？临床中我们时常可见外感数日不解之人，无不是素禀阳虚饮盛之体，恶寒发热但热势不扬，精神困顿乏力，肢节烦疼，纳呆，微呕，心下支结。如此时不重在扶阳，但行汗解，不但表邪不解，寒中之变在所难免。笔者每逢此证，每崇舒氏之旨，扶阳散结，理脾逐饮，先安其内，以攘其外行之，则内外俱安。

柴胡桂枝汤：

桂枝半斤，芍药两半，柴胡四两，黄芩两半，人参两半，半

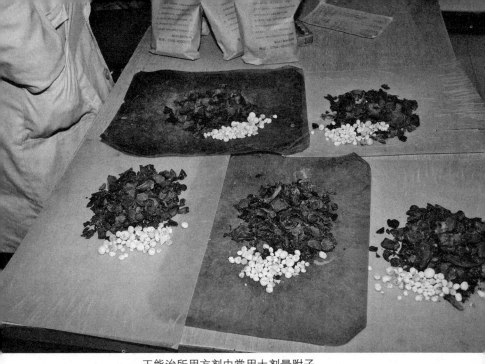

王能治所用方剂中常用大剂量附子

夏二合，生姜两半，大枣六枚。

（四十二）伤寒八九日，下之，胸满烦惊，小便不利，谵语，一身尽重，不可转侧者，柴胡加龙骨牡蛎汤主之。原文

诏按：此条乃内伤胸中之阳，不能宣布于上，阴气协饮上攻，填满胸中。烦惊者，邪饮扰乱而生烦，阳虚气怯而多惊也。小便不利者，里阳虚而膀胱之气化不行。谵语原有虚实之分，夫实则谵语，虚则郑声，谵语属阳明火邪内结，神明内乱也，其人张目不眠，声音响亮，口臭气粗，身轻易于转侧；郑声属少阴气虚，阳脱神魂无主也，其人目瞑倦卧，声低息短，细语呢喃，身重难于转侧。此言一身尽重，不可转侧，是乃少阴之症也。法当重用黄芪、白术以补其气，附子以御其阴，砂仁、白蔻宣畅胸膈而醒脾胃，半夏、南星以逐其饮，肉桂以化其气，一定之理也。若柴胡加龙骨牡蛎汤，无用之至。

鉴识：太阳为寒水之经，伤寒八九日，正虚邪恋已久，医者反而下之，无不内伤元阳；元阳既伤，胸阳不振，寒邪必挟水饮上逆，填塞胸中，虚阳被扰，则胸满烦惊而谵语；肾阳亏虚，气化不利，致小便不利；其人一身尽重，不可转侧，是少阴虚寒，寒饮阻于经隧所致。舒氏临证从来都特别注重元阳在人体内的盛衰变化，对本条中的谵语虚实的辨析，更是细致入微。笔者据临床体验，舒氏所见确切，可谓至当不易也。

柴胡加龙骨牡蛎汤：

柴胡四两，半夏二两，人参两半，茯苓两半，桂枝两半，大黄二两，龙骨两半，牡蛎两半，铅丹两半，生姜两半，大枣六枚。

（四十三）伤寒脉结代，心动悸者，炙甘草汤主之，一名复脉汤。脉按之来缓而时一止复来者，名曰结，又脉来动而中止更来，小数中有还者反动，名曰结阴也。脉来动而中止，不能自还，因而复动，名曰代，阴也，得此脉者为难治。原文

诏按：脉诀云："脉缓而时一止为结，脉数而时一止为促。"此言脉来动而中止，乃为促，非为结，其中不能无误也。促结二脉，止无定规，或三五至一止，旋有八九至一止，或十几至一止，旋二三十至一止，前后参差，无一定止也。代脉止有定规，如候内于十五至处，歇止，其第二候仍在十五至上歇，谓之止，有定数，所谓有还者，其二候十五至不歇，谓之有还。若二候十五至仍歇，谓之不能自还，《康熙字典》"代"字注：不还，曰代。与此吻合。又如脉来四十动一止，复来四十动而再一止，后皆以四十动而必一止者，谓之死有定数，真死脉也。《濒湖脉诀歌》曰："五十不止身无病，数内有止皆知定。四十一止一脏绝，四年之后多亡命。三十一止即三年，二十一止二年应。十动一止一年殂，更观气色参形证"。又曰："两动一止三四日，三四动止应六七，五六一止

七八朝，次第推之自无失。"

炙甘草汤：

炙草四两，桂枝三两，阿胶二两，生地一斤，麦冬半斤，人参二两，麻仁半斤，生姜三两，大枣十二枚。

诏又按：伤寒脉结代者，乃阳气不足，阴气窒塞，则脉不能接续而为结代也。心动悸者，胸中之阳不能宣布，斯水饮乃得上犯胸中而为悸动，法宜芪术以补上中二焦之阳，砂蔻茯半宣畅胸膈，醒脾涤饮，岂可用桂枝以重伤其阳，阿地以滋其阴，而更助其水饮乎？此炙甘草汤无理之至。

鉴识：脉的搏动与心跳相应，心跳全赖于心阳的鼓动。脉的搏动中有歇止，不论是歇有定数的代脉，还是歇无定数的结脉，都是脉不接续。脉息者，依赖于心跳，心跳依于阳气才能搏动，如其人脉息动而中止，说明心阳不足，气不接续。如其人心动悸者，舒氏认为乃阳气不足，胸中之阳不能宣布，脾中之阳不能转输，水饮之邪乃得上犯胸中，凌心而为悸。当用芪术补中上二焦之阳，砂蔻苓宣畅胸膈，醒脾涤饮，并指出炙甘草汤不可用，因桂枝伤阳，阿地滋阴，助其水饮。舒氏处处以元阳为念，这无疑是他学术思想最成功之处。

心属火脏，君主之官，生命之主宰，一刻也离不开阳气，阳旺则健，阳衰则病，阳竭则死。从临床来看，诸般心脏病变，如现代称之为心衰、心肌梗死、冠心病、风心病、肺心病，等等，无不以心阳不足、阴气痞塞为其主因，很少见有心阴不足、心阳过亢之证。现代医者，每诊治上述诸证，见心烦不寐、心悸、胸闷气短、脉结代者，无不谓之心阴不足、心火太旺，治以养阴清火、宁心安神之剂，投以炙甘草汤、黄连阿胶汤、天王补心汤、归脾汤，等等，百难一效；就连失眠一症，皆遍服清火宁心安神诸方，却少有能真正治愈者，西医更是束手。舒氏却能力排众议，畅导扶阳，胆识过人，确实难得。

笔者认为治疗诸般心脏疾患，扶阳为第一要义，只有以扶阳为主，所谓近代难治的心脏诸疾都可望治愈。笔者2009年诊治北京一姓林的退休干部，患肺心病三十年，中西医长年经治，病情反见逐年加剧。笔者诊视时，动辄咳喘不已，胸闷心悸，呕吐痰涎，两目四肢肿甚，倦怠乏力，口唇青紫，恶寒，舌大苔滑有齿痕，周身有大块紫斑，脉结代。脉诊合参，显属元阳衰乏，阴气窒塞，正如舒氏所说胸中之元阳不能宣布，脾中之阳不能转输，所致寒饮上逆胸中。余效舒氏之温阳涤饮之法，以麻附细辛汤、四逆汤、真武汤三方合用，大剂频服。一周后竟获大效，一月后诸证大减，将养三月，药多不离扶阳健脾、散逆涤饮，终获痊愈。

但舒氏对桂枝的认识，笔者不敢苟同。他认为桂枝伤阳，不可用于阳虚寒饮证，以免重伤其阳。桂枝辛温，为通阳化气行水之要药，临床用之从未见有伤阳之弊，仲景多处用以治阳虚阴盛之寒水证。

（四十四）伤寒，医下之，续得下利清谷不止，身疼痛者，急当救里，后身疼痛，清便自调者，急当救表。救里宜四逆汤，救表宜桂枝汤。 原文

喻嘉言曰：下利清谷，即谓之清便，以脾胃无阳而饮食不能腐化也。身体疼痛者，在里之阴邪盛，而经脉为其阻滞也。阳微阴盛，凶危立至，当急救其在里之微阳，俾利与痛而俱止，救后清便自调，则在里之阳已复，而身痛不止是表邪未尽，当急救其表，俾外邪尽从外解，而表里之辨，始为明且尽耳。

四逆汤：

甘草二两，干姜半两，附子一枚，生用，去皮。

汪讱庵曰：姜附大热，申发阳气，温散寒邪，甘草以缓姜附之僭也。附子生用驱阴救阳，炮熟附子回阳御阴。

诏按：四逆汤驱阳救阳之中必当重用白术，以助脾中之阳，

黄芪以助胸中之阳，功效更速。然下利清谷，急宜补中，见太阳中篇之表，非桂枝汤所能救。

鉴识：伤寒下后脾阳大伤，病入少阴，以致下利清谷，急当救里，用四逆汤驱阴救阳，是仲景匠心所致，此至当不易之法，为回阳救逆第一要方，在阴盛虚阳欲脱之生死关头，有起死回生之妙。临床应用此方，舒氏更具特色，在本方中重用白术，以助脾中之阳，黄芪以助胸中之阳，其回阳救逆之功更速。笔者在临床中每见少阴下利之证，在四逆汤中重加芪术，确实远比单用四逆汤来得快捷。后身疼痛，清便自调者，急当救表，舒氏说："非桂枝汤所能救"，此说也很在理，因为温里里阳来复，可托邪外出。里阳因误下虚愈已甚，在扶阳补虚之后里阳来复，如果表证仍在，可在继续扶阳健脾补气之中加桂枝姜枣，以引邪外出，芍药总不宜用，用之难免有羁绊辛热药驱阴扶阳之势。舒氏如此的重阳理路，值得后人重视。

（四十五）伤寒下后，心烦腹满，起卧不安者，栀子厚朴汤主之。原文

诏按：此因误下损伤胸中、脾中之阳，不能宣布，以致阴气协饮扰乱心胸而生烦，壅塞腹中而为满，法宜黄芪、白术大补中气，砂仁、白蔻、半夏、干姜宣畅胸膈，醒脾逐饮，故纸、肉桂固肾化气而病自愈，栀子、厚朴不可用也。

鉴识：伤寒误下，中宫之阳受损，以致阴寒协饮上扰心胸而生烦，起卧不安；浊阴壅滞腹中，脾失健运而为满。条文中未见有热象明证，岂能更用清热伤阳耗气的栀子、厚朴。舒氏主张用扶阳补气、健脾涤饮、温肾化气之法，显然很合情理。世医临证每见心烦不安，无不谓之心中有火，治以栀子、麦冬、竹叶、石膏之类，鲜有见效者。舒氏见理确切，笔者从此法，用之于临床，无不得手。

栀子厚朴汤：

栀子十四枚，厚朴四两，姜汁炙，枳实四枚，水浸去瓤，灰面炒。

（四十六）伤寒，医以凡药大下之，身热不去，微烦者，栀子干姜汤主之。 原文

诏按：误于大下，里阳亏损。身热不去，微烦者，乃微阳外簿，亢阳欲亡，法当温中回阳，再一吐之，则必阳从上脱而死矣。仲景必无此法。

鉴识：伤寒表证当以表解，而误于大下，未有不重伤里阳，身热不去微烦，如兼见脉浮而无根，可视为虚阳欲脱。舒氏说"法当温中回阳"，此一定之理。纵然身热不去，微烦，而未见无根之脉等元阳欲脱之证，其阳可回。但须知伤寒大下之后元阳未有不损的，栀子苦寒克伐，总不相宜。舒氏怀疑此非仲景之法，不无道理。

（四十七）伤寒五六日，大下之后，身热不去，心中结痛者，未欲解也，栀子豉汤主之。发汗，若下之而烦热，胸中窒者，栀子豉汤主之。发汗吐下后，虚烦不得眠，若剧者，必反复颠倒，心中懊憹者，栀子豉汤主之。若少气者，栀子甘草豉汤主之。若呕者，栀子生姜豉汤主之。凡用栀子汤，病人旧微溏，不可与服之。 原文

诏按：栀子豉汤于大下之后及汗吐下后俱不可用。若少气者，必不能送邪上涌，吐之何盖？且必不可吐。若既呕又何取乎吐？且既取其吐，不何取姜以散其逆而安其呕？舛理之极，非仲景之法也。

鉴识：伤寒汗吐下后，如真有郁热滞留胸中，务必有热象脉证为据，栀子豉汤可因证选用。若但凭身热烦躁，看作郁热证，似不符合临床实际。大凡伤寒表证，因于吐下后，里阳未有不损

的，真正胸胃中尚存郁热者几乎不存在。误吐下后所见心中结痛、胸中窒、虚烦不得眠、心中懊憹等诸证，无不因于阳虚饮聚所致。舒氏见证确切，疑栀子豉汤为后人伪撰，自在情理之中。临床中以上的情形见之甚多，外感病因于西医抗生素的应用，以及中医寒凉药误治，所致胸闷郁郁微烦，呕吐纳呆，日久不愈者，真正非栀子豉汤所能取效，笔者屡以温阳涤饮法而病除。

栀子豉汤：

栀子十四枚，香豉四合，绵裹。

上二味，以水四升，先煮栀子得二升半，内豉煮取升半，去滓，分二服，温进一服，得吐止后服。

栀子甘草豉汤即于栀子豉汤内加甘草三两，余以前法。

栀子生姜豉汤即于栀子豉汤内加生姜五两，余以前法。

（四十八）下之后，复发汗，必振寒，脉微细，所以然者，以内外俱虚故也。原文

诏按：此条以汗下重虚其内外，法当重用人参、黄芪、干姜、附子。仲景虽未出方，其理不外乎此。

鉴识：多数注家认为误汗伤阳、误下伤阴，振寒是阳虚，脉微细是阴虚。舒氏却不这样认为，他认为汗下后表里之阳俱伤，当重用参芪姜附大补元阳为法，这是很有见地的。就如果说脉微细是阴血不足之征，但阳虚是前提，因于元阳不足，不能化生阴血，此阴阳互根之理。仲景虽未出方，舒氏却参透玄机，确实难得。

（四十九）下之后，复发汗，昼日烦躁不得眠，夜而安静，不呕不渴，无表证，脉沉微，身无大热者，干姜附子汤主之。原文

诏按：其人夜而安静，昼日自应不眠，且不眠皆为阴虚，从未有阳虚不眠者。凡阳虚者，则必身重欲寐也。

鉴识：舒氏认为不眠皆为阴虚，从未有阳虚不眠者，此说不能苟同。本条即是误汗下后内外元阳大伤，阴寒独盛，致使昼日烦躁不得眠，昼日属阳，虚阳得助，得与盛阴交争，故昼日烦躁；入夜阴气用事，阴寒更甚，虚阳无力与阴争，故夜而安静。脉微细，身无大热，不呕不渴，这正是阴盛阳衰的明证。自宜用姜附纯阳之品，以扶阳抑阴，阳回阴寒自退，则烦躁不眠之证自解。

在临床中笔者体会到，不管是外感病久而不解，还是慢性内伤诸病久治不愈而出现烦躁不寐，无不属于元阳大伤、寒邪内扰所致，真正因于阴虚内热的百难见一；尽管有明显的阴虚见证，也无不是由于元阳衰乏，不能化气生津所致。因而笔者认为，对于心烦不寐，纵然有明显的阴虚内热见证，也应以大剂温热药扶阳，从而达到阳生阴长、用阳化阴的目的。

（五十）伤寒，若吐若下后，心下逆满，气上冲胸，起则头眩，脉沉紧，发汗则动经，身为振振摇者，茯苓桂枝白术甘草汤主之。原文

诏按：误吐误下，则脾胃重伤，真阳亏损，以致阴气内动而为心下逆满，真阳不得上达，故起则头眩；发汗则动经，身为振振摇者，即筋惕肉瞤之意也。桂枝发表，耗散元阳，断不可用，余意当用附子、人参、白术、茯苓、半夏、砂仁、益智、故纸等药。

鉴识：误行吐下，重伤其阳，以致浊阴上干而为心下逆满，寒饮壅阻胸中，清阳不得上升，故起则头眩；此时如再行汗法，则更竭其阳，浊阴阻滞，经脉失养而致动经、身为振振摇，此时理应大补元阳、散寒涤饮，苓桂术甘汤为通阳涤饮之法，方证合拍，但尚嫌扶阳之力不足，舒氏所出方治，用心独到，临床验证确属有效。至于桂枝发表、耗散元阳说，笔者认为似不妥当，桂枝性味辛甘温，功能通阳化气行水，尽管有辛散解表之功，但临床中从未见有伤阳之弊，对于阳虚而有寒饮者，在大剂温阳涤饮

中加入桂枝效果确实更佳，不容偏废。

（五十一）伤寒吐下后，发汗虚烦，脉甚微，八九日，心下痞硬，胁下痛，气上冲咽喉，眩冒，经脉动惕者，久而成痿。原文

诏按：嘉言所谓阳虚阴凑者，因其阳虚而阴乃凑也。经言胸中之阳，法日之驭，离照当空，消阴除噎而宣布于上；脾中之阳，法天之健，消化饮食，传布津液而运行于内；手足之阳，为之役使，流走周身，固护腠理而悍卫于外。此三者，丰亨有象，则阴邪不敢犯，而肾中真阳安享大宁，一身内外有别，可以无虞。惟在外、在上、在中之阳，衰微不振，阴气乃始有权。如此证盖为吐伤胸中之阳，则阴邪乃得挟饮上逆，而后眩冒，并心下痞硬；下伤脾中之阳，则阴邪乃得挟饮横肆而旁流入胁，故胁下痛；复因汗夺卫外之阳，则邪饮乃得溢出四肢，流入关节，阻滞经脉，营卫不行，所以久而成痿。究竟总于津液无干，若谬用滋津等药，则阳愈消而阴愈长，贻误可胜言哉？法当重用附子、人参，大补其阳，以御其阴；白术、茯苓、半夏、草果、南星、姜黄醒脾崇土，以逐邪饮；更加虎掌骨，擅能搜豁之品，引导诸药以达四肢，而长驱直捣邪饮绾结之处，然必合成丸药，多服方能见效，虎前脚掌走手，后脚掌走足，左掌行左，右掌行右。

鉴识：伤寒吐下、发汗后，内外之阳大伤，阴寒挟饮而动，上逆而为眩冒；痞阻胸胃，旁流入胁，致使虚烦，心下硬满，胁下痛；经脉动惕者，正如喻氏所说"阳虚阴凑也"；如寒饮久羁，元阳难复，脾虚失运，久则四肢倦怠而痿软无力，势所必然。舒氏在阐释本条时引证了经典中的重阳思想，从而有力地驳斥了多数注家，认为本条是经吐下、发汗后所致的阴阳气血俱虚，筋脉失养，久而成痿。他认为"究竟总于津液无干"，不应使用滋津等药，致使阳愈消而阴愈长，而贻害无穷；主张重用人参、附子大补元阳，白术、茯苓、半夏、草果、南星醒脾崇土，以逐邪饮。

其实从临床可以证实，大凡痿证四肢痿软不用者，何曾见一人是阴虚热痿，无不属于元阳衰乏，脾肾俱伤，邪饮浸淫于躯体四肢筋脉，流注关节日久所致。基于此，非用大补元阳驱寒涤饮不可，舍此则别无他法，可见舒氏用心独到，实是令人折服。

（五十二）伤寒有热，少腹满，应小便不利。今反利者，为有血也。当下之，不可余药，宜抵当丸。原文

喻嘉言曰：伤寒蓄血较中风蓄血更为凝滞，故变汤为丸，煮而连滓服之，所以求功于必胜也。

抵当丸：

水蛭二十个，猪脂熬黑，虻虫二十五个，去翅火熬，桃仁二十个去皮尖，大黄二两。

上四味杵分为四丸，以水一升，煮一丸，取七合服之。

（五十三）伤寒八九日，风湿相搏，身体烦痛，不能自转侧，不呕不渴，脉虚浮而涩者，与桂枝附子汤主之。若其人大便硬，小便自利者，去桂枝加白术汤主之。原文

喻嘉言曰：风湿相搏，流入关节，身痛极重，而无头痛及呕渴等证，故虽浸淫周身躯壳，自难犯高巅及脏腑之界耳。

桂枝附子汤：

桂枝四两，附子三枚炮，生姜三两，甘草二两炙，大枣十二枚。

白术附子汤：

于前方内去桂枝加白术四两。

诏按：大便硬，硬字恐误，应是大便溏，若津干便硬，自不宜白术之燥，惟便溏者宜之。况小便利，津未干也，谓白术滋大

肠之干，不敢从。

鉴识：舒氏认为条文中大便"硬"字有误，应是大便溏，若津干便硬，不宜于白术之燥，此解似未贴近临床。此处之便硬并非津枯肠燥，而是脾阳不运，转输无权，用白术以温阳健脾，脾运健，则便硬可解。真正津枯肠燥所致大便硬临床并不多见，大多是中阳衰乏，脾运无权，纵然是津枯肠燥，也无不是气不布津所致，也理应用白术扶阳健脾，阳复津回，则便硬自解。笔者临床诊治便秘者，总喜重用白术60至120克，扶阳健脾效果殊佳。

（五十四）风湿相搏，骨节疼痛，掣痛不得屈伸，近之则痛剧，汗出短气，小便不利，恶风不欲去衣，或身微肿者，甘草附子汤主之。原文

方中行曰：风淫则掣，湿淫则痛，故骨节疼痛，掣痛不得屈伸；近之则痛剧，汗出者，阳虚不能护卫于外也；短气者，汗出多而阳气伤也；恶风不欲去衣者，表虚卫阳不足也；小便不利者，湿持其内也；身微肿者，湿薄于外也。

甘草附子汤：

甘草三两炙，附子二十枚炮，白术一两，桂枝四两。

诏按：风湿相搏二条，皆为阳虚不能御湿。治法当从溢饮之例，桂枝、附子诸法觉未尽善。

鉴识：风寒湿痹，病关太少二阴，因于元阳衰乏，脾土失运，致使阴寒邪饮痹阻经脉关节。舒氏引申治溢饮之法，即姜、附、砂、蔻、半夏、茯苓、草果、姜黄等以扶阳驱寒、健脾涤饮，认为桂枝附子汤诸法功力尚欠，不若用治溢饮之法功专而力宏。这种见解，非学验俱丰者，恐难臻于此。

（五十五）伤寒，发汗已，身目为黄，所以然者，以寒湿在里不解故也。以为不可下也，于寒湿中求之。原文

（五十六）伤寒瘀热在里，身必发黄，麻黄连轺赤小豆汤主之。原文

程郊倩曰：风为阳邪，阳主发扬，虽与湿合而不瘀，不瘀则阳散而反变为寒。寒为阴邪，阴主沉着，斯与湿合而即瘀，既瘀则湿蒸而反变为热。

麻黄连轺赤小豆汤：

麻黄二两，赤小豆一升，连轺二两即连翘根，杏仁四十个去皮尖，生姜二两，甘草二两炙，生桂白皮二斤，大枣十二枚。

以潦水一半先煮麻黄，再沸去上沫，内诸药煮取三升，分温三服，半日服尽。一路流水曰行潦，此乃降注雨水，谓之潦水，取其味薄，不助湿气，而且下之速也。

（五十七）伤寒七八日，身黄如橘子色，小便不利，腹微满者，茵陈蒿汤主之。原文

及门张盖仙曰：茵陈蒿汤治阳明蓄热发黄之证，阳明上篇第三十二条列此方于其下，及顶针的对者也。此为膀胱蓄尿而发黄者，与阳明无涉，用茵陈五苓散则当矣。

茵陈蒿汤：

方载阳明上篇。

（五十八）伤寒身黄发热者，栀子檗皮汤主之。原文

诏按：《素问》有开鬼门、洁净腑之法。开鬼门者，从汗而泄其热于肌表，麻黄连轺赤小豆汤是其法也；洁净腑者，从下而利其湿于小便，茵陈蒿汤、栀子檗皮汤是其法也。

栀子檗皮汤：

栀子十五个，黄檗二两，甘草一两。

诏按：栀子苦寒，能使瘀壅之湿热屈曲下行，从小便而出，

故以为君；黄檗辛苦入肾，益水以滋化源（膀胱干涸，小便不化），除湿清热，为臣；甘草和中，为清解湿热之佐使也。

再按：发黄之证有阳黄、阴黄二端，阳黄颜色鲜明，口渴恶热，小便不利，法宜茵陈五苓散；阴黄颜色暗滞，恶寒身重，少气懒言，法宜茵陈附子汤。更当以六经之法辨之，兼见何经之证，即以何经之法，合而治之，则百举百当。以上诸法，亦皆不必深究可也。

鉴识：从五十五至五十八条专论黄疸一证。黄疸病机仲景在五十五条中明确阐明："伤寒发汗已，身目为黄，所以然者，以寒湿在里不解故也。"并明言不可下，应于寒湿中求之，以示人黄疸一证并非后世所认为的非湿热熏蒸不成黄疸。既然条文中说"伤寒，发汗已，身目为黄"，发汗已，表气已疏，根本不存在郁遏熏蒸现象，仲景提示当从寒湿中求之，是教人应用温阳散寒、健脾燥湿之法以治之。致于仲景所列举三方——麻黄连轺赤小豆汤、茵陈蒿汤、栀子檗皮汤，不过是示人以规矩。后世医家基于此点，认为黄疸是因于湿热熏蒸所致，非清热利湿不除，并万变不离其宗地演绎出许许多多的方剂，以治发黄一证。可舒氏另具慧眼，认为以上三方皆不必深究，并指出应辨明阴阳之盛衰，结合六经形证按而治之，这是完全符合临床实际的，法理昭彰，毋庸置疑。

现代中医治疗黄疸型肝炎的现状是不管古代医者对于黄疸的分类名目如何繁多，如黄疸、黑疸、女痨疸，等等，概以湿热论处；不论病情如何变化，视茵陈五苓散为通治之方。如是，所谓阳黄者或可见效于一时，如果是阴黄则不仅不见寸效，反会加剧病情。目前西医诊治本病的效果是很不理想的，在笔者所见的黄疸型肝炎中，不论是急性的还是迁延性的，根本无法得到根治，甚至愈治愈败，酿成不治实不鲜见。

笔者通过长期临床体悟到真正实热型的阳黄根本不存在，那么也根本没有运用如栀子檗皮汤与茵陈蒿汤的机会，纵然阳黄的热象明显，一味清热利湿解毒根本无法获得治愈。其实黄疸病的本质不论是阴黄、阳黄都是脾肾阳虚、蒸化失常、寒湿困顿所致，所谓阳黄，只不过元阳衰乏未甚，尚存蒸化之力，所以黄色鲜明，彰显于外，倦怠较阴黄为轻，脉象浮现于外而较有力，症状显然比阴黄为轻，也容易治愈；阴黄较阳黄为重，脾肾之阳衰乏，阴寒盛极，一派阳虚土败之象。总之，不管是阴黄、阳黄，扶阳、健脾、祛湿是最基本的法则。笔者在治疗阳黄时从未敢贸然执清热解毒利湿苦寒之剂，而是放胆用大剂茵陈五苓散合麻黄附子细辛汤，屡获大效，从未见一例阳黄患者因用此法而伤阴助热的；阴黄则用附桂理中汤加砂仁、白蔻、半夏、茯苓、吴萸，以回阳固本，健脾运土，疗效甚为可靠。

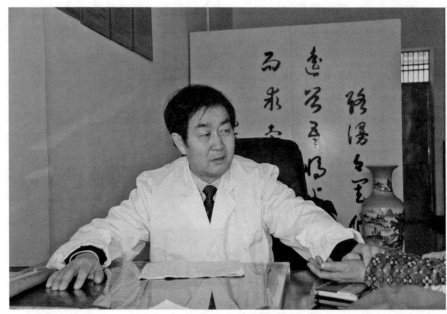

王能治医生诊病

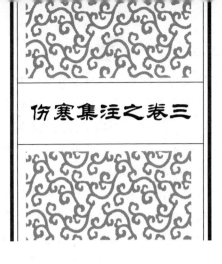

伤寒集注之卷三

太阳下篇 凡风寒两伤营卫之证列于此篇，计二十四法

喻嘉言曰：上篇太阳中风乃卫病而营不病；中篇太阳伤寒乃营病而卫不病。然风寒每相因，营卫非两截，病则俱病者恒多，热势孔炽，其人必增烦躁，非发汗不解，故仲景取用青龙之法乃内经阳之汗，以天地之两名之之义也。但青龙为神物，最难驾驭，必审其人无少阴脉证，乃可用之，以少阴亦主烦躁故也。因是更立真武一汤，以救青龙之误；投白虎一汤，以匡青龙不逮。神方毕用，所谓神乎其神者矣。

诏按：虽云营为阴道，风邪不得入；卫为阳道，寒邪不得犯，是又安知不互中耶。以天气之风寒，有时相因而同来者，则风得随寒而入营，寒得随风而犯卫矣。观第一条不汗出而烦躁者，可见卫分为寒所闭，阳气怫郁不得越，故内扰而为烦躁也（风伤于卫证本有汗；苟非寒邪遏卫，何至阳气不得越）。第三条烦热目瞑，剧者衄，乃营分为风所扰，阴血被逼而妄行，故上越而衄血也（寒性阴柔，不能动血，苟非风邪袭入于营，何至迫血妄行）。是则风寒互中必须营卫互治，否则非法也。故第八条服桂枝汤，治

99

风而遗其寒，不但营分之寒不解，且卫分之风即为卫分互中之寒所持而不去矣（若寒在营分而非互结在卫，则必不能持住卫分之风可知也）。设单与麻黄，亦必不但卫分之风不解，则营分之寒仍为营分互中之风所持而不去，又在言外矣，是必麻桂合用，风寒互治乃克有济，此大青龙汤之所由立也。

鉴识：舒氏辨证施治从来法界井然，对仲景伤寒六经形证的认识深入浅出，领悟极深，用科学的逻辑思维，提纲挈领地厘订六经定法，并指出凡病不外乎六经，以六经之法按而治之，无不立应。虽然这种以六经吟百病的思想有其机械刻板的一面，但对于一切事物运动的常态和变态，人类必须致力于掌握其运动和变化的规律，这不能说不是一种科学的逻辑，更可以说是一种由低级涅槃向高级涅槃的一种跨越。舒氏界定风伤卫、寒伤营和风寒两伤营卫，看起来似乎有些牵强和刻板，但作为规范和认证治疗的一种法则，何尝不是一种智慧。这一朴素的古代哲学思想，尽管看起来显得抽象，但却经得起实践的检验，由此可见舒氏的治学态度就是本着崇古而不泥于古的思想理念。

（一）太阳中风，脉浮紧，发热恶寒，身疼痛，不汗出而烦躁者，大青龙汤主之。若脉微弱，汗出恶风者不可服，服之则厥逆，筋惕肉瞤，此为逆也，以真武汤求之。

原文

喻嘉言曰：天地郁蒸，得雨则和；人身烦躁，得汗则解。大青龙汤证为太阳无汗而设，与麻黄汤证何异。因有烦躁一证，则非此法不解。盖风为烦，寒为躁，故用之发汗，以解其烦躁也。究竟本方原于无汗者，取微似汗，若有汗者之烦躁，其不借汗解甚明。加以恶风脉微弱，则是少阴亡阳之征，与此汤不相涉也。误服此汤，宁不致厥逆惕瞤而速其阳之亡耶？仲景不能必用者，尽如其法，更立真武一汤，以救其误。学者能识其郑重之意，即百用不至一误矣。

程郊倩曰：加石膏于麻黄汤中，名曰大青龙，使辛热之剂变为辛凉，则风寒得麻桂而外出，烦躁得石膏而清解。龙升雨降，郁热顿除矣。然此汤非为烦躁而设，为不出汗而烦躁者设也。若脉微弱，汗出恶风者，虽有烦躁症，不可服，误服则亡阳，故复立真武一汤，以救之，特为大青龙汤对峙见。一则救不汗出之烦躁，兴云致雨为阳亢者设；一则救汗不收之烦躁，燠土制水，为阴盛者设。烦躁一证，阴阳互关，不可不辨，乃毫厘也。

诏按：大青龙汤为表寒里热者设，小青龙汤为表里俱寒者设，白虎汤为表里俱热者设。客问：石膏之性，寒凉重坠，表药中所不宜用，而青龙汤中用之，何以不牵其升腾之势，而反云能助，何也？曰：汗者，津液之余也。其人津液素乏，邪阳内壅，则营卫失润，何由得汗耶？故于桂麻汤中重加石膏以全津液而除烦躁，否则汗亦无所酿矣。是青龙之妙，最在于石膏，胃得之则热化津生，烦躁乃解。方中有此如龙之有水，故云能助也。然龙之所以为龙者，全藉于水，其得水变化风雨，上下于天不难也；不得水，寻常尺寸不能自致。于斯时也，若转之清波，非负大力之石膏，渠将能乎？通斯义者，进乎技矣。

再按：不汗出而烦躁者，主用大青龙汤，以发其汗。若有汗者之烦躁，大青龙汤不可用。而有汗之中复有阴阳不同，或曰阳烦、阴躁，又曰烦出于心，躁出于肾。其实不然，烦者未有不躁，躁者未有不烦，烦躁皆同，外证不同也。盖少阴亡阳之烦躁属阴，其证头眩目瞑，声低息短，少气懒言，身重恶寒，法主真武汤，以回其阳而烦躁自止；阳明热越之烦躁属阳，其证张目不眠，声音响亮，口臭气粗，身轻恶热，法主白虎汤，以撤其热而烦躁自止。故凡阴阳之辨，皆从外证辨之，不谙阴阳之理者，但曰烦为心烦不安，躁乃躁渴不宁。嗟夫，不安不宁其去几何？非从外证，茫无确辨，实难凭也。

大青龙汤：

麻黄六两，桂枝二两，甘草二两，杏仁四十个，生姜三两，大枣十二枚，石膏如鸡子大。

诏按：此汤麻桂合用，是使桂因麻而入营，麻亦借桂而走卫，正合行其力，而非各施其用。甘草、杏仁缓阳热而利膈气，生姜、大枣调营卫而行津液，尤妙在石膏之辛甘大寒，解热生津，除烦躁而救里，达肌表而助汗，安内攘外赖之矣。

鉴识：脉浮紧，发热恶寒，身疼痛，无汗，此为寒伤营之麻黄汤证。如兼见烦躁，多数注家认为太阳之前面即是阳明，风寒在表，邪不得宣泄，即郁阳化热，有内犯阳明之势。石膏乃阳明经药，能宣泄阳明经中之热，以杜邪热内传阳明之腑。舒氏则认为麻黄汤中加石膏是为全其津液，把此处之烦躁看作是津亏所致。

笔者认为还是前者之解为优。因为既然烦躁是津亏所致，可未见口渴舌燥，此处的烦躁通常是寒邪在表，阳欲向外抗邪而不得越，阳气越聚越多，反而化热而成内扰阳明之势。所以仲景在麻桂汤中加用石膏，名之为大青龙汤，实是表里两解之法。

舒氏对于烦躁一证，同样首辨阴阳，以辨阴症阳症各十六字辨悉之。他认为烦躁有太阳表寒郁热之烦躁，有阳明热越之烦躁，有少阴亡阳之烦躁。并指出世俗不谙阴阳之理，但曰烦出于心，躁出于肾，又曰烦为心烦，为心烦不安，躁为躁渴不宁，他认为烦者未有不躁，躁者未有不烦，这一点是很切合临床实际的，烦与躁在辨证中确实是很难界定的。只要如舒氏所说，首先按阴阳各十六字辨悉阴阳，再结合六经形证以施治，无不立愈。舒氏论烦躁，既详且尽，法理不谬，自无歧议。

真武汤：

附子一枚，炮、去皮，茯苓、白术、白芍、生姜各三两。

喻嘉言曰：真武乃司水之神龙，惟藉水可能变化。水者真武所司也，设真武不与之以水，青龙之不能奋然升天可知矣。故方中用茯苓、白术、芍药、附子，醒脾崇土之功多于回阳，名曰真武汤，乃收拾分驰离绝之真阳，互镇少阴北方之位。其所收拾者，全在收其坎水，使龙潜而不能见也。设有一毫水气上浮，便即得遂其升腾变化，纵独用干姜、附子以回阳，其如魄汗不止何哉？厥后晋旌阳祖师，以仙术斩蛟，捕至蛟龙遁迹之所，戒其家勿蓄勺水，乃至从砚水中逸去。可见水怪原有尺水丈波之能，向非真武坐镇北方，天壤间久为龙蛇之窟矣。其亡阳之证，乃少阴肾中真阳飞越耳。真阳飞越，亟须镇守归根，阳既归根，岂更能飞越乎？故舍天人一至之理以谈医者，非真至也。

诏按：少阴亡阳之证乃阴寒内盛、微阳外亡，用真武汤回阳御阴，惟恐回阳之不速而御之不捷也，何反用芍药阴重之物，羁绊附子雄入之势，必致迁缓无功。此真武汤中芍药断断不可用，盖以黄芪易之，则合法矣。或谓用芍药以敛汗，非也。夫汗出自卫分，芍药不能敛卫，且亡阳之汗，法当急回其阳，阳回而汗自收，岂芍药滋阴者所能敛乎？又谓芍药能止腹痛，腹痛者总为里阳衰乏、阴邪凝结，法当温经回阳、驱阴散结，芍药酸寒收敛，大非所宜。又谓芍药伐肝，凡脾虚者恐肝木侮土，宜用芍药以伐之，则脾土不受克。殊不知脾虚之证宜用辛甘温补之剂，最忌芍药酸寒生阴壅滞之物，且芍药和营，实有益于肝，无伐肝之事也，兹并辨之。

鉴识：少阴亡阳之证，舒氏认为不当用芍药，因芍药为酸寒阴重之物，有羁绊回阳药雄大之势。对于亡阳之证，唯恐救阳之不速，芍药酸寒，自不宜用。

后贤郑钦安氏继承了这一观点，他在扶阳救逆方中从不加阴寒类药。他认为人身以阳立极，治病重视人身之阳，舒氏这一思想对后世颇具影响。笔者在临床中治疗阴寒之证，从不加用寒凉之品，在使用真武汤治疗阳虚水泛时，从不用芍药，并效舒氏之法，重用黄芪，无不得心应手，可见舒氏心智过人。

（二）伤寒脉浮缓，身不疼，但重乍有轻时，无少阴证者，大青龙汤发之。原文

诏按：发热恶寒，无汗烦燥，乃大青汤之主证也。有其主证，虽脉浮缓，身不疼，但重乍有轻时，即可用大青龙汤，然必辨其无少阴证方可用，否则不可用也。

鉴识：发热，恶寒，无汗，烦躁，即大青龙主证。此条未言大青龙汤主证，但言脉浮缓，身不疼，但重乍有轻时，显然这并非大青龙汤的主证主脉；况且身重为少阴证，但乍有轻时应看作是邪气尚未尽入少阴而未甚，元阳时有御邪之力，这些都不是大青龙汤的指征。纵然邪未尽入少阴，但元阳已伤，从脉浮缓、身重可知，大青龙汤专功发表，总不相宜。舒氏认为只要有大青汤主证，发热恶寒，无汗，烦躁，在辨其确无少阴证的前提下，虽脉浮缓，身不疼，但重乍有轻时，即可用大青龙汤，似未尽善。笔者认为如能在大青龙汤中加入附子，则可消除邪入少阴之虑。不知当否，有望高明教我。

（三）太阳病，脉浮紧，无汗，发热，身疼痛，八九日不解，表证仍在，此当发其汗。服药已微除，其人发烦热，目瞑，剧者必衄，衄乃解，所以然者，阳气重故也。麻黄汤主之。原文

诏按：服药已，微除，其人发烦热，明是服药未得法，邪无从出而增烦也。目瞑者，邪阳内逼而人事昏沉也。衄者，营分为邪所逼而血妄行也。原文衄乃解，所以然者，阳气重故也。谓风多寒少之证，衄则邪解，无余义矣。主麻黄汤者不主于风多寒少之证，而主于风寒两停及寒多风少之证也。以营邪虽从衄解，而卫分为偏胜之寒所持故耳。不然，既曰衄乃解，胡为又用麻黄汤耶？

鉴识：太阳表寒实证，八九日不解，可见邪郁较甚，当发其汗，使邪从外解。若服汤已，微除，其人发烦热，舒氏认为服药

未得如法。其实总因病重而药轻，邪未尽解。其人不但发烦热，甚至目瞑，剧者必衄，他认为是邪阳内逼而人事昏沉；衄者，营分为邪所逼而血妄行。看似有理，但笔者认为，此处之发烦热、目瞑、剧者必衄，绝不是邪阳内逼所致，实则元阳即正气抗邪、正邪相搏所致。条文中明言衄乃解，所以然者，阳气重故也，此阳气不是邪阳而是指元阳，所以仲景趁势投以辛温之麻黄汤，助元阳一臂之力，因势而利导之，正是恰到好处。不过笔者认为，如能在麻黄汤中加入黄芪、附子，似更稳妥，不知高明以为然否？

（四）太阳病，脉浮紧，发热，身无汗，自衄者愈。原文

喻嘉言曰：此风多寒少之证，所以既衄则不更主麻黄汤也。

（五）伤寒，脉浮紧，不发汗，因致衄者，麻黄汤主之。原文

喻嘉言曰：此寒多风少之证也，所以用麻黄汤发其未散之寒。

诏按：以上三证未发衄之先皆青龙证，而非麻黄证也。迫发衄之后，则邪从血出，郁热除而烦躁解，又何取乎石膏？营邪既随衄解，复用麻黄，非治其营，乃用以治其卫，也并不可不知。

鉴识：此为太阳表寒实证郁阳化热，扰及阳络，迫血致衄。舒氏认为伤寒未发衄之先皆青龙汤证，非麻黄汤证。因血汗同源，伤寒郁而化热，可以邪从汗解，也可邪从衄解，有衄血表邪仍未解者，可再行麻黄法，使邪从汗解。舒氏认为"迫发衄之后，则邪从血出，郁热除而烦躁解"，石膏自不必用；致衄后外邪仍未解者，石膏同样不可用，衄后必定里气虚衰，如在麻黄汤中加入参芪二味，以扶阳补气，似更恰切。舒氏提到营邪既随衄解，复用麻黄，非治其营，乃用以治其卫，邪既从营出，必假道于卫，取麻黄以作向导，从卫分引邪出表。其说形象恰切，可从。

（六）太阳病，得之八九日，如疟状，发热恶寒，热多寒少，其人不呕，清便欲自可，一日二三度发，脉微缓

者，为欲愈也。脉微而恶寒者，此阴阳俱虚，不可更发汗、更下、更吐也，面色反有热色者，未欲解也，以其不能得小汗出，身必痒，宜桂枝麻黄各半汤。原文

喻嘉言曰：此风多寒少之证，以其风虽外薄，为寒所持而不能散，宜总风寒而两解之也。

桂枝麻黄各半汤：

桂枝一两十六铢，去皮；芍药一两；生姜一两；甘草一两，炙；麻黄一两，去节；杏仁二十四个，汤浸，去皮尖；大枣四枚。

诏按：风寒两受之证误用芍药，则营分之邪漫无出路矣，仲景必无此法。大抵仍是大青龙汤证，因无烦躁，当去石膏一味，斯可耳。

鉴识：舒氏谓风寒两感之证误用芍药，则营分之邪漫无出路。风寒两感，不汗出，自不宜芍药之酸寒。至于说本条仍是大青龙汤去石膏证，似属不妥。本条云太阳病八九日，明是发散太过，病如疟状，其人不呕，清便自可，并有脉微而恶寒者，应是阳虚似疟无疑。面色反有热色，如未见口渴饮冷、身轻恶热等阳热证，还应考虑是否是虚阳外越的戴阳证。如是太阳表证未解之面色有热色，不能得汗出而身痒者，说明正气已虚而表邪轻浅，只宜乎麻桂之半，取其微汗而解，总不宜乎大青龙汤去石膏之辛温峻汗之剂。其实，临床中我们不难见到风寒表证病人经医者汗后，或汗不如法，致使正虚而表仍不解，此时可再用麻桂，减少其用量，加参附等扶阳补气药表里同治，真能药到病除，百无一失。

（七）太阳病，发热恶寒，热多寒少，脉微弱者，此无阳也，不可更汗，宜桂枝二越婢一汤。原文

喻嘉言曰：此亦风多寒少之证，故取桂枝之二以治风，越婢之一以治寒。越婢者，石膏之辛凉也，胃得之则热化津生，以此兼解其寒，柔缓之性比女婢犹为过之，可用之无恐矣。

诏按：热多寒少四字是条中关键，必其人平素热盛津衰，故方中用石膏，以保其津液也。但无阳二字有误，如果无阳则必寒多热少，当用附子，石膏又在所禁矣。且营分有邪，芍药总不宜用。

鉴识：有注家认为原文"宜桂枝二越婢一汤"应在"热多寒少"句后，其实与舒氏的看法是一致的，只有在热多寒少的前提下方中才可用石膏；如果脉微弱，无阳证，岂有再用麻桂石膏之理。舒氏认为"营分有邪，芍药总不宜用"，也在情理之中，因芍药酸寒，不利于营分之邪假道卫分以外解。

桂枝二越婢一汤：

桂枝十八铢，去皮，芍药一两，甘草十八铢，生姜一两三钱，大枣四枚，麻黄十八铢，去节，石膏一两，打碎，绵裹。

喻嘉言曰：婢，女子之卑者也。女子因以顺为正，况乎婢则为所指使，更无专擅矣。以大青龙汤之升腾变化，不可驾驭之物，约略用之，其柔缓之性则逾越女婢之外，此仲景通天手眼也。

（八）服桂枝汤大汗出，脉洪大者，与桂枝汤如前法。若形如疟，日再发者，汗出必解，宜桂枝二麻黄一汤。原文

喻嘉言曰：此亦风多寒少之证，服桂枝汤治风而遗其寒，汗反大出，脉反洪大，似乎风邪再袭，故重以桂枝汤发之。若果风邪之故，立解矣；其不解者，终有微寒也。

诏按：大汗出，"大"字有误，当是"不"字。若大汗出之证，不藉汗解可知，必是不汗出，故宜汗解。

桂枝二麻黄一汤：

桂枝一两十七铢，去皮，芍药一两六钱，麻黄十六铢，去节，杏仁十六个，去皮尖，甘草一两二钱，炙，生姜一两六铢。

诏按：此虽风多寒少，然亦不可蔽护营分，芍药终为不合。

鉴识：舒氏说大汗出中的"大"字有误，应是不汗出，其理

显而易见，如是大汗，岂可再用麻桂以行汗法。至于风多寒少如何界定，既然如舒氏所说的不汗出，就不是风多寒少，而是寒多风少，当然芍药酸寒用之不合。

这里谈到汗证，临床中桂枝汤实为治疗汗证之方，是用于营卫失调或表虚自汗很理想的方剂。笔者尝用本方加附子治疗诸般汗证，效如桴鼓。所以条文的开头说"服桂枝汤大汗出，脉洪大，与桂枝汤如前法"，确为仲景通天手眼，不必疑虑。

（九）伤寒不大便六七日，头痛有热者，与承气汤。其小便清者，知不在里，仍在表也，当须发汗，若头痛者，必衄，宜桂枝汤。原文

诏按：不大便，六七日，头痛有热者，未见阳明腑证，不可妄与承气汤。其小便清者，未见项背强，亦不得妄投桂枝；且头痛六经皆有，不皆发衄，何以知头痛者必衄。仲景当不有此非理之法。

鉴识：不大便六七日，但据头痛有热，而未见阳明腑实见证，岂可遽用下法；因不大便有寒闭、热闭以及虚闭、实闭之分，但据小便清而未见发热、恶寒、自汗出、脉浮缓之桂枝汤证，则不当用桂枝汤。如未见阳热实证，乃阴寒虚证，但据头痛一证，曰必衄，也未必尽然。舒氏认为六经皆有头痛，何不发衄，舒氏疑之有理，临证时总宜细心辨察，方不致误。

（十）服桂枝汤，或下之，仍头项强痛，翕翕发热，无汗，心下满微痛，小便不利者，桂枝汤去桂枝加茯苓白术主之。原文

诏按：此条风寒两伤营卫之证，因误下损伤胸中脾中之阳，则饮邪上犯，结聚心下而为满痛，法宜麻桂方中加芪、术、姜、半、砂仁、白蔻，温中解表，散结逐饮，而病自愈。若桂枝汤去桂加茯苓白术，不中也。

鉴识：历代注家对当去桂、去芍意见不一，如从舒氏认为是风寒两伤营卫之证，因误下损伤胸中脾中之阳，加之无汗，显然芍药非其所宜；脾阳既伤，致使寒饮上犯，结聚心下而为满痛，小便不利，显系膀胱气化不行，证属表寒里水之证，舒氏用温中解表、散结涤饮之法，在麻桂方中加芪、术、姜、半、砂仁、白蔻，可谓匠心独具，堪可效法。

桂枝去桂加茯苓白术汤：

芍药、生姜、茯苓、白术各三两，甘草二两炙，大枣十二枚。

（十一）伤寒脉浮，医以火迫劫之，亡阳，必惊狂，起卧不安者，桂枝去芍药加蜀漆龙骨牡蛎救逆汤主之。原文

诏按：亡阳二字恐误，上篇以火劫而致变者，皆为亡阴，但头汗出，剂颈而还，其不得汗显然矣。观本条之去芍药，其为无汗之故，更显然矣，篇首误服大青龙而亡阳者，乃汗多所致，此皆为无汗而致也，岂有无汗而亡阳之理哉？若有汗，火邪有其出路矣，何至内逼心君而乱神明耶？惟其无汗，邪无从出，搏于血分，结而不散，触心而惊，乱神而狂。起卧不安者，阴被扰而无宁，无可奈何之象也。用此汤以救其逆者，是驱其邪而安其神也。

桂枝去芍药加蜀漆龙骨牡蛎救逆汤：

桂枝、生姜、蜀漆各三两，甘草二两炙，牡蛎五两，龙骨四两，大枣十二枚。

诏按：用蜀漆专行血分，以破其坚结；用牡蛎之咸以下其水，寒以泻其热；龙骨载还心神而安魂定惊；桂、甘、姜、枣通调肌表而行津液，使周身浆浆有汗，则邪随汗散，阴以渐衍，惊狂定而起卧俱安矣。但蜀漆人所罕用，不若方中竟去蜀漆，加红花、苏木、朱砂三味，甚为平稳，可用之而无虞。

再按：牡蛎泽泻散中之蜀漆乃常山苗，与此不同，当由苗走气分行水。此为火邪搏入血分，故用走血之药，非常山苗，不可

不知。

鉴识：舒氏疑"亡阳"二字有误，因从其桂枝去芍药加蜀漆龙骨牡蛎救逆汤之去芍药，推之是无汗的，岂有无汗而亡阳之理。这种执疑无疑也有一定道理，但笔者认为本条仲景用桂枝去芍药加蜀漆龙骨牡蛎汤之去芍药，并非因为无汗，去之是因为病属伤寒表证，医以火迫发汗（元阳素虚之人，外有表证，用火劫发汗太过，必伤元阳），致使亡阳，阳亡之证岂宜芍药酸寒更伐其阳，心中之阳不足，寒邪内犯心君，心阳被寒邪所扰，故惊狂、卧起不安。舒氏认为蜀漆人所罕用，不若去蜀漆加红花、苏木、朱砂三味，我看倒不如在本方中加入参附，以回阳固脱，更为妥贴。在平时临床中我体会到，治疗不同原因导致元阳受损、邪饮凌心、心阳浮越所致善惊、心烦失眠、焦虑不安等症，只要用到本方加参附，无不应手取效。至于红花、苏木、朱砂，不仅对于亡阳之证禁用，即或有挟瘀之证，也自非所宜，因其难免有耗气伤阳之弊。特别是朱砂，俗眼人见之必定视为鹤毒，我们何不蔽其俗眼呢？

（十二）火逆，下之，因烧针烦躁者，桂枝甘草龙骨牡蛎汤主之。原文

诏按：此证因火而逆，阴被伤也，下之无益，乃又因烧针，复伤其阴，但见烦躁，而非谵妄呕哕者比，故只须桂甘以调和其外，龙骨牡蛎以镇其内，然不可不重用生地以养其阴也，高明以为然否。

鉴识：表证因于火攻、泻下、烧针，已三误，致使心阳受伤，心阳伤则致心烦不安。舒氏却认为三次误治是伤其阴，如果是伤其阴，则必有口干、舌燥、饮冷、脉数等症，当然宜乎桂甘龙牡汤中重加生地，以养阴清热。本条但言烦躁，未有阴虚见证，显然这种烦躁是心阳浮越之烦躁，用桂甘龙牡汤以摄纳心阳而养心气。笔者尝用此方加参附，治疗心悸、心烦、失眠、盗汗等多种

神经系统疾病，每获佳效；用本方加生地，似觉掣肘。不知高明是否有此体验。

桂枝甘草龙骨牡蛎汤：

桂枝一两，甘草二两，龙骨二两，牡蛎二两。

（十三）伤寒脉浮自汗出，小便数，心烦，微恶寒，脚挛急，反与桂枝汤，欲攻其表，此误也。得之便厥，咽中干，烦躁吐逆者，作甘草干姜汤与之，以复其阳；若厥愈，足温者，更作芍药甘草汤与之，其足即伸；若胃气不和，谵语者，少与调胃承气汤；若重发汗，复加烧针者，四逆汤主之。原文

诏按：此证阳虚为本，自汗出，微恶寒，卫外之阳不足也；小便数者，肾阳衰不能制水也；心烦者，脾中之阳不足，不能摄饮，乃扰心而生烦也；脚挛急者，阳虚不能御湿，而湿从下受也。法宜黄芪、白术、半夏、砂仁、南星、附子、故纸、益智、虎骨等药以治之，反与桂枝汤，欲攻其表，此误也。盖以桂枝耗散真阳，故得之便厥，且最不可用者，芍药生阴之物，以重伤其阳，致使不能熏腾津液，则咽中干，引动阴邪上僭，而后烦躁吐逆。仍宜于前药内重加吴茱萸以治之，甘草干姜何益之有？芍药甘草汤尤其谬甚。又曰若胃气不和，谵语者，少与调胃承气汤，此时何得又有阳明胃实之证凭空而见耶？又曰若重发汗，复加烧针者，四逆汤主之，夫胃实之证，误汗则亡阴，复加烧针，又重伤其阴，岂可再用四逆汤，以更劫其阴乎？可见叔和伪撰不通之至。

鉴识：本条从伤寒脉浮至脚挛急类似桂枝汤证，实则正如舒氏所论，为脾肾阳虚、寒饮四溢之证，见其所设方药，无不对应。至于条文中所罗列诸证及所用方药，总嫌支离杂乱，舒氏疑其是伪撰，不无道理。

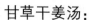

甘草干姜汤：

甘草四两炙，干姜二两炙。

芍药甘草汤：

芍药四两，甘草三两炙。

（十四）发汗若下之，病仍不解，烦躁，茯苓四逆汤主之。原文

诏按：所言发汗若下之，病仍不解者，果为何经之病也？然必挈明病属何经，以便分经用药，但出烦躁，安知其有汗无汗，属阴属阳？何从创此无理之言？吾不能曲为之解也。

鉴识：舒氏对本条文有此疑窦，因其述证不全，费人猜测，如以方测证，定为伤寒误汗误下后元阳大伤，水邪泛逆所致，不然安得用茯苓四逆汤以扶阳涤饮呢？

茯苓四逆汤：

茯苓六两，人参一两，甘草二两，干姜两半，附子一枚，生用去皮。

（十五）伤寒，胸中有热，胃中有邪气，腹中痛，欲呕吐者，黄连汤主之。原文

喻嘉言曰：此为热邪侵上，寒邪侵下，阴阳各不相入，失其升降之恒，故用黄连汤，以分理阴阳而和解之也。

黄连汤：

黄连、甘草、干姜、桂枝、人参各二两，半夏半升，大枣十二枚。

徐忠可曰：黄连合半夏清热而降逆，干姜同桂枝温胃而散寒，人参甘枣为维持调护之主。

诏按：伤寒门中之黄连汤，喻嘉言用治关格，有进而从阳、

退而从阴之义。曰：进退黄连汤，其法慢火久熬，令其和极而后饮入胃中，胃气之升者，领桂枝从阳，使上焦之阳得交于胃，则呕自止而能内食；胃中之降者，领黄连从阴，使下焦之阳得交于胃，则关门开而便自行，此所谓握枢连转之法也。予曾偶一用之，虽有效，而理不可解，是乃偶中，非经常之法，未敢再试。究竟无太阳表证者不可用桂枝，且桂枝又为呕家之所忌。既曰胃气之升者领桂枝从阳，胃气之降者领黄连从阴，然则进法当用桂枝，不当用黄连，其间皆用黄连何谓也？观其法内，进法药味不用炮制，退法药皆炮制，亦不知是何讲究。俱不能强为之解，姑存疑盖有待于高明也。

然又有寒饮阻隔之证，与关格不同。关格者，火旺，其人声音响亮，身轻恶热；寒饮阻隔者，阳虚，其人恶寒，体倦少气，懒言。所以然者，乃为留饮素盛，方其强壮之时大便惯泄，此脾气未甚惫，尚能驱其饮从下出，若年至四十、五十，元气渐衰，胸中之阳不能宣布，寒饮乃得上入胸中而气渐成阻隔，饮食不下，呕吐不止，此为寒呕；脾中之阳不能传递，寒饮尽从上逆而不下降，是大便闭结，此为寒闭。法主姜附六君子加砂仁、白蔻、草果之类，以散逆逐饮，兼服斩关丸，以下痰开闭自愈。

鉴识：本条所论是上热下寒之证，诸家均无异议。黄连汤方是在理中法中加入黄连一味，以清上温下，后世多用此方治疗阴阳隔拒之关格以及寒热错杂之证，颇有效验。但以方测证，仲景在大队扶阳降逆药中仅加黄连一味苦寒之药，显然所主治之证是以里阳虚衰为主，胸中有热仅是一点浮阳而已。以方意度之，黄连应不宜重用，只不过在诸多扶阳散寒涤饮中作为反佐用之。舒氏说曾偶一用之，虽有效而理不可解，未敢再试，笔者深感遗憾。大凡上热下寒之证，大都寒重而热轻，很少见到上热重而下寒轻者，临床验之有征，阴寒沉凝在下，虚阳浮越上扰胸胃，故有阴阳隔拒之证。临床所见的消化道疾患、肿瘤及尿毒症等多是上热下寒之证，阴寒是本，浮阳为标。笔者治疗此证，每在舒氏所主方中加入黄连一味，以为反佐用之，每能中鹄。

（十六）伤寒腹满谵语，寸口脉浮而紧，此肝乘脾也，名曰纵，刺期门。_{原文}

诏按：腹满谵语，阳明腑证也；寸口脉浮而紧，太阳表脉也。此为太阳阳明，何以见其肝乘脾也，窃疑有误。

鉴识：融汇诸家之见，认为单凭腹满谵语而无潮热，手足浆浆汗出，不能谓阳明腑实证，脉浮紧独见于寸口，不得认为属太阳表证，这种见解似较舒氏为优。至于此肝乘脾，名曰纵，刺期门之解，引脉经云："脉浮紧，名曰弦"，弦为肝脉，见腹胀满，腹为脾所主，又云肝主语，以此推之，肝木旺则侮土，所致腹满谵语；再按五行生克之理，木克土，侮其所胜，故曰纵，从而治当刺期门。因期门为肝之募穴，所谓泄肝之邪气，如此诠解虽也说得通，但总觉有牵强附会之嫌，舒氏存疑也有道理。

（十七）伤寒发热，啬啬恶寒，大渴欲饮水，其腹必满，自汗出，小便利，其病欲解，此肝乘肺也，名曰横，刺期门。_{原文}

喻嘉言曰：发热恶寒，太阳之本证也；大渴欲饮水者，木盛则热炽而求水以润之也。水势泛溢，其腹必满，然肺金素无他病者，必能暗为运布，或自汗而水得外渗，或小便利而水得下行，其病欲解也；亦由但腹满而不谵语，故易解耳。

（十八）伤寒表不解，心下有水气，干呕，发热而咳，或渴，或利，或噎，或小便不利，少腹满，或喘者，小青龙汤主之。_{原文}

诏按：小青龙汤原为表里俱寒者设，必其人发热无汗，表邪挟饮方可用。若有汗而无表证者，切不可妄用。耗散真阳，则痰饮愈肆，而喘咳增剧，甚至不治者，往往有之。且方中附子必不可少，否则里寒无以御之，其细辛、五味，甚无理也。至于芍药尤不可用，以芍药收敛营分，则营分之邪无出路矣，仲景必无此法。

鉴识：小青龙汤为表寒里水者设，舒氏说必其人发热无汗，表邪挟饮方可用，若有汗而无表证者，切不可妄用，耗散真阳，则痰饮愈肆而喘咳增剧，甚至不治者往往有之，并认为芍药不可用，以至于认为细辛五味用之无理。笔者对此颇有微词，如从其辨证施治之常套，都在情理之中；如验之于临床，我相信作为一个临床医师，在应用小青龙汤时并不一定要表寒里水必俱，只要是有里寒挟饮之证，都可以用到该方，纵然表疏有汗，麻黄也不忌讳，在这里用麻黄、细辛可以起到温肺宣肺理气的作用，况且方中还有五味子，既能化痰，又能护阴，发中有收，正是仲景制方之妙。其实临床上对于治疗咳喘之证，不论有无表证和有汗无汗，无不以此方变通用之，舍此则另无良法。舒氏说本方去白芍加附子，这就是极尽通变之能事，难怪有人说"读书与治病，若合若离"，信不诬也。

小青龙汤：

麻黄去节，桂枝去皮，白芍、甘草炙，干姜、细辛各三两，半夏、五味子各半升。

（十九）伤寒心下有水气，咳而微喘，发热不渴，服汤已，渴者，此寒去欲解也，小青龙汤主之。原文

喻嘉言曰：桂枝麻黄汤无大小，而青龙汤有大小者，以桂麻二汤之变法多，而大青龙汤变法不过于麻桂二汤内施其化裁，或增或减，或饶或去，其中神化，莫可端倪。又立小青龙一法，散邪之功兼于涤饮，取义山泽小龙养成头角，乘雷雨而翻江搅海，直奔龙门之意，用以代大青龙而擅江河行水之力，立法诚大备也。昌于分篇之际，特以大青龙为纲，于中桂麻诸法悉统于青龙项下，拟为龙背龙腰，然后以小青龙尾之，或飞或潜，可弥可伏，用大

用小，曲畅无遗，居然仲景通天手眼驭龙心法矣。

又曰：或问青龙自为一队，即白虎且剔出，另峙其后，然则脉证之纵横者，何与青龙事耶？答曰：伤寒中多有忽然自汗，实尔亡阳之候，虽不用青龙之药，早已犯青龙之逆者矣。盖屈蟠者，龙之所以伏也；纵横者，龙之所以飞也。纵横之脉证不同，刺穴同用期门。期门，肝木所主；东方，青龙之位也。刺其穴者，正所以制龙木而预弥亡阳之变，故一青龙方中张大其施，则天行而为霖雨；狭小其制，则征浪而奔江海；驯其性能，则逾越女婢之卑柔；刺其经穴，则锁弥灵幻于寂。若仲景于其旧髦升天、万难把捉之时，尚以真武一方坐镇北方之水，俾地气不升，天气不下，所谓其雨，杲杲日出，龙之既升于天者，不得不复返于渊，况未及升腾，可驯可抚，顾无法以制伏之耶。此余所为有会于纵横之义也，倘不其然，非但无与青龙之事，亦并无与伤寒之事矣。昔有善画龙者，举笔凝思而青天忽生风雨，吾不知仲景制方之时其为龙乎，其为仲景乎。必有候焉雷雨满盈，候焉雷云不雨，候焉波浪奔腾，候焉白日开朗，以应其生心之经纶者，神哉青龙等方即拟为九天龙经可矣。

及门张盖仙曰：心下有水气者，即是胃中有留饮也。服汤已，转渴者，水饮去矣，故云欲解也。并无太阳表证，麻桂未免多事矣。

（二十）服桂枝汤，大汗出后，大烦渴不解，脉洪大者，白虎加人参汤主之。原文

诏按：此证津亏热盛是其本色也。假令始初用桂枝汤时方中即加石膏，自无诸白虎汤证。

鉴识：服桂枝汤只得微微汗出，如大汗出后，胃中津液耗伤，则邪内传阳明，故见大烦、大渴、脉洪大之证。用白虎汤以清阳明经热，用人参以救胃中耗伤之津液，此至当之法，毋庸置疑。舒氏指出，如在初始用桂枝汤之时加用石膏，必无内入阳明之患。

笔者认为只有在具备桂枝汤证自汗恶风的同时，兼见心烦口渴，则石膏方可用，否则难免有犯虚虚之戒。舒氏虽未言出，自然意在其中。这一宝贵经验，后世医家所倡导的截断逆转法可能受此启发，值得重视。

白虎加人参汤：

于白虎汤方内加人参三两，余依白虎汤法。

（二十一）伤寒，脉浮滑，此里有热，表有寒，白虎汤主之。原文

族门人帝锡曰：太阳上篇第三十七条云："脉浮滑者，必下血"，此条又云"伤寒，脉浮滑，此里有热，表有寒，白虎汤主之"，何其言之不一也？教人何所适从。必其人口燥心烦，汗出恶热，渴欲饮冷，方可与白虎汤，若只据脉滑，必不可从。

白虎汤：

知母六两，石膏一斤，甘草一两，粳米六合。

（二十二）伤寒，脉浮，发热无汗，其表不解者，不可与白虎汤。渴欲饮水，无表证者，白虎加人参汤主之。原文

喻嘉言曰：白虎但能解热，不能解表，必恶寒、头身疼痛之表证皆除，但热渴求救于水者，方可与之。

（二十三）伤寒，无大热，口燥渴心烦，背微恶寒者，白虎加人参汤主之。原文

诏按：背微恶寒者，即表有寒之谓；里阳盛极，格阴于外，故见微恶寒也。白虎汤中或加人参，乃当视其元气何如耳。

鉴识：此处之背微恶寒，舒氏不认为是表邪未解和阳虚所致，而认为是里热盛极、格阴于外所致。笔者认为如属阳极格阴证，必有口渴饮冷、二便不利之症；但条文中称无大热，仅据燥渴心

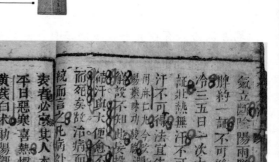

王能治医生存伤寒集注

烦，白虎汤未必可用。此处阴阳之辨最为关键，不若按舒氏辨阴阳十六字诀辨析之，方不致误。

（二十四）伤寒病，若吐若下后七八日不解，热结在里，表里俱热，时时恶风，大渴，舌上干燥而烦，欲饮水数升者，白虎加人参汤主之。原文

程郊倩曰：热结在表，则身发热而时时恶风，以表气郁而不舒也；热结在里，则大渴，舌上干燥而烦，欲饮水数升。白虎加人参汤涤热除烦、生津止渴，解去郁结则中外清肃，无余义也。

喻嘉言曰：寒与风俱伤，宜从辛甘发散矣；而表与里又俱热，则温热为不可用，欲并风寒表里之热而俱解之，不其难乎？

故立白虎汤一法，以补青龙之不逮，其乃石膏、知母辛凉之二物也，辛者，西方金也；凉者，秋令也。酷热之时，欲求金风荐爽，万不可得，计为虎啸，虎一啸则风生，风生则热解耳。所以取辛凉二物偶而成方，以象白虎之阴也。夫青龙变化莫测，方无定体，故各用制伏之法。若白虎，则地兽之灵，得风从则其威愈振，亦不易制伏之物，况里热也极，津液垂亡，元气所存无几，而领西方之肃杀以入胃中，能无虑乎？于是以甘草缓和其猛性；而入米同煎，以助胃中水谷之气；虚者，更加人参以助胃中天真之气，乃可用之而无患，制法早具于一方之内矣。世传孙思邈有降龙伏虎之能，岂非以仲景之心法为道法耶。

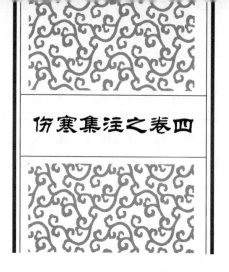

伤寒集注之卷四

阳明经证治大意

喻嘉言曰：伤寒之证，无如太阳一经，风寒参错，表里差殊，难于辨认。界分三篇，先列鄙语以引其端，后随仲景原文阐其立言精意，俾业医者得其门而入，庶足以窥其富美也。而阳明一经之病，治之尤难。盖胃为水谷之海，五脏六腑之大源，多气多血之冲，乃吉凶生死所攸关，仲景注论精详，后人读之愦愦，今请得而要言之也。夫阳明者，胃也，阳明以胃实为正，胃实则皆下证也。然阳明之邪其来路由太阳，其去路趋少阳，然必辨其在经在腑，在经则递传入，腑则不传，腑证则当下，经证不可下也。庸愚无识，妄守颛门，必候七日，传经已尽方敢言下。讵知太阳一经，早有十余日不解者，若不分经而但计日，其误下仍在太阳。至阳明二三日，下证即见者，反以计日，当面错过，其阳明已趋少阳者，又以计日妄行攻下而犯少阳所禁，甚至少阳复转阳明，更全不识其证为何证。坐令热邪在胃，烁尽津液，以致轻者重而重者死矣，所关讵不大耶？谨将阳明之证亦比太阳之例，分为三篇，以太阳阳明为上篇，正阳阳明为中篇，少阳阳明为下篇。其三阴复转阳者，附少阳阳明后，俾观者了然，不致差误耳。

程郊倩曰：本气燥热，阳神素盛者，其人少水多火，虽他经受邪，无关于胃，而胃中素有燥热，自成郁遏，所以一经汗下，津液被夺，则在表之邪随燥热而内结，此之谓转属阳明。万物所归，无所复传，第视其在经之邪解与不解而定，其入肺之证实与不实，其来路可不审又审耶？

阳明上篇 <small>外邪初入阳明，太阳尚有未尽者，谓之太阳阳明，列于此</small>

篇计三十九法

诏按：太阳阳明者，是太阳之邪传入阳明，而太阳尚有未尽者，邪由太阳而来非阳明自受者，此为传经之邪也。若合病并病，皆自受之邪，为不传之候也。然而其证虽有传经与不传经之别，其治法俱不外乎两经合用而已。

鉴识：舒氏的意思是：不管太阳阳明是传经之邪，还是两经本经自病的，合病并病，见一经之证，即用一经之药，两经证候俱见，即用两经之药，井然有序，才不乱方寸。

（一）阳明病，脉迟，汗出多，微恶寒者，表未解也，可发汗，宜桂枝汤。<small>原文</small>

（二）阳明病，脉浮，无汗而喘者，发汗则愈，宜麻黄汤。<small>原文</small>

诏按：此二条阳明病纵有太阳证未除，法宜葛根桂麻并用，岂可专用桂麻治太阳而遗阳明耶？喻氏谓太阳之邪初入阳明，而太阳尚未尽罢，治宜专从太阳，于法不合，若不兼用葛根，阳明之邪何由得解也？

再按：篇中但言阳明病，未挈阳明经证，又未见阳明主方，此阙文也，是必鼻塞，前额连眼眶胀痛，发热不恶寒，方为阳明经证，不然何所据而认为阳明病耶？且阳明主方亦未之见，若合病篇中之葛根汤乃与麻桂合用，合治太阳阳明两经之方，非专主阳明之方也，今皆无迹可寻，可慨也。

鉴识：上两条但言阳明病却未见阳明病的主证、主方，从条文中所述脉证，似属太阳中风的表寒虚证和太阳伤寒的表寒实证，所以分别用桂枝汤和麻黄汤，故应从舒氏之见为是。

（三）阳明病能食者，为中风，不能食者，为中寒。原文

喻嘉言曰：营卫交会于中焦，论其分出之名，则营为水谷之精气，卫为水谷之悍气。论其同出之源具混然一气，何繇分其孰为营、孰为卫哉？惟风为阳，阳能消谷，故能食；寒为阴，阴不能消谷，故不能食。以此辨别阴阳，庶几确然有据耳。

门人张盖仙曰：阳明病，在经主葛根，入里主白虎，入腑主承气，不必辨其中风与伤寒也。今乃不察其病之在经在腑，而斤斤于能食不能食，何为哉？仲景当不如此。

（四）脉阳微而汗出少者，为自和也；汗出多者，为太过。阳脉实，因发其汗出多者，亦为太过。太过为阳绝于里，亡津液，大便因硬也。原文

喻嘉言曰：伤寒发太阳经之汗，即当顾虑阳气，以膀胱主气化故也。发阳明经之汗，即当顾虑阴津，以胃中藏津液故也。所以阳明多有热越之证，胃中津液随热而尽越于外，汗出不止耳。然则阳明证不论中风与伤寒，脉微脉实，汗出少而邪将自解，汗出多则阴津易至竭绝。业医者可不谨持其柄而用重剂发汗，以劫人之津液耶？

（五）问曰：阳明病外证云何？答曰：身热，汗自出，不恶寒，反恶热也。原文

（六）问曰：何缘得阳明病？答曰：太阳病，若发汗

若下，若利小便，此亡津液，胃中干燥，因转属阳明，不更衣，内实，大便难者，此名阳明病。_{原文}

程郊倩曰：汗、下、利小便，皆为去邪而设，邪苟相当，病即解矣。如其人胃素干燥，徒亡津液，太阳遂转属阳明，谓之夺液成燥也。

（七）问曰：病有一日得之不发热而恶寒者，何也？答曰：虽得之一日，恶寒将自罢，即自汗出而恶热也。_{原文}

（八）问曰：恶寒何故自罢？答曰：阳明主中土也，万物所归，无所复传，始虽恶寒，二日自止，此为阳明病也。_{原文}

程郊倩曰：胃有燥热，无论三阳三阴，表寒里寒，皆从热化。所谓万物所归，无所复传，任尔寒势方张，一见阳明，自当革面。故曰始虽恶寒，二日自止。

（九）本太阳病，初得时发其汗，汗先出不彻，因转属阳明也。_{原文}

程郊倩曰：胃家素有燥气，不必过亡津液，能属阳明。即汗之一法，稍失分数，亦能转属之也。

若汗多，微发热恶寒者，外未解也。其热不潮，未可与承气汤；若腹大满不通者，可与小承气汤，微和胃气，勿令大泄下。_{原文}

诏按：汗出多，微发热恶寒者，真阳外亡之候，何为外未解也，此必叔和之误。

鉴识：临床中可遇见太阳表证，医发汗致汗出多，但仍微发热而恶寒者，可认作表未尽解而阳气已虚，可于攻中带补的桂枝汤中加入参附，其效甚佳。如久病阳虚之人过汗，当如舒氏所指真阳外亡之候无疑，临证切须谨慎辨识。

（十）太阳病，若吐、若下、若发汗，微烦，小便数，大便因硬者，与小承气汤和之愈。_{原文}原文

程郊倩曰：汗、吐、下后而见微烦，其大便硬，固非虚烦，当由胃家失润，燥气客之使然。胃虽实非大实也，和以小承气汤，微荡其硬，非攻下也。

小承气汤：

大黄四两，厚朴二两炙去皮，枳实三枚面炒。

徐忠可曰：此大承气汤单去芒硝耳。和者，缓也，无硝则势缓矣。谓稍有未硬，且微通其气，略解其热，缓以待之也，故亦云微和胃气，非调胃之义也。

（十一）伤寒吐后腹胀满者，与调胃承气汤。_{原文}原文

诏按：此证乃吐伤，上焦清阳之气不能宣化，而浊阴之气壅塞胸中而为胀满，法当健脾和胃、宣畅胸膈，而浊阴自化，而胀满自消。岂可复用下法，以重伤其正、戕害其生乎？是必后人之误。

调胃承气汤：

大黄四两酒浸，甘草二两炙，芒硝半斤。

以水三升，煮取一升，去滓，内硝微煮，令沸，少温服。

再按：调胃者，调和胃气也。大黄用酒浸，缘酒性上升，大黄得之则缓于下矣。若不尔，乃随急性之芒硝一直达下，而无恋膈生津之用，何为调胃耶？大承气之大黄用酒洗，盖洗轻于浸，是微其下走之性，总因芒硝性急，恐其直过，未得与邪相当耳。而大黄又生用于小承气者，以无芒硝，势已缓矣。大黄再制正如欲用其勇，反掣其肘，宁有济乎。

承气者，承领一线未亡之阴气也。大实大满，法当急下者，则用大承气；稍轻则宜调胃而小承气之法；但心下痞，微烦而无

实满，故不用芒硝，较轻调胃又可知矣。

鉴识：舒氏认为吐伤后，上焦清阳之气不能宣化，导致浊阴之气壅塞胸中而胀满。笔者认为条文中明言吐后腹胀满，并非指胸中，应理解为吐伤脾中之阳，脾土失运所致。浊阴之气壅滞腹中所生胀满，治当扶阳健脾、化浊除满，下法自不相宜。其实临床上未见胃家实证，但据腹胀满，是不可贸然用下法的。伤寒吐后，脾阳未有不伤的，真正出现阳明胃家实确实少见。舒氏所见确切，笔者尝于附桂理中汤中加砂、蔻、半夏而获良效。

（十二）阳明病，心下硬满者，不可攻之。攻之利遂不止者死，利止自愈。_{原文}

喻嘉言曰：心下硬满，邪聚胸膈，故不可攻。攻之利不止，则邪气未尽，真气先脱，故主死也。利止则邪去而真气犹存，故自愈也。

（十三）伤寒呕多，虽有阳明证，不可攻之。_{原文}

诏按：呕多者，胃气虚寒之征也。且其气逆而不降，故曰虽有阳明证不可攻之。

鉴识：呕者，三阳经均有之，太阳之呕，必有发热恶寒之症见；少阳之呕，多伴寒热往来，口苦咽干；阳明之呕，必具但恶热不恶寒。大凡呕者，是病机向上，若用下法，是逆其势，最易致变。纵观临床呕吐者，大多因脾胃虚寒，气逆而不降，纵有阳明证，总不宜于攻伐。舒氏见理确切，自无非议。

（十四）食谷欲呕者，属阳明也，吴茱萸汤主之。得汤反剧者，属上焦也。_{原文}

诏按：喻氏谓食谷欲呕则属胃寒，乃确不可易。得汤反剧者，仍属太阳热邪，似觉不合，太阳热邪无此呕证，愚意当是胃有实燥，热势弥满，不能容纳，故食谷欲呕，复得吴萸之燥、人参之补，所以反剧也。胃寒者当恶寒，胃热者当恶热，以此辨明而后

125

用药则不误也。

鉴识：舒氏从服吴萸汤得汤反剧，推断胃中实燥，因热势弥满，不能容纳，故食谷欲呕，见理确切。并指出食谷欲呕有寒热之分，胃寒者当恶寒，胃热者当恶热，医者须辨明寒热，用药方不致误。这些看来只有临床行家方臻于此。

（十五）阳明中风，口苦咽干，腹满微喘，发热恶寒，脉浮而紧，若下之则腹满，小便难也。原文

诏按：此条阳明之邪弥满本位，溢出太少两经，而兼见太阳经证发热恶寒，少阳腑证口苦咽干。仲景但戒以不可下，未言治法，愚意可用桂枝、厚朴、杏仁、柴胡、黄芩，不识当否？

鉴识：从本条所述证情，乃三阳合病。阳明者，是在阳明之经，未见阳明腑实见证，所以禁用下法。如果下之，必伤里气，有内陷太阴之虞。太阴内伤，中枢转输自顿，故有腹满小便难之证。舒氏意度用桂枝、厚朴、杏仁、柴胡、黄芩治之。笔者认为未下之前可在舒氏之法中更加麻、辛、姜、夏，因有脉浮紧，显然太阳表寒仍甚，单凭桂枝不足以解表之寒邪，下之后有腹满小便难，病入太少二阴，治当扶阳健脾，助其气化，在四逆理中合五苓散，不知高明以为如何？

（十六）阳明病，脉浮而紧，咽燥口苦，腹满而喘，发热汗出，不恶寒反恶热，身重，若发汗则燥，心愦愦反谵语。若加烧针，必怵惕烦躁不得眠。若下之，则胃中空虚，客气动膈，心中懊憹，舌上胎者，栀子豉汤主之。若渴欲饮水，口干舌燥者，白虎加人参汤主之。若脉浮发热，渴欲饮水，小便不利者，猪苓汤主之。原文

诏按：此证三阳俱有，阳明为多。条中身重二字有误，三阳实热，法当身轻，必无身重之理。后三段俱顶下后而言，总以阳明为多，虽误下不为太过，只在未辨证兼三阳，以致胃中空虚，

客气动膈也。其首段之证，亦必以下而得衰减。若但遗上焦之邪而见懊憹舌胎，则主栀豉汤，从其高而越之；而见口干舌燥，则主白虎汤，从其中而彻之；若遗下焦之余邪而见小便不利，则主猪苓汤，从其下而分解之也。

鉴识：此条为三阳合病，所以冠阳明病者，因其中阳明居多。因是三阳合病，所以汗、下、烧针皆非所宜。舒氏认为"身重"二字有误，这是有道理的，因为三阳证是没有身重的。笔者认为条文中所言下之后胃中空虚，客气动膈，心中懊憹，舌上胎者，主以栀子豉汤，似属不合。阳明病下之后胃中空虚，说明胃气已伤，胃气伤则寒邪浊阴上逆胸脘，所以心下烦闷不适，条文中明言"舌上胎者"，显然是浊阴用事。此时当以扶阳健脾、化降浊阴之法为是，岂可用栀豉苦寒伤阳耗气之品。至于渴欲饮水，口干舌燥者，如不是真正恶热、渴喜冷饮，白虎加人参汤笔者是不敢妄投的。

猪苓汤：

猪苓、茯苓、泽泻、滑石、阿胶各一两。

诏按：猪苓、茯苓、泽泻渗泄疏壅，滑石降火利水，阿胶润燥养阴。

鉴识：脉浮发热，显然太阳表证仍在；渴欲饮水，小便不利，又说明邪入太阳之腑。既然太阳表里同病，理应用五苓散，因五苓散中之桂枝既可解太阳之表，又能通阳化气，表里双解，似较猪苓汤合理。疑条文中有脱简。

（十七）阳明病，汗出多而渴者，不可与猪苓汤，以汗多，胃中燥，猪苓复利其小便故也。原文

喻嘉言曰：阳明主津液者也，津液充则不渴，津液少则渴矣。故热邪传入阳明，必先耗其津液，加以汗多夺之于外，复利其小便夺之于下，则津液有立亡而已，故示戒也。

（十八）太阳病，寸缓关浮尺弱，其人发热，汗出复恶寒，不呕但心下痞者，此以医下之也。若其不下者，病人不恶寒而渴者，此转属阳明也。小便数者，大便必硬，不更衣十日无所苦也。渴欲饮水，宜少与之，但以法救之。渴者，宜五苓散。_{原文}

诏按：此条证首段可与桂枝汤，迨转属阳明，可与白虎加人参汤。不需承气者，以其胃尚未实也，至十日不更衣，无所苦也，可以勿药，候其津回渴止，大便亦自行矣。但末句渴者宜五苓散有误，应是小便不利，对小便数者言，何也？五苓散原为小便不利者设，若小便利，在太阳早已示禁矣。津液之在阳明尤为重要，上条云汗出多而渴者，不可与猪苓，以未见小便不利，故不可复利其小便也。加以小便数，岂不重犯所禁乎？是必小便不利，方可用五苓散。

鉴识：首言太阳病，从其人发热、汗出、恶寒、脉寸缓关浮，显然是太阳中风证。尺脉弱，显属里虚，此医者下之之过，若其不下之，病人不恶寒而渴，说明是太阳之邪内传阳明之候，这一点自无疑义。对于原文末段"渴者，宜五苓散"，舒氏认为有误；原文中的小便数应是小便不利，认为五苓散是为小便不利者设，如未出现小便不利，或加之小便数而用五苓散，岂不重犯所禁。舒氏疑之，确乎有理。但笔者认为从"若其不下者"至"但以法救之"为一段，仲景意在示人，病虽传入阳明，虽津液已伤，但胃实未甚，大便虽硬，不更衣十日无所苦，只需少少与水以饮之，以存津液，不必用下，仲景何等心细。渴者宜五苓散，是仲景另立一意，与前段无涉。前段证治已备，文意已了，两者互不执肘。口渴一症临床上有两种情况，一种是胃中有燥热，燥热伤津之口渴；另一种是阳虚停饮，气化不行之口渴。此处提到的口渴，必定是阳虚停饮所致。既然阳虚饮停，气化不行，必有小便不利。仲景虽未点明，但其意必在其中，毋庸置疑。

（十九）阳明病，脉浮而紧者，必潮热，发作有时；但浮者，必盗汗出。原文

诏按：此条据脉不足凭也。况脉浮紧与潮热，脉但浮与盗汗出，皆非的对必有之证也。若阳明病，潮热发作有时，当察其表之解与未解，胃之实与未实，而治法即出其间。若盗汗出者，又当视元气之虚否，里热之盛否，更辨及其兼证，庶几法有可凭，否则非法也。

鉴识：脉浮而紧是太阳伤寒之脉，阳明之脉应是洪大，脉浮紧必潮热，脉但浮必盗汗出。单凭脉而定病，舒氏疑之有误，并提出阳明病潮热发作有时者，当察其表之解与未解，胃之实与未实，若盗汗出者，又当察其元气之虚实，里热之甚否，还应辨其有无兼证。这些都是舒氏示人在临证时务必脉证互参，辨明阴阳虚实，方不致误，可见舒氏心细如发。

（二十）阳明中风，脉弦浮大而短气，腹都满，胁下及心痛，久按之气不通，鼻干不得汗，嗜卧，一身面目悉黄，小便难，有潮热，时时哕，耳前后肿，刺之小差，外不解，病过十日脉续浮者，与小柴胡汤。脉但浮，无余证者，与麻黄汤。若不溺，腹满加哕者，不治。原文

喻嘉言曰：此证为阳明第一重证。何以知之？太阳既未罢，而少阳亦兼见，是阳明所主之位前后皆邪，而本经之弥满流连更不待言矣。盖阳明脉本大，兼少阳之脉弦，太阳之浮，则阳明之大正未易衰也。腹满鼻干嗜卧，一身面目悉黄，潮热，阳明之证既未尽见，兼以少阳之胁痛，太阳之膀胱不利，则阳明诸症正未易除也。所以病过十日，外证不解，必审其脉证，或可引其邪从少阳出，则用小柴胡汤；或可引其邪从太阳出，则用麻黄汤方合法。若不溺，腹满加哕，则真气垂尽，更无力可送其邪，故知药不能治也。

（二十一）阳明病，脉迟，食难用饱，饱则微烦，头眩，必小便难，此欲作谷瘅，虽下之，腹满如故，所以然者，脉迟故也。原文

程郊倩曰：迟为寒，不能消谷，故食难用饱耳，饱则填滞中焦；以故上焦不行，而有微烦头眩证；中枢失运，气化窒塞而有便难证；欲作谷瘅者，寒湿之气与水谷之气郁黩而成黄也。下之腹满如故，则小便仍难，瘅不退可知矣。再言脉迟，欲人从脉上悟出胃中冷来。

诏按：此条为阴黄证，乃由脾胃夙有寒湿意者，茵陈四逆汤加神曲可用。

鉴识：此条证应从"迟"字处着眼。脉迟，无疑是里阳虚有寒，寒不消谷，所以食难用饱；饱则微烦头眩，为谷气不升所致；里阳虚，阳不化气，故小便难；阳虚本不当下而下，脾阳受伤，浊阴痞阻，故腹满如故。舒氏说此为阴黄之证，乃为脾胃夙有寒湿，这种看法无疑是正确的。至于所设茵陈四逆汤，虽得要领，但笔者认为再合五苓散于其中，似更完善可靠。

（二十二）阳明病，若中寒不能食，小便不利，手足濈然汗出，此欲作固瘕，必大便初硬后溏。所以然者，以胃中冷，水谷不别故也。原文

喻嘉言曰：瘕泄即溏泄，久而不止，则曰固瘕也。

（二十三）阳明病，初欲食，小便反不利，大便自调，其人骨节疼，翕然如有热状，奄然发狂，濈然汗出而解者，此水不胜谷气，与汗共并，脉紧则愈。原文

喻嘉言曰：此是胃气有权，能驱散阳明之水与热，故水热不能胜，与汗共并而出也。脉紧则愈，言不迟也。脉紧疾则胃气强，所以肌肉开而濈然汗出；若脉迟，则胃中虚冷，偏渗之水不能透而为汗，即手足多汗，而周身之湿与热又未能共并而出。此胃强

能食，脉健之人，所以得病易愈也。

诏按：此证妙在欲食可征，胃气有权，否则小便不利，势必偏渗大肠，何其大便能自调耶？其人骨节疼者，乃湿邪阻滞经脉也；翕然如有热状者，阳气郁蒸，汗作之兆也；奄然发狂者，伏邪将溃，阳气冲击不能骤开，顿觉不安而欲狂，故少顷即濈然汗出而解也。

鉴识：舒氏认为此证妙在欲食可征，得之胃气有权，此一语切中要点，胃气有权则大便自调；并认为骨节疼、如有热状是湿邪阻滞经脉，阳气郁蒸欲作汗之兆；奄然发狂是伏邪将溃，阳气冲击不能骤开，顿觉不安而发狂，故顷刻即濈然汗出而解。如此理解入情入理。仲景提到的谷气即胃气，只要胃气有权，百病易愈；阳明胃为生死之关，凡病有胃气则生，无胃气则死，本条文意即在于斯。舒氏却能着眼于斯，确属难得。

（二十四）阳明病，不能食，攻其热必哕，所以然者，胃中虚冷故也。以其人本虚，故攻热必哕。原文

程郊倩曰：平素本有虚寒，法以温里为本。凡病任有热邪，俱宜标视之，阳明固然，他经亦可例矣。

（二十五）脉浮而迟，表热里寒，下利清谷者，四逆汤主之。若胃中虚冷不能食者，饮水则哕。原文

诏按：此条虚寒之证，法当温补兼行，方中宜加参苓芪术，若单用四逆于法尚欠。

鉴识：脉浮而迟，浮为有表邪，迟为里寒，又见下利清谷，显然里证重于表证，自当急救其里，用四逆汤自不待言；如见胃虚冷不能食，饮水则呃逆，是中阳将竭，舒氏主张在四逆汤中加参苓芪术，笔者认为可再加吴萸，其回阳散寒暖中之力更宏。

（二十六）阳明病，但头眩，不恶寒，故能食而咳，其人必咽痛。若不咳者，咽不痛。原文

诏按：不恶寒者，表已解也。能食者，胃中非虚冷也。此但以热邪挟饮为患，上逆而为咳，为咽痛，犯高巅而为头眩。若邪不上逆，则不咳，故咽亦不痛，其头亦不眩，又在言外矣。

鉴识：从"不恶寒"、"能食"，注家普遍认为表邪已罢而传入阳明，舒氏也认为不恶寒表已解也，能食者胃中非虚冷也。笔者根据临床实际观察，认为如患者口述不恶寒、能食，而未有恶热、烦渴、饮冷，切不能贸然看作是热入阳明证；况且，但见头眩，咳则咽痛，不咳则咽不痛，显然病涉太少二阴。脾肾阳虚，寒饮上逆，清阳不达高巅，故头眩；寒饮犯肺，故咳而咽痛；如寒饮不上逆，说明阳虚未盛，统摄有权，清阳自能升腾，故不咳、咽不痛，头也自不眩；至于不恶寒，应是虚阳浮于外；能食，只能看作胃气尚未大伤。真正见之如临床，咳而咽痛者，因于阳明邪热的几乎见不到，无不是太少虚寒所致，因为少阴经循舌本挟咽喉。笔者临床数十年，所见咳而咽痛的，无一例因于阳热，更何况还有头眩之清阳不升之象。舒氏曰胃中非冷、热邪挟饮为患，值得商榷。

（二十七）阳明病，法多汗，反无汗，其身如虫行皮中状者，此以久虚故也。原文

程郊倩曰：阳明病法多汗，今反无汗，卫阳不足；其人不能食，可知卫阳既虚，不能透出肌表，故怫郁皮中如虫行状。虚指胃言，实则为痛，虚则为痒。

（二十八）阳明病，反无汗，而小便利，二三日呕而咳，手足厥者，必苦头痛。若不咳不呕，手足不厥者，头不痛。原文

诏按：阳明病，无汗兼见呕咳厥，法宜葛根合附术姜半以治之；若为阳明腑证，则厥为阳厥，法宜驱阳之中仍兼散逆斯可矣。

鉴识：阳明病本多汗，今无汗，而反见呕、咳、厥，全无内

热可征，纯是里阳虚，寒饮用事。苦头痛，乃寒饮窃犯高巅纯阳之处。从条文中所说，不咳不呕，手足不厥者，头不痛，足以证明未有阳虚饮动之阴窃阳位，则头自不痛。舒氏用葛根以理阳明，附、术、姜、半扶阳涤饮，丝丝入寸口，足显匠心。关于此条之厥，当是寒厥无疑，因与呕咳并见，如是热厥必有恶热、口干舌燥、渴欲饮冷、不大便、腹胀满痛等，临床不难辨识。

（二十九）阳明病，下之，其外有热，手足温，不结胸，心中懊憹，饥不能食，头痛汗出者，栀子豉汤主之。原文

诏按：此证下伤脾胃，故心下懊憹；饥不能食，头汗出者，阳虚也。法宜理脾开胃兼以扶阳，栀子豉汤不可用也。

鉴识：舒氏认为此条为下伤脾胃而心中懊憹，知饥不能食、头汗出是阳虚之证。笔者认同舒氏的观点，栀子豉汤是为胸中郁热者设，显非阳虚对证之方，舒氏说不可用，其理甚明。

如果有人问：条文中有言"其外有热，手足温"，又作何解释？笔者认为病在阳明之经，尚未入腑，而医者下之过早，里阳受损，而阳明经证尚在，如不急行扶阳、健脾之法，其外热将随之就罢而尽归太阴之里了。舒氏虽未言及，但意在言下可知。

（三十）阳明病，口燥，但欲饮水不欲咽，此必衄。原文

门人张盖仙曰：阳明病在经则口不燥，入里则大渴饮冷，不止于漱水而已；漱水不欲咽，当是里阳衰乏，不能熏腾津液之故，此属少阴，奈何指为阳明病乎？

（三十一）脉浮，发热，口干，鼻燥，能食者则衄。原文

诏按：热病得衄则解。能食者，胃气强，邪当自解。故曰能食者则衄，俗谓"红衣伤寒，不治之证"，何其陋也？太阳发衄者，曰衄乃解，曰自衄者愈；以火劫致变者，亦云邪从衄解，即以阴邪激动营血者，尚有四逆汤可救，安见衄证，皆不可为治乎？大抵俗医见衄，概以寒凉冰凝生变酿成不治，故创此名色，

以欺世而逃其责耳。

鉴识：舒氏说本条是因热致衄，是着眼于脉浮、发热、口干鼻燥、能食，认为内热太盛，热邪上逆动血则衄，衄则热随血泄，邪当自解。但在笔者看来，凡伤寒致衄者，是不应尽看作邪热迫血，而应视为正气，即元阳之气，有力驱邪外出，病机有向上向外欲解之势，无不是正欲驱邪外出之佳兆，切不可视作邪热迫血妄行。舒氏针贬时蔽，一针见血地指出："大抵俗医见衄，概以寒凉冰凝生变酿成不治……"可见舒氏确实阅历有余。笔者相信，在临床中不少医者已体悟到患衄者，不论是新发还是久恙，不管是内伤还是外感，真正属于热邪迫血妄行的实证，几乎百难一见，大多因于虚寒或元气驱寒外出之象。舒氏之见，其理不虚，可以从之。

（三十二）阳明病，发热汗出者，此为热越不能发黄也。但头汗出，身无汗，剂颈而还，小便不利，渴欲饮水者，此为瘀热在里，身必发黄，茵陈蒿汤主之。原文

汪讱庵曰：热外越而表不郁，湿下渗而里不停。今小便既不利，身又无汗，故郁而为黄。

茵陈蒿汤：

茵陈六两，栀子十四枚，大黄二两。

诏按：茵陈、栀子能导湿热由小便而出，大黄能导湿热由大便而出也。

鉴识：本条列出的黄疸病证治，只不过是仲景示人以法规。黄疸因于湿热郁蒸，只在不汗出、小便不利的前提下才能酿成。舒氏对本条辨识简略，从多数注家之说，无不认为本条为阳明湿热郁蒸的阳黄之证。笔者对此颇有微词，还是从临床中去印证，以茵陈蒿汤原方去治疗湿热郁蒸，所谓的阳黄证，很难取得效验，不知同行是否有此共识？阳黄证用茵陈蒿汤纵然看到大小便已通

利，黄疸稍退，但如见有纳减、体倦、乏力加重的现象出现，难免有内陷三阴之虞。关于黄疸病的成因，是湿热郁蒸不应否认，但必须明确的是，但湿无热或但热无湿是不能发黄的。湿属阴邪，病关太阴，只有在太阴内伤、脾阳失运的前提下，才能产生湿浊。脾阳之所以不运，应该归咎于少阴肾阳之衰乏，即命火之不足，即所谓火不生土。不管是热多湿少的阳黄，还是湿多热少的阴黄，毕竟脾肾阳虚是主因。

对于从治之法，笔者深有体会，不论是阴黄还是阳黄，扶阳健脾是治疗本病之关键，并应该贯穿在整个治疗过程的始终。更应该把握的一点是：从阴出阳为病退，而从阳入阴则为病进，所以有人说"阳黄易治，阴黄难医"。笔者基于此，对于黄疸病的治疗，无论是阴黄阳黄，从不忽视扶阳健脾，每于茵陈五苓散中加附、桂、姜、夏、砂仁、白蔻，其效果非常可靠。

目睹眼下中医，每效法于西医而滥用清热、解毒、利湿，一派寒凉，视温热药如鸩毒，每致轻者重，重者危。医者自诩治之得法，病者自叹命尽，谁人又知是医者之过。笔者认为医者自当警醒，大凡黄疸病，扶阳救脾应为第一要义；如滥用苦寒，有伐生生之气，每至不救。

（三十三）阳明病，面合赤色，不可攻之，必发热，色黄，小便不利也。原文

诏按：面赤，邪热怫郁于上，故不可攻。必发热色黄，小便不利者，乃可用茵陈蒿汤之类攻之也。

鉴识：但面色赤，未见恶热、口渴饮冷，应非真热，所以说不可攻之。若攻之，必重伤其阳，阳怫郁于外，故发热色黄；阳虚气化不行，故小便不利。舒氏随文简略，贸然主用茵陈蒿之类，似不足取，当于首当扶阳健脾，助其气化，才为救治之道。

（三十四）阳明病，无汗，小便不利，心中懊憹者，身必发黄。原文

诏按：胃中湿热素盛者，必热从汗泄，湿由便渗，则发黄之患可免。今汗与小便俱不可得，内外闭锢，郁蒸无状，心中故不聊奈而生懊憹，其发黄可必也。

鉴识：舒氏此解情近常理，但未见出方。笔者如临此证，必拟麻黄附子细辛汤合茵陈五苓散，不知舒氏文意是否有此所指。

（三十五）阳明病，被火，额上微汗出，小便不利者，必发黄。原文

诏按：太阳邪风被火热，两阳相熏灼，其身发黄；今阳明被火者亦然，总为无汗与小便不利而致，其所以无汗者，非腠理闭密也，小便不利者，非气化不行也，盖以津液被劫，无阴以化之也。

鉴识：舒氏从诸注家之说，认为本条属阳邪，又被火劫，致使火气内攻，致燥伤阴，化源绝竭，所致小便不利和无汗出，似觉欠妥。笔者认为文中所指阳明病，必指的是阳明经证，本应用葛根汤取汗，医者竟以火劫发汗，非但经证未解，邪热反而入里。脾胃同属中土，邪热入里不从阳明燥化，反从太阴湿化，湿热相熏蒸，加之阳明经气未解，湿热不能尽从外解。所谓但头汗出，因头为诸阳之会，湿较难过所致。加之元阳衰乏，膀胱气化不行，使之小便不利，湿热无外透与下渗之路，必熏蒸而发黄。

从来发黄一证，皆是湿热相因，邪无出路所致。从其病理实质而言，纵然有邪热的一面，但必具有元阳不足、脾虚失运的一面。换句话说，湿热是标，脾肾阳虚是本，从未见过邪热伤阴而致发黄的。仲景虽未出方，以意度之，似宜葛根合茵陈五苓散加附子，以分而治之，不知高明以为然否？

（三十六）阳明病，下血，谵语者，此为热入血室，但头汗出，刺期门，驱其实而泻之，濈然汗出则愈。原文

诏按：下血者，乃大肠之血，与血室无干，何为热入血室？但头汗出者，又与热入血室无干。其太阳蓄血者，其人如狂，即谵语之类也。然血自下，下者愈，不当刺期门，且下血谵语二证不得相兼，若胃实谵语者，大便闭结不得下血；蓄血谵语者，血自下，下者愈，谵语必自止。若为脾胃气虚，不能传布之血下趋大便，兼之魄汗出而下利，气虚阳脱，细语呢喃者，法当温经止泻，以固其脱，亦不得妄刺期门，于法总不合也，吾不能曲为之解耳。

鉴识：舒氏说下血、谵语二证不得相兼，如胃实谵语，大便必闭结不得下血，若蓄血谵语，血自下者愈，谵语必自止。但多数注家却认为，所谓阳明病，当然必具阳明之脉证，下血谵语为热入血分，血热上扰心脑，故头汗出而谵语；所以刺期门者，期门为肝之俞穴，肝藏血，刺期门以泻血分之阳热。笔者从临床所见，血从下出者，因于热邪所迫几乎不存在，热邪迫血大多从上窍而出。本条下血谵语，必是脾胃气虚，元阳不摄，气虚阳脱，故头汗出；元神失养，故谵语呢喃。况且条文中未见阳热见证，但凭谵语就指为热入血室而泻之于期门，笔者认为舒氏疑之有理。

（三十七）阳明病，其人善忘者，必有蓄血。所以然者，本有久瘀血，故令善忘。屎虽硬，大便反易，其色必黑，宜抵当汤下之。_{原文}

张隐庵曰：太阳蓄血，验其小便；阳明蓄血，验其大便。不用桃仁承气而用抵当者，以久瘀故也。

（三十八）病人无表里证，发热七八日，虽脉浮者，可下之。假令已下，脉数不解，合热则消谷善饥。至七八日不大便者，有瘀血也，宜抵当汤。若脉数不解，而下利不止，必协热而便脓血。_{原文}

诏按：发热，脉浮数，证属于表，当从表解，必不可下；假令已下，脉数不解，合热消谷善饥，不大便者，谓之有瘀血，何以辨之？并无证验，不当妄投抵当汤。仲景必无此法。

鉴识：发热脉浮数，未必就是表证，文中已明言无表里证，因此既不可汗，更不宜乎下。脉数仍不解，定是下后因虚而致数，即后世所称的虚数之脉，愈虚则愈数，愈数则愈危，因下之后中气大伤，胃中空虚所致；消谷善饥，所谓胃欲借食物以填其中虚也；因脾胃阳虚，转输自顿，故不大便。观其文中所据脉证，实属虚多实少，何得谓之有瘀血？舒氏疑其原文有误，所见有征。

（三十九）病人烦热，汗出则解，又如疟状，日晡所发热，属阳明也。脉实者，宜下之；脉浮虚者，宜发汗。下之，与大承气汤；发汗，宜桂枝汤。原文

门人张盖仙曰：既据日晡发热，断为阳明，即当用大承气汤下之，再言脉实，不过审慎之意。乃又以脉浮虚，为邪在太阳而用桂枝汤。然则日晡发热，又无论已，吾甚不解，其传之非其真耶。

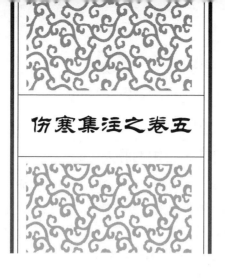

伤寒集注之卷五

阳明中篇　　凡外邪尽入胃腑谓之正阳阳明，列于此篇计三十七法

喻嘉言曰：凡外感之邪，全入阳明所辖地界，已离太阳，未接少阳，此际当用下法，确无疑矣。然其邪复有在经在腑之不同，在经者与太少为邻，仍是传经之邪；在腑者则入于胃而不传经，唯有下夺一法。仲景常恐胃有未实，篇中无限消息迟徊；若胃已大实，则当急下以存津液而已。

诏按：阳明以胃实为正，所以发黄与固瘕等证虽皆腑病，不得为正阳阳明，故嘉言列之于上篇；其条入中篇者，皆胃家素实之证也。其法三十一条，于中不无缺文，何也？法内但有谵语及如见鬼状等证，未有发狂一证。予常曰：胃实之证，发狂者甚多，此正阳阳明一大证也，曷为中篇不一见乎？定知原文有缺。

鉴识：舒氏之所以疑条文有缺，应该说是从临床出发，所谓正阳阳明，正如仲景在阳明病提纲中指出："阳明之为病，胃家实是也"，阳明病所谓正阳阳明，无不是腑热结实，胃气通于心，腑热内结，浊气凌于心，每会出现谵语甚至发狂之证。经云重阳则狂，可正阳阳明胃家实未见一条，难怪舒氏有疑。

139

（一）阳明之为病，胃家实是也。原文

程郊倩曰：所以成阳明者，由其入胃家素实也。

（二）伤寒三日，阳明脉大。原文

诏按：伤寒一日太阳，二日阳明，三日少阳，乃传经之次第也。太阳脉浮，阳明脉大，少阳脉弦，乃三阳之主脉也。此言三日阳明脉大者，见三日当传少阳，其脉动必弦，今不弦而仍大，则知不传少阳，而为正阳阳明无疑矣。

鉴识：伤寒三日，邪当传入少阳，脉当为弦象；今见脉大，知邪仍在阳明，此时脉不见太阳阳明之浮大，亦不见少阳阳明之弦大，当属正阳阳明，其脉必大而有力；若大而无力，或浮大无根，均不属于正阳阳明，抑另当别论。舒氏虽未言及，必意寓其中。

（三）伤寒，发热无汗，呕不能食，而反汗出濈濈然者，是转属阳明也。原文

喻嘉言曰：濈濈者，肌肉开而微汗不干之貌。

诏按：伤寒发热无汗，太阳证也；呕不能食，太阴证也。俱能转属阳明者，六经皆有阳明之谓也。

鉴识：发热无汗属太阳伤寒表证，自无疑义，多数注家无异议。至于呕不能食，有的人认为是少阳小柴胡汤证，舒氏却认为病属太阴，因少阳、太阴均有呕不能食证。虽说两者都有转属阳明的可能，但从临床看，从少阳转入阳明者有之，真正从太阴转入阳明的几乎见不到。不管从何经转入阳明，仅据濈濈汗出，而未见恶热、口渴饮冷、腹满便闭，认为是邪传阳明，似不足凭。舒氏认为呕不能食病属太阴，值得重视，临证时务必脉证互参，方不致误。

（四）伤寒转阳明者，其人濈濈然微汗出也。

诏按：此二条但据汗出濈濈一端，便是转属阳明，恐不能无

疑。若热退身凉、饮食有味，岂非病自解之汗耶？必其人恶热不恶寒，腹满按痛，谵语之证错见，方为有据，否则不足凭也。

鉴识：论中多处可见病欲解时而漐然汗出，此是邪去正安之谓。舒氏说"若热退身凉、饮食有味，岂非病自解之汗耶"，可见舒氏不失为临床识证之高手。

（五）太阳病三日发汗不解，蒸蒸发热者，属胃也，调胃承气汤主之。原文

喻嘉言曰：蒸蒸者，热势自内腾达于外，如蒸炊然，胃实之验也。其热蒸蒸势必其汗漐漐矣，妙哉形容乎。惟热在胃，故用承气以调其胃，则病焕然除矣。

（六）阳明病，本自汗出，医更重发汗，病已差，尚微烦不了了者，此大便已硬故也。以亡津液，胃中干燥，故令大便硬。当问其小便日几行，若本小便日三四行，今日再行，故知大便不久出。今为小便数少，以津液当还入胃中，故知不久必大便也。原文

程郊倩曰：此由胃气失润，宜俟津液之自还。

（七）阳明病，自汗出，若发汗，小便自利者，此为津液内竭，虽硬不可攻之。当须自欲大便，宜蜜煎导而通之，若土瓜根及与大猪胆汁，皆可为导。原文

诏按：津液内竭而成硬者，非不可攻，正不必攻也。其所以不必攻者，以未见实满诸证，不过硬而已也。

鉴识：便秘一证，成因不一，有津涸肠燥者，有腑热结实者，有脾肾阳虚健运失常者。此处因阳明病本汗出，又发其汗，小便自利，人身之津液已从汗出，又偏渗小肠，大肠因之津液内竭，故大便硬。此证为虚多实少，汗多没有不伤及元气，元阳既伤则不能化生和敷布津液，水液偏渗小肠，大便因而致燥，非阳明腑热结实可比。所以仲景告诫不可攻之，必当候其气复津回，元阳

来复则敷布有权，便秘自解。文中用蜜煎导法可用，但验之于临床，笔者屡试，对于此种之便秘只能暂解一时；如用能温运脾胃之理中四逆法，疗效比蜜导法更为可靠。舒氏已点明"以未见实满之证，不过硬而已也"，虽未言法，温补脾胃必是言下之意。

蜜煎导法：

蜂蜜七合，用铜器，微火熬，频搅勿令焦，候凝如饴，捻作挺子，长二寸许，头锐如指。掺皂角末少许，乘热内谷道中，用手把住，欲大便时去之。加盐少许亦可，盐能润燥软坚。

汪讱庵曰：蜜能润肠行气，皂能通窍。凡表解无里证者，胃虽实，亦忌攻，不可以苦寒伤胃也。

猪胆一枚，取汁入醋少许，用竹管子长三四寸，以一半内谷道中，将胆汁灌入，顷当大便。

汪讱庵曰：猪胆汁寒胜热，滑润燥，苦能降，酸善入，故能引入大肠而通之也。津枯者宜蜜导，热盛者宜胆导，如冷秘者，削酱姜亦能导之。

（八）阳明病，脉迟，虽汗出，不恶寒者，其身必重。短气，腹满而喘，有渐热者，此外欲解，可攻里也。手足濈然而汗出者，此大便已硬也，大承气汤主之；若汗多，微发热恶寒者，外未解也，其热不潮，未可与承气汤；若腹大满不通者，可与小承气汤，微和胃气，勿令大泄也。原文

诏按：阳明病脉迟者，其人里寒胜多阴也，血虚者脉亦迟，虽见汗出不恶寒之实证，尚不可下。然以脉迟，终非阳明胃实者比，其身必重也。假如呼吸被阻而短气，里邪抟聚而腹满，浊气上干而喘逆，如是而更验其有潮热者，方为外邪欲解，则虽脉迟身重，亦可攻其里也。然但言可攻而不出方者，乃是商量下法而有斟酌焉。何也？恐便未硬也。然必手足濈然汗出，此为胃实阳

亢，津液受蒸而外越，大便已硬也，方可主大承气汤。若汗出虽多，发热仍微兼之恶寒者，非外未解也，乃真阳欲亡，故承气汤未可与。若腹大满不通者，法当急下，何以不用大承气而云可与小承气汤微和胃气，且戒其勿令大泄下者，是何故也？总为脉迟身重，未可遂行大下也。仲景纡徐说来，有如是之铺置也，学者不可不深究焉。

吾家有峙宗者，三月病热，余与仲远同往视之。身壮热而谵语，胎刺满口，秽气逼人，少腹硬满，大便闭，小便短，脉实大而迟，仲远谓热结在里；其人发狂，小腹硬满，胃实而兼蓄血也，法以救胃为急。但此人年已六旬，证兼蓄血，下药中宜重加生地黄，一以保护元阴，一以破瘀行血。予然其言，主大承气汤，硝黄各用八钱，加生地一两捣于泥，先煮数十沸，乃纳诸药同煎。连进五剂，得大下数次，人事贴然，少进米饮一二口辄不食，呼之不应，欲言不言，但见舌胎干燥异常，口内喷热如火，则知里燥尚未衰减。复用犀角地黄汤加大黄三剂，又下胶滞二次，色如败酱，臭恶无状。于是口臭乃除，里燥仍盛，三四日无小便。忽自取夜壶小便一回，予令其子取出视之，半壶鲜血，观者骇然。经言"血自下，下者愈"，亦生地之功也，复诊脉转浮矣。此溃邪有向表之机，合以柴胡汤，迎其机而导之。但此时表里俱还热极，阴津所有无几，柴胡亦非所宜，惟宜白虎汤加生地、黄芩以救里，倍用石膏之质重气轻，专达肌表而兼解外也。如是二剂，得微汗而脉静身凉，舌胎退而人事清矣，并用清燥养营汤二十剂而全愈。

大承气汤：

大黄四两酒洗，厚朴半斤炙去皮，枳实五枚炙，芒硝三合。

诏按：大黄荡实热，厚朴通气壅，枳实破气结，芒硝软坚而兼能润肠中之干涩也。

鉴识：阳明病脉迟身重，舒氏认为是里寒胜多阴。所言"血虚者脉亦迟"，血虚不应与阴虚等同看，血虚实际上是对气虚而言，因气能生血，元气不足则不能化生精血，若精血衰少，元气鼓动乏力，故脉迟。舒氏此处点出，是有其深意的。只要有脉迟身重，虽有汗出不恶寒，尚不可攻下，因此为本虚而标实，下之有违虚虚之诫。至于短气腹满而喘，如见有脉迟身重，亦不可贸然攻下，因病仍属少阴虚寒，肾不纳气所致。如是阳明胃实，可以议下之证，必具日晡潮热、谵语、腹痛拒按、手足濈然汗出等。舒氏意度仲景但言可攻而不出方，乃是商量下法而有斟酌之意，还是因为脉迟身重，恐其阳明胃实未成。假如手足濈然汗出而确属胃实阳亢，津液受蒸而外越，方可主以承气下之。

舒氏认为本条之汗出虽多，发热仍兼之恶寒者，并非表未解，乃真阳欲亡。但有不少注家不是如此看法，认为阳明腑热已成蒸蒸迫汗外出，由于汗出肌疏，表虚不郁，热能宣泄，故发热不盛而恶寒，既非外未解，也非真阳欲亡。条文中明言"其热不潮，未可与承气汤"，是示人如此疑窦之处，务必辨明阴阳虚实，切不可妄行攻下，只有在辨明阳明腑实已成，方可拟下；下之还必须审察阳明腑实盛与不盛，而权衡大小承气；腑实热结之盛与未盛，当从其汗出、腹满便闭、烦热、口渴甚至谵语等证以消息之，方不致误。舒氏能在诸证杂呈之中特别突出脉迟、身重，并示人不可不深究，再从其所举一验案值得玩味，更能看出他对仲景之书的大彻大悟。

（九）病人不大便，五六日绕脐痛，烦躁，发作有时者，此有燥屎，故使不大便。原文

程郊倩曰：绕脐痛则知肠胃干，屎无去路，滞涩而作痛；烦躁发作有时，因屎气攻动，则烦躁乃作，有时伏而不动，则烦躁自止。以此征之，知有燥屎也。

（十）大下后，六七日不大便，烦不解，腹满痛者，此有燥屎也。所以然者，本有宿食故也，宜大承气汤。原文

诏按：此证虽经大下，而宿食隐匿未去，是以大便复闭，热

邪复聚，则烦不解而腹为满为痛也。所言有宿食者，即胃家实之互辞，乃正阳阳明之根因也。若其人本有宿食，下后隐匿不去者，固有此证。且有三阴寒证，胃中隐匿宿燥，温散之后而传实者，乃为转属阳明也。

予内弟以采者，患腹痛作泄，逾月不愈，姜附等药服过无数。其人禀素盛，善啖肉，因自恃强壮，病中不节饮食而酿胃实之变，则大便转闭，自汗出，昏愦不省人事，谵语狂乱，心腹胀满，舌苔焦黄，干燥开裂，反通身冰冷，脉微如丝，寸脉更微，殊为可疑。予细察之，见其声音烈烈，扬手掷足，渴欲饮冷，而且夜不寐；参诸腹满舌胎等症，则胃实确无疑矣。于是更察其通身冰冷者，厥阳亢极，隔阴于外也。脉微者，结热阻截中焦，营气不达于四肢也。正所谓阳极似阴之候，宜下之也。作大承气汤一剂投之无效，再投一剂又无效，服至四剂竟无效矣。予因忖道：此证原从三阴而来，想有阴邪未尽，观其寸脉，其事著矣。竟于大承气汤加附子二钱，以破其阴，使各行其用而共成其功。服一剂得大下，寸脉即出，狂反大发；予知其阴已去矣，附子可以不用，乃单投承气一剂，病势略杀；复连进四剂，共前计十剂矣，硝黄各服过半斤，诸证以渐而愈。可见三阴寒证转属阳明而成结燥者，有如是之可畏也。

鉴识：此条证虽经大下，而宿燥隐匿不去，是以大便复闭，热邪复聚，则烦不解，而腹为满为痛。如真是邪热复聚，是因宿燥隐匿不去，用大承气汤无有非议。但事实临床并非如此，凡病大下之后，纵有宿燥未尽去，但无不重伤里阳，病多由实转虚，或是虚中挟实，甚至转属三阴，此时岂可单凭有宿食、不大便、腹满痛而用承气再行攻下。

从舒氏亲历一病例勾起我父亲对我讲述五十年前诊治我妹妹玉梅一病的回忆：玉梅时年十二岁，当时的情形与舒氏内弟以采很近似，起始发热、恶寒、头痛，表证未解，虽大便三日不行，因汗出恶寒，父亲不敢妄行攻下，仍以桂枝法调和营卫，以冀表解。一周后恶寒已罢，大便未行，转为日晡潮热，面赤如妆，谵语，时而狂乱，从床上突然跃起，扬手掷足，哭笑不已，家人惊骇；午夜后至次日上午安静，似寐非寐，呼之不应，推之不醒。吾父按阳明热实证重投大承气汤，日夜三服尽，大便未见畅下，诸证仍然如前；吾父见大承气不效，疑为热入血室，改投桃仁承气，日夜三服，依然未见寸效。踌躇之间，突然想起舒氏这一案例与此近似，定为虚实错杂之证。以前单攻阳明热结，而遗却三阴里寒。经文中明明有言："昼日烦躁不得眠，夜而安静，治以茯苓四逆汤。"随即投之小承气合茯苓四逆汤，仍一日夜三服，翌日黎明喊腹痛，随即畅泻黑臭便一瓦罐，白天清醒，知饥索食；后以附子理气加砂仁、陈皮、半夏将理日日而愈。对舒氏如此分经识证之精到，足见历练不浅，深为叹服。

（十一）病人小便不利，大便乍难乍易，时有微热，喘冒不能卧者，有燥屎也，宜大承气汤。原文

程郊倩曰：燥屎阻住经输，故小便不利。大便乍易者，新矢得润而流利；难者，燥屎不动而阻留。时有微热，喘冒不能卧者，以屎燥胃干，三焦不通，而热非阳明邪盛之热，故微；浊气乘肺，故喘；浊气乘心致冒；浊气乘胆，故不得卧。总是屎气卧不下行，上扰乎清道也。时有者，矢气攻动则有，伏则不有也。可见无燥矢虽不更衣十日无所苦，有燥矢不必尽不大便而仍可下也。

（十二）阳明病潮热，大便微硬者，可与大承气汤；不硬者不可与之；若不大便六七日，恐有燥矢，欲知之法，少与小承气汤，汤入腹中转矢气者，此有燥矢，乃可攻之；若不转矢气，此但初头硬，后必溏，不可攻之，攻之必胀满不能食也。欲饮水者，与水则哕，其后发热者，必大便硬而少也，以小承气汤和之。不转矢气者，不可攻也。原文

喻嘉言曰：转矢气者，屁出也。腹中之气得攻药不为转动，

则属虚寒，所以误攻而证变胀满不能食也。

诏按：矢气二字，从前书中皆云失气，此误也，缘矢字误写出头耳。盖矢与屎同，矢气者，屁乃矢之气也，且失字之上无转字之理，转乃转运也，以其气由转运而出。若果失字，夫何转之有，确为矢之无疑。

再按：此条原文止在攻之必胀满，不能食也，文意已毕，其下数句平空插入，亦皆后人之误。

鉴识：从矢与失之解，足见舒氏通今博古，对经文只文片字都不草草读过，如此治学之道，足为后人效范。

条文中说若不转矢气，此但初头硬，后必溏，不可攻之，攻之必胀满不能食，显然病在太阴，太阴证是忌下的，理应按太阴论治，如理中、四逆辈，舒氏虽未提及，但其意已寓其中。

（十三）阳明病下之，心中懊恼而烦，胃中有燥矢者可攻。腹微满，初头硬，后必溏，不可攻之。若有燥矢者，宜大承气汤。原文

程郊倩曰：下后心中懊恼而烦有二，因其转矢气者，有燥矢也，但燥矢去之未尽，故宜大承气汤，再一荡之自愈。若不转矢气者，无燥矢也，必初头硬，后必溏，故不可攻。

（十四）得病二三日，脉弱，无太阳柴胡证，烦躁心下硬；至四五日，虽能食，以小承气汤，少少与微和之令小安；至六日，与承气汤一升；若不大便六七日，小便少者，虽不能食，但初头硬，后必溏，未定成硬，攻之必溏，小便利，矢定硬，乃可攻之，宜大承气汤。原文

诏按：此条并无阳明胃实见证，何不当下而又下耶？其后但据矢定硬三字即用大承气汤，吾不敢从。仲景当不如是之孟浪也。

鉴识：本条多数注家看法不一，各执一词，似未有中肯者，只有舒氏不随文衍义，曲为之解，疑为后人伪撰，并指出文中未

见阳明胃实之证，何不当下而又下，其后但据矢定硬三字，即从阳明胃家实论治，用大承气汤，于理不合。这确实体现一位临床实践家辨证认病的谨慎态度。

（十五）阳明病，不吐不下，心烦者，可与调胃承气汤。原文

诏按：心烦一证，阴阳互关，宜加细察，而后用药，调胃承气汤不可轻试。

鉴识：本条以方测证，与调胃承气汤，必具有阳明腑实之恶热、潮热、腹满、便闭之证，这时的心烦应是阳明胃中邪热郁蒸上扰心君，因胃气通于心，故生心烦。舒氏在此处警示世人，心烦一证阴阳互关，宜加细察，意思是说如未见腹满、便闭、潮热、谵语等阳明胃实之证，不可轻试调胃承气汤。可见舒氏处处心小谨慎，心细如发，总唯恐误下而犯虚虚之戒。

喻嘉言曰：合九条，总是以外证之解与不解，气之转与不转，脐腹之痛与不痛，脉之弱与不弱，汗之多与不多，小便之利与不利，邪热之炽与不炽，津液之干与不干，而辨腹中之燥矢多与不多，溏与不溏，以消息微下之法。故惟手足濈然汗出，大便已硬者，主之以大承气汤。其他诸证，一则曰宜用导法，再则曰不可攻之，再则曰宜小承气汤，再则曰少与小承气汤，再则曰明日更与一升，再则曰宜大承气汤，全是商量治法，听人临时酌量，以祈无误，所以不用主之二字。此等处关系安危最大，盖邪热入胃，不以寒药治之则胃伤，然寒药本以救胃也，不及则药不胜邪，太过则药反伤正，况乎不胜其邪，势必尽伤其正，徒伤其正，又未必尽去其邪，故仲景谆复于二者之间也。

（十六）阳明病，谵语，发潮热，脉滑而疾者，小承气汤主之。因与承气汤一升，腹中转矢气者，更服一升。若不转矢气，勿更与之。明日不大便，脉反微涩者，里虚

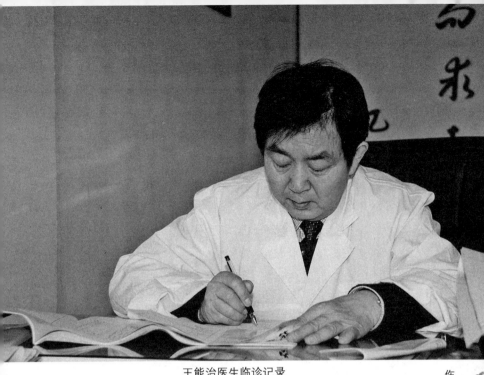

王能治医生临诊记录

也，为难治，不可更与承气汤也。原文

诏按：谵语，发潮热，阳明腑证审矣。再验其舌胎干燥，恶热喜冷，则径投大承气汤急下可也，又何必小承气汤试之又试为哉？若脉反微涩者，则微为阳虚，涩为液竭，方中宜加参附以补阳气，归地以助阴精，此又法中之法也。吾常用之而有验，世医多不知此，只据腹满便闭等证，无论里虚里实，即妄投承气等汤而酿不治之症，总由不讲仲景之法故也。会有患腹胀，大便不通者，脉微而涩，舌润不渴，予曰此里虚危候也。法当助阳固肾，醒脾和气，使收藏之本固，则气归元而化自行，脾气有权则健运行而升降清，其患当自愈。其家以予为过也，听医用下，大便暂通，腹胀因减，彼以为有效矣，予知其必死也。次日复闭，腹胀加甚，于是又下，闭胀愈加甚矣，更极下之，卒不能通，则气涌而死矣。嗟呼，庸医杀人，恬不知省，顽夫受杀，实可悯也。

149

鉴识：阳明谵语，发潮热，脉滑而疾，说明阳明燥化已成，用承气法自无疑义。至于先用小承气汤之意，观其是否有矢气，是仲景示人运用下法须小心谨慎，防其实中有虚。如用小承气汤不转矢气，脉反微涩者，舒氏认为微为阳虚，涩为阴竭，并主张在承气汤中加参附以补阳，归地以补阴，笔者认为值得商榷。从其脉微者，说明阳虚已极，据阴阳互根之理，阳虚则会导致营阴迟滞而不行，故脉道滞涩，此时如用承气则更伤元阳，加之归地又助阴用事，尽管加用参附，也无法破解群阴之困，而使一线微阳难复。此时急当以扶阳为大法，如元阳来复，转输自运，津液自生而腑气自通。从舒氏所治一病案可知，在病情虚实错杂、阴阳俱竭之时，必当急用扶阳补气，以保根本，方为正道，否则亡阳立至。舒氏谆谆警示后人，宁可实其实，不可虚其虚，此正是王道之师。

（十七）夫实则谵语，虚则郑声，郑声，重语也。原文

李肇夫曰：重字读平声，重语当是絮絮叨叨，说了又说，细语呢喃，声低息短，身重恶寒，与谵语之声雄气粗、身轻恶热者迥别也。

（十八）直视、谵语，喘满者死，下利者亦死。原文

诏按：直视一证亦有阴阳之分，若阳明胃实，火亢水亏，外见口臭、恶热等证，最患直视。直视者，肾水垂绝之征也。法当急夺其土，以救肾水。其少阴中寒，真阳埋没，津液不上腾而直视者，津不营目也。外见身重恶寒等证，此则不患水绝，最患亡阳，法当补火植土，以回真阳。

鉴识：此条明指阴阳离决之候，肾气发动，喘满者元阳从上而脱，故为死候，下利者阴津从下而竭，故亦主死。此时之直视、谵语，笔者认为不应视作阳极阴竭之症，病已至此，阳无阴以附，行将脱焉，应急于大扶其阳，重用人参四逆，以固根本，或可挽

乎万一。此时救阴又有何用，此为阴阳互根之道。舒氏认为直视、谵语亦有阴阳之分，有别于诸家均从阳热看，实属难得。

（十九）发汗多，若重发汗者，亡其阳，谵语，脉短者死，脉自和者不死。原文

喻嘉言曰：脉短则阴阳不附，脉和则阴阳未离。其生死全从脉定耳。其脉既短，安向其药之长哉？

诏按：亡其阳，阳字有误，应是阴字，何也？病在少阴，汗多则亡阳，病在阳明，汗多则亡阴。盖阳明中篇皆阳旺胃实之证，但能亡阴，不能亡阳。

再按：汗多亡阳，亦不尽然。盖阳虚者，汗多则亡阳；其阳盛，汗多则亡阴。阳明热越之证，胃中津液随汗而尽越于外而汗出不止，法当急除其热，以救津液，少缓则阴亡。可见汗多亦亡阴。至于下多亡阴之说更不然，其正阳阳明者，急下之法，皆为救阴，失下则阴亡。若三阴里寒之证误下，则阳根立铲而死，安得谓之亡阴乎？于理大谬，兹并辨之。

鉴识：发汗多，又重发汗，不仅阴津耗伤，而阳亦随之外脱，从未见有阴津绝竭而阳不亡者，此阴阳互根之理。谵语脉短应是阴阳离绝之候，故曰死。如脉自和，说明阴阳尚未到离绝的地步，故曰不死。脉自和者不死，是仲景示人病经误治后症状险恶，只要阴阳未离决，可以救治不死，从脉象可以消息之。舒氏所说正阳阳明急下之法，皆为救阴，失下则阴亡，即所谓急下存阴。话虽如此，实际上阴亡阳又何曾不亡，虽曰救阴，实则救阳，阴存则虚阳不脱。

（二十）阳明病，其人多汗，以津液外出，胃中燥，大便必硬，硬则谵语，小承气汤主之。若一服谵语止，更莫复服。原文

喻嘉言曰：此条举谵语之因，汗多津越者为言。

（二十一）伤寒四五日，脉沉而喘满，沉为在里，而反发其汗，津液越出，大便为难，表虚里实，久则谵语。原文

诏按：脉沉而喘满，则知为阳明宿燥阻滞，浊气上干而然也。故曰沉为在里，明非表也。而反发其汗，其津越便难而成实矣。致则谵语者，自宜大承气汤。此因夺液而成燥者，原非大热入胃者比，此故仲景不出方，尚有微甚之斟酌耳。

鉴识：舒氏认为此条是因脱液而成燥，原非大热入胃者比，既非大热入胃，而是因为汗后所致津亏肠燥便难，短期内无腑热熏心扰乱神明是不会出现谵语的；久则腑气不通，内遏生热，乘心而谵语，其理倒说得过去。但临床中长期津枯便难而出现谵语，似难得一见。仲景未出方，是示人必须辨明大便难是因阳明热结宿燥，还是因于太阴气虚津液不行而肠燥，两者虚实不同，治法迥异，所以务须小心斟酌。

（二十二）伤寒若吐若下后不解，不大便五六日，上至十余日，日晡所发潮热，不恶寒，独语如见鬼状。若剧者，发则不识人，循衣摸床，惕而不安，微喘直视，脉弦者生，涩者死，微者但发热，谵语者，大承气汤主之，若一服利，止后服。原文

喻嘉言曰：前云谵语脉短者死，此云脉弦者生；前云谵语脉滑疾者用小承气汤，此云脉涩者死，更互一字，而大意跃然。

诏按：此证本因胃有宿燥，固不宜吐伤津液，惟宜下以去其燥。若下之不当，则燥不去而病不解，亦徒伤津液，后成结实。不下大便六七日，上至十余日，愈久愈结矣。仲景未言治法，观后段之微者，尚主大承气汤；而前之剧者，亦无非阳亢阴尽之象，驱阳救阴，法亦不出大承气汤之外，特以势急而制，宜加重焉。虽云脉弦者生，然在见几于早，否则驯至脉涩，无论大承气无能为，即神丹亦无能为矣。

鉴识：伤寒表证本应汗解，医者反而吐下，以致正伤而邪结，

大便五六日，甚至十余日而不行。至于日晡所发潮热，不恶寒，独语如见鬼状，循衣摸床，惕而不安，微喘直视，注家普遍认为属于阳明燥化，腑热结实，浊气熏心所致，舒氏也从其说。笔者以为，本证如从临床着眼，本属虚实夹杂、虚多邪少之证，不仅具有阳明本经自病，且有三阴里寒虚证。伤寒之表理应汗解，反治以吐下，未有不伤正的，尽管阳明燥化已成，但里阳相对大伤，元阳不足，神明无主，故每致恍恍然独语如见鬼状，甚至不识人，循衣摸床。所谓惕者，乃怵惕惊惧之意，多为心阳不足，元神失养；微喘者，可知为肾气不摄，至于直视不能眴，乃脏腑之精气大伤，目失所养所致。病已至此，大有元阳欲脱之势，因此仲景特别告诫，脉弦者生，涩者死。弦为阳脉，有注家认为弦为阴象，情理不合，岂有虚寒证而脉尚弦劲有力者。弦脉说明阳气尚存，救治可生，用四逆辈合调胃承气，可立挽垂危；如脉见涩者，涩为阴脉，阳虚不能鼓动血行则脉涩滞，以上所见诸证多为恶候，加之脉见涩象，当是真阳垂绝之征，救之已晚。

笔者曾诊治一龚姓老人，患病月余，一直日晡潮热，腹满，大便不行，谵语不识人，时撮空引线，循衣摸床，舌上黑苔，芒刺满口，按其腹硬满，当脐经脉搏动应指，咽中痰鸣如曳锯，脉见沉涩。听其家人所述，住院经西药治疗两周未效，后转中医诊治。医者按伤寒阳明腑实论治，屡用下法，腑气依然不通，病势日增，至此垂危之候。笔者认为以前如是阳明腑实，下之该愈，易为何反见加剧，定是虚实夹杂之证，医者屡下所致。正伤而邪恋，病情刻不容缓，当机立断与病家讲明，只能侥幸于万一。急投大剂四逆汤加硝黄，一日一夜，连进三剂，附子用至四两，干姜二两，芒硝、大黄各二十克。连进此方三日，第四日大便已畅泻，色黑甚臭，渐能睁眼认人，显然危象已解；接下来仍以四逆汤减其量，或附子理中，将理月余而愈。

从上述病例引起笔者对阳明病的思考。在张仲景的那个时代，真正的正阳阳明病是有的，但近代特别是近几十年间，是很难见到正阳阳明病的，甚至可以说根本没有阳明热实证。临床现实如此，所以舒氏思想在当今更有其现实意义，我们完全有必要去进一步深入地探讨之。

（二十三）汗出谵语者，以有燥矢在胃中，此为风也。须下之，过经乃可下之。下之若早，语言必乱，以表虚里实故也。下之则愈，宜大承气汤。 原文

诏按：汗出谵语者，以有燥矢在胃中，韪矣，此为风也，何所见也。又云下之若早，语言必乱，然则谵语非乱乎，既以下早而致乱，不宜下定矣，何又云下之则愈？通篇不合理，是必后人之伪。

鉴识：从本条汗出谵语，腑实已成，怎说是风病，使人费解。既云下之过早，里阳受伤，神魂不能自主而语无伦次，自不应再下，何得又云下之则愈。其理甚明，难怪舒氏存疑。

（二十四）阳明病，谵语有潮热，反不能食者，胃中必有燥屎五六枚也。若能食者但硬耳，宜大承气汤。 原文

喻嘉言曰：有燥，则肠胃热结，故不能食；若能食，则肠胃未结，故但硬耳。俱宜大承气汤者，已结者开其结，未结者涤其热，不令更结，同一谵语潮热，故同一治。又曰：合九条观之，其用治之法，迟回审谛，何其郑重可见。所谓实者，邪气实也。邪气实，正气未有不虚。然邪实不可不下，正虚不可大下，斟酌于邪正之间，以权宜而善其治，良工苦心，要当三复于圣言矣。

（二十五）阳明病，发热，汗多者，急下之，宜大承气汤。 原文

诏按：此证只据发热汗多，便主急下，不能无疑。必其人素禀阳脏，火多水少，肠胃贯有燥结，恶热喜冷，舌苔干燥，身大热而汗外越，斯宜急下，否则尚须斟酌。

鉴识：阳明病，未见其他腑热结实之证，如腹胀满、不大便、

潮热、谵语等，单凭发热汗多，阳明经腑都有，岂能据此而贸然用下。难怪舒氏疑之，可从。

（二十六）发汗不解，腹满痛者，急下之，宜大承气汤。_{原文}

（二十七）腹满不减，减不足言，当下之，宜大承气汤。_{原文}

诏按：此二条俱未言其病之来由，又未明其所以当急下之理，令人不无余憾。

鉴识：此二条列于阳明篇，其意自寓阳明胃家实之证，必当具有不大便、腹满痛、潮热、谵语等症。此为仲景之省文，学者自不必究其大承气汤之脉证不备。至于腹满痛，虚实之分，相距天壤。太阴虚寒的腹满痛，因里无结实，故自觉腹满，但按之不满，按之反而痛减，痛必有轻时；而阳明热结之腹满痛属有形之邪实，必拒按，但无减轻之时。舒氏对本条有看法，此意必寓其中。

（二十八）伤寒六七日，目中不了了，睛不和，无表里征，大便难，身微热者，此为实也，急下之，宜大承气汤。_{原文}

喻嘉言曰：阳明之脉络于目，络中之邪且盛，则在经之盛更可知矣，故惟有急下之而已。

又曰：少阴经有急下三法，以救肾水，一本经水竭，一火邪涌水，一土邪凌水。而阳明经亦有急下三法，以救津液，一汗多津越于外，一腹满津结于内，一目睛不慧，津枯于脏。合两经下法，以观病情生理，恍觉身在冰壶，腹饮上池矣。

（二十九）阳明病欲解时，从申至戌上。_{原文}

诏按：申酉戌，阳明之王时也。凡病欲解之时，必从其经气之王，以正气得所王之时则能胜邪，故病解。乃阳明之潮热独作

155

于申酉戌者，又以腑邪实盛，正不能胜，惟乘王时而仅与一争耳，是以一从王时而病解，一从王时而热潮，各有自然之理，学者识之。

鉴识：我们的祖先很早就认识到时间医学的规律，认识到了时序、气候及其自然环境对人的生理和病理的影响，从而对预防、治疗和推断疾病的预后有着现实意义。舒氏理性地接受了这一思想，并体悟颇深，深为佩服。

（三十）脉浮而芤，浮为阳，芤为阴，浮芤相搏，胃气生热，其阳则绝。原文

诏按：其阳则绝，阳字有误，应是阴字，何也？胃气生热，乃胃中阳亢，津液枯竭，岂非阴绝乎？观其脉法不合理，芤脉本见于浮脉之中，曷云浮芤相搏耶？且《脉诀》云：浮芤滑实弦紧洪，名为七表属阳宫，此又云芤为阴，皆叔和之矛盾也。

鉴识：舒氏之解似有不妥。尽管《脉诀》认为芤脉为阳脉，从临床看，从来浮芤之脉都属危象，乃元阳欲脱之征，按条文中所说，其阳则绝。至于胃气热，似不可理喻，如有胃气尚能生热，岂有脉芤之理。如此疑之是否在理，祈望高明教我。

（三十一）趺阳脉浮而涩，浮则胃气强，涩则小便数，浮涩相搏，大便则难，其脾为约，麻仁丸主之。原文

诏按：此法非仲景原文，下篇有云：太阳阳明者，脾约是也。观条中诸证，并无太阳证验，何为太阳阳明？乃由叔和不能得其真也。盖为素禀阳脏，三五日一次，大便结燥异常之人，初病太阳经证，即不可发汗，谓其人肠胃干涸，津液衰乏，营卫失润，腠理枯涩，安能得汗耶？故必去其里燥，通其大便，使结去津回，腠理宣通，营卫和润，乃得自汗而解。不知此义者，只据外感，便投麻桂等药，徒令津愈亏而热愈结，汗与大便愈不可得，表里闭固，内火加炽，立竭其阴而死矣。但麻仁丸方药觉未尽善，所

用大黄、枳实则当矣；于中芍药酸收，厚朴辛温，非所宜也；麻仁、杏仁用以润燥，不若黑芝麻、核桃肉、阿胶、生地功效较胜。

鉴识：舒氏不从众说，认为本条非仲景原文。以为本条仍属阳明腑实，津枯肠燥，即使兼有太阳表证，也只能先救其里，使便通，结去津回，腠理宣通，荣卫和润，而后自汗而解；并批评有医者只据外感，便投麻桂等药，徒令津亏，而里燥愈结。此说看来也不无道理。对其条文中用麻仁丸，并未完全排除，只是认为未尽善，不当用芍药、厚朴酸收和辛燥之品，麻仁、杏仁也不可取，不如在大黄、枳实中加用黑芝麻、核桃肉、阿胶、生地。看似所论无不是之处，但证之于临床，却并非如此。笔者在数十年的临床中，所谓的脾约证，因于津亏肠燥的，确实不曾一见。时下患习惯性便秘的人也确实不少，对于这类就诊的病人，见其医者无不是举笔就是脾约丸之类，并嘱其多食水果等以润肠通便。虽也能见效一时，但过不得一两天大便又秘而不行，甚辄肛门坠胀，鲜有真正治愈者。陡然用大黄芒硝下之，宛同雪上加霜，后果不堪设想。

在笔者看来，大凡便秘一证，真正属于热结肠燥的几乎不存在，无一不是脾肾阳虚、虚多实少之证。究其因，在当今这个社会，不是因于生活的节奏加快，人们疲于工作和生存的压力，使人体内的元阳之气过度消耗，就是因于好逸恶劳，酒池肉林，膏粱厚味，性无节制，使脾肾俱损，元阳日伐，这一代人在我看完全属于健康的确实太少了，脾肾阳虚几乎成了这一代人的通病。这并非是我言之过激，在我平常每一天所处的方药中，真是看不到一张用到苦寒泻下的方药，因为我确实没有遇到一例热结津枯的患者。

再回来说脾约证，我当然认为是病在三阴，那么治法必当以扶阳健脾为主。平时所用方药为当归四逆理中加肉桂，投之无有不应，久服并能根治。其实在笔者看来，这才是治本之道，舍此似不足言法。

伤寒集注之卷五

麻仁丸，一名脾约丸：

麻仁二升，芍药半斤，大黄一斤，枳实半斤，厚朴一斤，杏仁一斤。蜜丸梧桐子大，饮服十丸，日三服，渐加以和为度。

喻嘉言曰：门人问脾约一证，胃强脾弱，脾不为胃行其津液，如懦夫甘受悍妻之约束，宁不为家之索乎？予问何以见之？曰：仲景云跌阳脉浮而涩，浮则胃气强，涩则小便数，浮涩相搏，大便则难，其脾为约，麻仁丸主之。以是知胃强脾虚也。予曰：脾弱即当补矣，曷为方中反用大黄、枳实、厚朴乎？子辈日聆师说，而腹笥乃前之陋，甚非所望也。仲景说胃强，原来说脾弱，况其所谓胃强者，正因脾之强而强，盖约者，省约也。脾气过强，得三五日胃中所受之谷，省约为一二弹丸而出，全是脾土过燥，致令肠胃枯，所以大便为难也。设脾弱，当便泄矣，岂有反难之理乎？相传谓脾弱不能约束胃中之水，何反能约束胃中之谷耶？在阳明例中，凡用攻不惟恐胃未实与期脾气弱，故尔踌躇也。若脾约之证，在太阳已即当下矣，更何待阳明耶？子辈传会前人，以脾约为脾弱，将指吴起之杀妻者为懦夫乎？有悖圣言矣。

门人孙广从曰：脾约一证，立法尽善，命名不合，既属太阳阳明，即当名胃约。脾属太阴，非阳明也。喻氏云：胃强者，因脾气之强而强，特为周旋脾约之名也。仲景但言浮则胃气强，未尝云脾气强，此千古一大疑窦也。

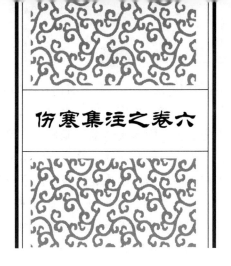

阳明下篇 外邪已趋少阳，未离阳明，谓之少阳阳明，列于此篇计三法

喻嘉言曰：凡阳明腑证，下之则愈，其有下证不具者，病仍在经，在经之邪不解，必随经而传少阳，而口苦咽干、胸胁满痛之证必兼见一二，故谓之少阳阳明。

诏按：伤寒之邪，在经则递传，入腑则不传，递传者，变态莫测，方无定体，入腑者，惟有下夺一法耳。其来路由太阳，而太阳尚未尽罢，则为太阳阳明。若夫太阳阳明，则太阳罢尽，且不由经而入腑也，去路趋少阳，故有少阳阳明。少阳阳明者，邪趋少阳而阳明尚有未尽也。且有其邪已尽，传少阳，复反阳明，亦不由经而入腑者，又为转系阳明也。至三阴，皆有转系之法，附少阳阳明之后，其转系之理，阳明中篇诏言之已悉，兹不复赘。至论入腑则不传者，以胃主内而不出故也。经曰：阳明主中土，万物所归，无所复传。所以惟有下夺一法，夺其土而邪自不留耳，否则邪住腑中，漫无出路，殆耗尽津液而死矣。若其人津液足以供邪，虽流连日久，而亦不死。且腑中之邪久而久之，仍从外转，或返来路而还太阳，或趋去路而往少阳，此又不传中复有传之妙理也。然其传实赖中土为之总司，嘉言有曰：即如天以四时成岁，中土各旺于季月之末，然后木庇其根，火收其焰，金销其肃，水藏其润，使非传之中土，则木火金水不能相贯，何以化机盈眸不息乎？人之饮食入胃，清气升而浊气降，渣滓不留者，其妙惟在于传。设一日不传，则积滞而不化矣。至于仙家攒簇五行、东三南二，木火相恋，归于中土，西四北一，金水相亲，归于中土，其妙更在于不传，设传则流散而不造矣。然则中土之传与不传，足尽天人之蕴，又何疑于医事哉。

鉴识：舒氏此处着重墨阐述伤寒传经、逆传和顺传之理，执简驭繁，探幽发微，可谓曲尽伤寒玄机。并再三强调，胃为中土，其经传与不传，全赖中土为之总司。匠心及此，可见其深谙仲景之旨意。

（一）阳明病，发潮热，大便溏，小便自可，胸胁满，不去者，小柴胡汤主之。原文

诏按：阳明病大便溏者，胃中虚寒也；潮热者，虚阳浮越于外，非胃实也；兼见胸胁满者，是胃中留饮，旁流入胁也。虽属少阳阳明，不宜表解，当用人参、白术、炮姜、半夏、砂仁、草果，理中逐饮而病自愈，小柴胡汤不合也。

鉴识：大便溏者，病在太阴；小便自可，说明里无邪热。在大便溏、小便自可的前提下出现的潮热，绝非阳明胃实，乃虚阳外浮。此时如兼见胸胁满，当如舒氏所说，是胃中留饮旁流入胁。所出方治，以健脾温中涤饮之法，也正切合病机。不少注家解为少阳阳明合病，总觉牵强，当从舒氏之说为是。

（二）阳明病，胁下硬满，不大便而呕，舌上白胎者，可与小柴胡汤。上焦得通，津液得下，胃气因和，身濈濈然汗出而解也。原文

喻嘉言曰：上焦得通，津液得下，关系病机最切。夫人得以

长生者，惟赖后天水谷之气，生此津液，津液结则病，津液竭则死矣。故治病而不知救人之津液者，真庸工也。

诏按：阳明病，不大便，其胃实矣；兼见胁下硬满，舌上白胎而呕，盖为胃中留饮，旁流入胁则胁下硬满，饮邪上逆而为呕，郁蒸而结胎。当用人参、白术、砂仁、半夏补中涤饮，草果以破胁下悬饮，合小承气微荡其实，乃合法，小柴胡不中也。

鉴识：多数注家认为本条为阳明少阳合病，甚至有人主张在小柴胡汤中加入大黄一味，以分解阳明腑邪。这无疑是着眼于阳明病有不大便的胃实之征。又见胁下硬满，因于两胁为少阳分野，故用小柴胡转其枢机，疏其木土之气。但舒氏却看法迥异，认为胁下硬满、舌上白胎而呕为胃中留饮旁流入胁及饮邪上逆所致，并主张用参、术、砂、半、草果温中涤饮，合小承气以分解阳明腑实，这样的认识是较为切合临床实际的。从舌上白胎而呕，足资证明胃有虚寒留饮，足见舒氏的高明之处，此等处从不随众唱和。

（三）问曰：病有太阳阳明，有正阳阳明，有少阳阳明，何谓也？答曰：太阳阳明者，脾约是也；正阳阳明者，胃家实是也；少阳阳明者，发汗利小便已，胃中燥烦实，大便难是也。

诏按：此三证皆由胃家素实，可下之征也。尝思嘉言分篇之际，将欲列此条为上篇，而上篇皆在经之邪，为不可下之证，于例不合也。将欲置之中篇，而中皆正阳阳明，此则兼言太少，于例更不合也。再三踌躇，竟难下手。安知少阳阳明后，转系阳明之前，中间恰是位置此条之所也？可见嘉言苦心万不可及耳。

鉴识：所谓太阳阳明，应该是太阳之邪未尽，初传至阳明，此时阳明证候较轻，可用葛根汤。腑实燥结未甚，可与脾约丸。正阳阳明乃太阳之邪已罢，尽传阳明而燥化，胃独受其邪，所谓胃家实的正阳阳明。再有阳明之邪半入少阳地界，即有胸胁满、

161

喜呕之少阳证，又有不大便、潮热之胃实证，故称为少阳阳明。至于本条的篇例安排倒不重要，仲景只不过让人明白，太阳阳明、正阳阳明以及少阳阳明的病理属性和机转，以便指导临床施治。舒氏指出此三证皆由胃家实可下之证，也算点到了实处。

附：少阳转阳明二证

（四）少阳阳明者，发汗，利小便已，胃中燥烦实，大便难是也。原文

诏按：此条似乎重出，然不可擅删，姑存之。

（五）服柴胡汤已，渴者，属阳明也，以法治之。原文

诏按：少阳本有渴，服柴胡汤则病愈而渴未有不止者。今不但不止，而反有加，何谓也？乃邪热转归阳明而成胃实之证也。以法治之，自是斟酌于调胃白虎之间耳。

鉴识：口渴有阴阳之分，如属少阳转归阳明，必有阳明胃热见证，如身热不恶寒、大汗出、渴欲饮冷等；若渴喜热饮，并有恶寒身重、少气懒言等症，自为邪在三阴。舒氏认为本条乃邪热转归阳明而成腑实，治当斟酌于白虎调胃承气汤之间，自无疑虑；若为三阴之阳衰乏，气化不行，水气不能升腾者，则又当扶阳、祛寒，助其气化。

附：太阴转阳明一证

（六）伤寒脉浮而缓，手足自温，是为系在太阴。太阴者，身当发黄，若小便自利者，不能发黄，至七八日大便硬者，为阳明病也。原文

诏按：脾脉主缓，证本发黄。若小便利则湿行而黄可免；若大便硬，则胃有宿燥，因复转阳明。

鉴识：脾脉主缓，见缓脉手足自温者，显属太阴之证象。太

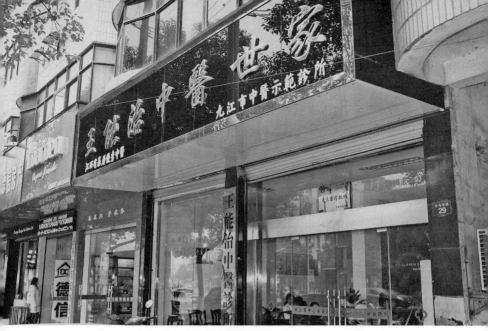

王能治中医诊所

阴湿困而阳微，寒湿困脾，久而发黄；假如小便利，则湿有出路，故不会发黄，此自然之理。至于七八日大便硬者，为复转阳明，似觉未必，但凭七八日大便硬，而未见脉实大、潮热、腹硬满而痛、口臭气粗等，就不足以说明是阳明腑实证了。如从临床上看，真正太阴虚寒证而复转归阳明的确实少见。大便硬通常自有虚实之分，后世所说的实则阳明、虚则太阴，如属阳明腑实热结，必具阳明腑热结实之脉证；如属虚寒所致，便闭则必三阴证现。但临床因于太阴脾虚兼之肾阳衰者确是十居八九，法当扶阳健脾温肾；如作阳明胃实施法，则相去甚远，鲜有不败者。舒氏之见似觉偏颇。

附：少阴转阳明一证

（七）少阴病六七日，腹胀不大便者，急下之，宜大承气汤。原文

诏按：少阴病，本气虚寒者多自利。此言六七日不大便，是

163

必热邪内协真阳矣。加以腹胀，邪转阳明，此少阴负而趺阳胜，肾水势在力尽，所以宜急下以救之。

鉴识：少阴为水火同宫之脏，邪入少阴，若是素禀阴虚火旺之人，邪入则协火而动。六七日阴伤而燥化，则转属阳明，此时如不急下，真阴恐有立竭之势；但此时务必具有阳明腑热结实之证，如潮热谵语、口干舌燥、口臭气粗，方可用下。总之要以脉证为凭据，否则如犯有虚虚之诫，恐遗患不浅。以上两条，舒氏随文敷衍，不无遗憾。

附：厥阴转阳明一证

（八）下利，谵语者，有燥矢也，宜小承气汤。原文

诏按：此证为热结旁流，法宜小承气合附子汤，单小承气非法也。然下利谵语者，亦有阴阳虚实之辨，但见头眩目瞑、身重恶寒而无烦渴恶热等证兼见，乃属虚寒纯阴之证，不可妄用大黄。必有阳明实热征验，方是热结旁流，但只谵语不足为据。曾医一人，不发谵语，外见头眩，嗜卧，身重恶寒，便泄不渴，夜间发热，渐至大热，不恶寒转恶热，掀去衣被，扬手掷足，身渐汗出，渐至大汗，其热方解，明日亦复如是。医经半月无效，予细察之，果何证也？将谓阴盛格阳于外耶？亡阳之热，无此大热，将谓三阳之表热耶？并无头项腰背疼痛，又无前额眼眶胀痛及耳聋口苦等证，且未见燥渴引冷，白虎非所宜也。以此而论，定为热结旁流矣。然不烦渴者，乃为结燥隐匿肠间，不在胃腑，故不能耗其在上之津液也。吾用芪、术、姜、附、半夏、故纸，重加大黄，一剂而下燥屎二三枚，是夜不发热矣。于是方中除去大黄，又数剂而愈。

鉴识：舒氏认为下利谵语亦有阴阳虚实之辨，如但见下利谵语，而未见口渴饮冷、潮热汗出、口臭气粗等阳明腑实证，是不能妄投小承气汤攻下的。他并引一例案，说明在虚实寒热混杂之

证务必细心体察，才不致误判证情。比如就所谓热结旁流、下利谵语而言，每见之无不是虚多实少，寒多热少。切不能贸然以有谵语而错判为阳明热结，真正临床所见下利而谵语者，几乎没有一例是完全属于阳明热结的，以太阴虚中挟实者为多。既然是寒挟燥，治法也只能按舒氏在大队扶阳健脾之方药中加入大黄一味，以通腑气。不过，笔者遇此证，每投四逆理中，根本不须用到大黄，因为阳回脾健则津液无不自还，腑气自调。

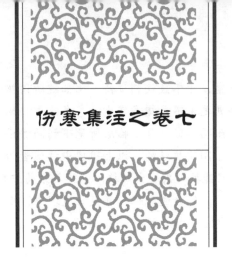

少阳经证治大意

程郊倩曰：少阳在六经之中，典开合之枢机，太阳为开，阳明为合，少阳为枢，出则阳，入则阴，职守最重，非若他经之于表里，截然不相管摄也。半表者，指在经之风寒而言，所云往来寒热、胸胁苦满等是也；半里者，指在腑之里热而言，所云口苦咽干目眩是也。表为寒，里为热，寒热互拒，所以有和解一法，以柴胡解少阳在经之表寒，黄芩和少阳在腑之里热，犹恐阳神退而里气虚，阴邪乘虚而起，故用姜枣人参，以壮其里气而御其表，三阳为尽，三阴不受邪，方成妙算。若腑热未具，误服黄芩，伐其里气，是为开门揖盗矣。盖里气虚，万不能御表也。识透此诀，方可读仲景少阳篇之论。与夫条中之所示、之所禁、之所加减，而为从表从里及一切斟酌之法。不然汗吐下之禁未犯，而先犯本方之黄芩，则阳去入阴，此时即能救误，所失良多矣，故所贵图几于早也。予目击世人以小柴胡杀人不少，非其认证不真，盖亦得半而止耳。

又曰：少阳腑证未具，而犯及小柴胡，防其寒中三阴诸死证，此其嚆矢矣。盖胃阳不衰，三阴无受邪之理，苟无故而铲及其阳，恐上热未除，中寒立起，外邪直捣三阴而莫抵矣。世人皆曰传经无寒，噫！即令传经无寒，而误服黄芩，则寒即中治法中矣，可不慎哉。

少阳篇 计二十一法

（一）伤寒五六日，中风，往来寒热，胸胁苦满，默默不欲饮食，心烦喜呕，或胸中烦而不呕，或渴、或腹中痛、或胁下痞硬、或心下悸、小便不利、或不渴、身有微热、或咳者，小柴胡汤主之。原文

喻嘉言曰：躯壳之表，阳也，躯壳之里，阴也，少阳居表里之界，其邪入而与阴并则寒，出而与阳并则热，往来寒热，无常期也。风寒之邪挟身中之痰饮，结聚于少阳之本位，所以胸胁苦满。胸胁既满，胃中水谷亦不消，所以默默不欲食也。心烦者，邪在胸胁，逼处心间也，或呕、或渴，或不呕、不渴，诸多见证，各随人之体气，不尽同也。总以小柴胡和解主治，各随见证，以加减之。

（二）少阳之为病，口苦咽干，目眩也。原文

喻嘉言曰：口苦咽干，热聚于胆也。目眩者，木盛生风而旋晕也。

程郊倩曰：少阳与厥阴，脏腑各异，病机颇同，厥阴有阴阳胜复，万不可使阳退阴进，少阳有寒热往来，万不可使阳去入阴，是则，黄芩不可不慎也。

诏按：口苦，咽干，目眩，少阳之腑证也，腑证未具，不可用黄芩，程论详且尽矣。喻氏偏次六经之例，皆冠经证于篇首，程氏特冠少阳腑证为第一。诏初则从之，今觉有误，当复易转，

仍归第二，庶无负于先生也。

再按：喻氏谓目眩者，木盛生风而旋晕也。余谓有错，当是目昏，盖以少阳厥阴脏腑相连，热乘肝胆而目昏蒙也。曾医一妇人，寒热间作，口苦咽干，头痛不欲食，眼中时见幻影动。其家以为雷号，予曰非也，此少阳腑邪溢于肝经，目为肝窍，热乘肝胆而目昏花也。用小柴胡和解少阳，加当归香附宣通血分，羚羊角泻肝热而廓清目中，不数剂而愈矣。又治一小儿，寒热往来，每于梦中惊叫而醒，爬上人身，且哭且怕。此为胆虚热乘，用小柴胡去黄芩（未见口苦咽干），加茯神远志宁心安神，竹茹开郁，琥珀安魂定惊，一剂而愈。

鉴识：诸家都把本条作为少阳病提纲，位置放在第一条，舒氏却把它放在第二条，只认定为少阳腑证，这也有他的道理。因口苦咽干目眩，太阳阳明都有，不能把它作为少阳病之提纲，只有第一条的寒热往来、胸胁苦满等囊括少阳证最具体，是少阳主枢和处于半表半里位置的必具之证，把它作为少阳经之提纲似较为合理。

喻嘉言谓少阳病目眩是木盛生风而旋转，舒氏认为有错，应是目昏，并认为是少阳厥阴相连，热乘肝胆而目昏蒙。笔者认为舒氏之说实较喻氏为优。从临床看，目眩、目昏蒙是有区别的，目眩者大多因痰饮阻隔、清阳不升所致，所谓无痰不作眩；或阳虚清气不升所致头目晕眩旋转。少阳胆热上蒸于目只会出现昏蒙，绝不会眩晕，二者虚实有别。舒氏并举临床实例以证之，可见舒氏极尽辩证识病之能事临时证，成竹在胸，庸工何能及此。

小柴胡汤：

柴胡半斤，半夏半斤，黄芩三两，人参三两，甘草三两，生姜三两，大枣十二枚。

以水一斗二升，煮取六升，去滓再取二升，温服一升，日三服。

若胸中烦而不呕，去半夏、人参，加栝楼实一枚；若渴者，去半夏加人参合前成四两半，栝蒌实四两；若腹中痛，去黄芩加芍药三两，旧注云木气火土中，芍药能于土中截木，谬甚，腹痛多属里寒，非姜附不能除，芍药酸寒不可用；若胁下痞硬，去大枣加牡蛎四两；若心下悸，小便不利者，去黄芩加茯苓四两；若不渴，外有微热者，去人参加桂枝三两。未见太阳表证，加桂枝何为？去人参何意？若咳者，去人参、大枣、生姜，加五味子半升，干姜二两。咳为痰饮上逆，五味子酸寒生阴，最不宜用，其去人参姜枣是何道理，不可解。

鉴识：小柴胡方后所列加减法，舒氏提出质疑，如腹中痛去黄芩加芍药，他认为腹痛多属虚寒，非姜附不能除，芍药酸寒不能用。后世医家因受本条芍药主腹痛的影响，每见有腹痛，无不用到芍药。其实舒氏这一说是很有道理的。以下的若不渴，外有微热者，去人参加桂枝，他认为未见太阳表证为何加桂枝去人参；以及若咳者，去人参、生姜、大枣加五味子，他认为咳为痰饮上逆，五味子酸寒生阴最不宜用等。这些见解都较为符合临床实际，值得重视。

程郊倩曰：柴胡解少阳在经之表，黄芩和少阳在腑之里，半夏散逆豁浊气以还清，参甘补正气而和中，姜枣助少阳生发之气，使邪无内向也。

（三）伤寒脉弦细，头痛，发热者，属少阳，少阳不可发汗，发汗则谵语。此属胃，胃和则愈，胃不和则烦而悸。原文

诏按：此条于法不合，盖以误发少阳汗，胃液被夺而谵语，自宜调胃承气汤以和胃，故曰胃和则愈。设胃不和，势必谵语加甚，岂但烦而悸而已哉？且谵语得之胃中干燥，悸由胃中多水，彼此不合理，非法也。

鉴识：脉弦、头痛、发热，少阳脉证悉具。少阳病因邪不在

表，是禁汗的，自不必说，如发汗而致谵语，显然是胃液被夺，阳明燥化已成所致。舒氏主张用调胃承气汤以和胃气，其理昭然，并认为胃不和势必谵语加甚，岂有烦而悸，谵语是因于胃中干燥，悸则为胃中多水。舒氏如此理解是符合临床实际的，虚实判然有别，自宜审慎。

（四）少阳中风，两耳无所闻，目赤，胸中满而烦者，不可吐下，吐下则悸而惊。原文

喻嘉言曰：风热上壅则耳聋目赤，风热与痰饮搏结则胸中满而烦，宜小柴胡加白蔻宣畅胸膈，栝楼实以除其烦。若误吐则胸正气大伤，而邪得以逼乱神明，故悸而惊也。

诏按：少阳原有经证腑证，表里各有一定之法，毫不庸混，岂但汗吐下三禁而已哉？而温经回阳、养阴润燥及利小便诸法，何得不禁？抑何所见之不广也？

鉴识：只因病在少阳半表半里之间，邪既不在太阳之表，又不在阳明之里，所以是禁用汗下法的；至于胸中满而烦者，乃为虚邪，非痰热邪实，因此也禁用吐法。舒氏认为少阳病除汗吐下三禁之外，温经回阳、养阴润燥及利小便也应在所禁之列，可见舒氏对经旨玩味至深，不能不令人叹服。

（五）伤寒三日三阳为尽，三阴当受邪，其人反能食，不呕，此为三阴不受邪也。原文

诏按：胃为一身之主统，胃强能食，百病易愈，所以三阴不受邪也。

鉴识：按伤寒传经次第，第三日，三阳为尽，三阴当受邪，若其人能食不呕，说明太阴脾旺，脾旺则邪不能犯，舒氏说胃强能食，百病易愈，脾胃同属中土，为后天之本，凡病要知其预后，必看胃气之强弱，不仅伤寒如此，百病皆然。

（六）伤寒三日，少阳脉小者，欲已也。原文

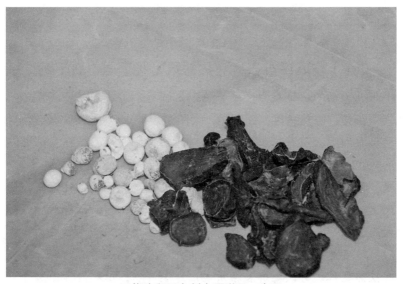

王能治所开方剂中用附子、半夏

（七）少阳病欲解时，从寅至辰上。_{原文}

（八）伤寒六七日，无大热，其人躁烦者，此阳去入阴故也。_{原文}

诏按：但言躁烦，便指为阳去入阴，粗俗极矣。若无三阴证验，不得谓之入阴。盖少阳病六七日，加躁烦，邪乃渐入阳明之里，法宜小柴胡合白虎而兼解之，一定之理也，何得谬谓入阴？仲景必无此法。

鉴识：舒氏认为阳去入阴若无三阴征验，不得谓之入阴，并认为本条少阳病六七日加烦躁，乃邪渐入阳明之里，法宜小柴胡合白虎汤。笔者则认为，既言但凭烦躁，未见三阴征验，不得谓之入阴，那但凭烦躁而未有大热、大渴、大汗出、脉洪大等阳明证，同样不得谓已入阳明之里，白虎汤自非所宜。从本条文意看，伤寒已六七日，显然邪恋已久，元气已伤，抗邪无力，邪欲入里，正气勉强相拒，所以与病在阳明正气抗邪有力而现身大热躁烦不同，此处应是因虚躁扰无奈之象。至于有的注家却认为阳去入阴的"阴"字是指表里的"里"字，似更为牵强。

（九）伤寒四五日，身热恶风，颈项强，胁下满，手足温而渴者，小柴胡汤主之。原文

诏按：身热恶风，颈项强，太阳之表征也；胁下满，悬饮也；手足温而渴，里有热也。法宜桂枝以解太阳之表，半夏、草果以治悬饮，石膏以撤里热，小柴胡汤何取乎？仲景必无此法。

鉴识：身热恶风，颈项强，邪在太阳之表无疑。胁下满，舒氏认为属饮邪结于胁下，也不无道理。至于手足温而渴为里有热，则恐未必，如渴喜冷饮为胃有热，石膏可用；如渴喜热饮，手足温，多半是里虚寒盛，虚阳浮越于外所致，况且内有悬饮者，岂有里热之证。舒氏之解表涤饮之法殊属可取，但对内有停饮者石膏绝非所宜。

（十）伤寒，阳脉涩，阴脉弦，法当腹中急痛，先与小建中汤，不差者，小柴胡汤主之。原文

诏按：阳脉涩，阳虚也；阴脉弦，阴盛也。阳虚阴盛，故法当腹中急痛，宜用术附姜桂以助阳御阴，小建中汤不中与也。小柴胡汤更不合理。

鉴识：从来腹中急痛多属虚寒，况且脉见阳脉涩滞，阴脉弦劲，显系阳虚阴盛，小建中汤中之芍药为酸寒之品，当不宜于此证，小柴胡中之黄芩苦寒更当禁忌，舒氏主张用术附姜桂以温阳祛寒，堪称得法，不用疑虑。笔者从来治疗各种腹痛皆崇此法，无有不应。

（十一）伤寒五六日，已发汗，而复下之，胸胁满微结，小便不利，渴而不呕，但头汗出，往来寒热，心烦者，此为未解也，柴胡桂枝干姜汤主之。原文

诏按：已发汗，而复下之，虽两犯所禁，究无大变，不过微

结，但头汗出而已。至于胸胁满，小便不利，渴而不呕，往来寒热，心烦者，非误汗误下后之变证，皆五六日前少阳之本证也。所谓微结者，乃为胸中之阳不治而饮邪上逆也。头汗出者，在上之阳不固也，法当回阳涤饮、开结散饮。条中并无太阳表证，何故用桂枝？有谓此汤仍不出小柴胡之剂加减成汤耳。观其所为加减法，甚不合理。盖胸胁满者，悬饮也，法宜加草果、芫花，牡蛎咸寒非所宜也。渴而不呕，小便不利，乃为太阳腑证，宜兼五苓散，栝楼根非所宜也。此皆叔和伪撰。

鉴识：少阳病，理应和解，若汗下两犯所禁，非但少阳本证不解，如往来寒热、心烦仍在，反而徒伤里阳，致使阳虚饮聚；头汗出，为在上之阳不固；胸阳不治则饮邪上逆，胸胁为之满微结；下焦之阳不治，膀胱气化不行而致渴而小便不利。所用柴胡桂枝干姜汤，舒氏说法理不合。认为里阳虚，牡蛎不可用，是因其咸寒，栝楼根也因其寒凉不可用，这是可以理解的。至于说无太阳表证，桂枝不当用，似觉不当。桂枝辛温，最能通阳化气行水，对于本证为阳虚饮停，正当适用之；况且，他主张兼用的五苓散中正有桂枝，仲景在五苓散中用桂枝之意在通阳化气，以利水行，并非解表。用到草果、芫花，这当然在法理之中，不过笔者认为如再加入附子，则似更有必要。临床中每见因阳虚而有饮患的，通常无附子则其效不彰，不知长期从事临床者是否有此体会。

柴胡桂枝干姜汤：

柴胡半斤，桂枝三两，干姜三两，甘草二两炙，牡蛎三两，栝楼根四两，黄芩三两。

（十二）服柴胡汤已，渴者属阳明也，以法治之。原文

诏按：此条详见阳明下篇。

（十三）凡柴胡汤证而下之，若柴胡证不罢者，复与柴胡汤，必蒸蒸而振，却发热汗出而解。原文

（十四）伤寒五六日，呕而发热，柴胡汤证具，而以他药下之，柴胡证仍在者，复与柴胡汤，此虽已下之，不为逆，必蒸蒸而振，却发热汗出而解，若心下满而硬痛者，此为结胸也。大陷胸汤主之。但满而不痛者，此为痞，柴胡汤不中与之，宜半夏泻心汤。原文

诏按：此条原文已见太阳中篇，兹又重出，其法太阳言之已悉，毋庸复赘。

（十五）本发汗而复下之，此为逆也。若先发汗，治不为逆；本先下之，而反汗之，此为逆也。若先下之，治不为逆。原文

诏按：少阳经，法虽禁汗下，然有当汗当下者，亦不得不用。务于表里之间酌其所宜，而不可失其先后之序，则得之矣。

鉴识：本条警示医者，临证必须考虑病情的先后缓急。表里同病，表证重于里证，但先解其表，后攻其里；里证重于表证，当先救里，后解其表。亦即舒氏所云：务于表里之间，酌其所宜，而不失其先后之序。

（十六）伤寒五六日，头汗出，微恶寒，手足冷，心下满，口不欲食，大便硬，脉细者，此为阳微结，必有表，复有里也。脉沉，亦在里也。汗出为阳微，假令纯阴结，不得复有外证，悉入在里。此为半在里，半在外也。脉虽沉紧，不得为少阴病，所以然者，阴不得有汗，今头汗出，故知非少阴也。可与小柴胡汤，设不了了者，得屎而解。原文

门人张盖仙曰：玩头汗出至不欲食及汗出为阳微、脉细脉沉紧等语，酷似阳气衰微之候，并无三阳经证腑证，何以云必有表，复有里也？且又非少阳经腑之证，何得妄与小柴胡汤也？篇中阳微结，纯阴结，阴不得有汗，得矢而解等语，皆舛谬之极，叔和

174

为此不通之文，何足为法。

（十七）凡病，若发汗，若吐，若下，若亡津液，阴阳自和者，必自愈。<small>原文</small>

（十八）妇人中风，发热恶寒，经水适来，得之七八日，热除而脉迟身凉，胸胁下满，如结胸状，谵语者，此为热入血室也。当刺期门，随其实而泻之。<small>原文</small>

（十九）妇人中风，七八日，续得寒热，发作有时，经水适断者，此为热入血室，其血必结，故使如疟状，发作有时，小柴胡汤主之。<small>原文</small>

（二十）妇人伤寒，发热，经水适来，昼日明了，暮则谵语如见鬼状者，此为热入血室，无犯胃气及上二焦，必自愈。<small>原文</small>

诏按：以上三条合而观之，总以表之解与未解分轻重。第一条血虽未结，而表证已罢，其证为重，非刺期门不可治；第二条血虽结，而表证尚在，其病较轻，只需小柴胡可以分解；第三条血既未结，表又未罢，是轻而又轻者也，故但无犯胃气及上二焦，必自愈。若其表已罢而血复结者，热邪尽归血室，外无向表之机，内无下行之势，是证之重而又重者也。仲景虽未立法，不可置而不言，乃不揣其谫陋，而自拟一方。若表罢而血未结者，固可因势而利导之；其表已罢而血又结者，亦或者可冀侥幸于万一。

自拟热入血室方：

柴胡二钱，当归二钱，羚羊角三钱，青皮一钱，桃仁一钱，红花一钱，万年霜三钱，穿山甲二钱，人参一钱。

若舌干、口臭、大便闭结，加大黄三钱。

按：用柴胡提出少阳，当归、桃仁、红花以破血结，羚羊角泻热清肝，廓清目中之鬼，青皮以开胁下之结，万年霜引里热从前阴而出，穿山甲直达瘀结之处，以攻其坚，人参大补元气，以载诸药而行其用。其有遇中寒而经水适断者，是又寒入血室也。仲景虽未言及，然亦理之所有者也。曾医一证，予以意为之，方用人参、白术、附子、肉桂、干姜、山楂、没药、穿山甲，数剂而愈。若遇中寒而经水适来者，或经期已满者，俱不必顾虑其血，但宜温经散寒，此皆一定而不可易之法。附此以广后学，后学识焉。

鉴识：上三条所论热入血室，血室到底指人身何处，注家颇多争议。有的说是指冲脉，因冲为血海；有的说是肝脏，因肝藏血；有的却说血室是指子宫，三者各有是理。笔者认为不必究其血室为何处，人身赖气血以生，气血无处不在，血室应该指血分。热入血室即邪热入血分，而非气分。后世温病学说的卫气营血辨证不能说不是受伤寒论的影响而形成的，热入血室应该与温病学说中的热入营血的机理是一致的。不论是伤寒还是温病，伤寒的六经传变与温病的卫气营血，都是运用两种不同的逻辑形式来判定疾病的浅深层次和病理机转。舒氏说以上三条总以表之解与未解分轻重，同时指出若其表证已罢而血复结者，热邪尽归血室，外无向表之机，内无下行之势，是证重之又重，并附以一方。从其方意看似适用本证，但笔者认为病重药轻，比如说桃仁、红花各用一钱，何以破其血结；人参一钱，又何能说是大补元气。如细玩条中文意，但凭胸胁下满，如结胸状，谵语，寒热等证，而未见口燥咽干，舌红苔焦，身轻恶热等证具，不得贸然按热入血室论治。从而舒氏又提醒注意另一种情况，有遇中寒而经水适断者，是又寒入血室，并举一例证，用扶阳温经散寒而治愈。每于此等要点之处他阐明机要，意在警示后人，可谓用心良苦。

（二十一）血弱气尽，腠理开，邪气因入，与正气相搏，结于胁下，正邪分争，往来寒热，休作有时，默默不欲饮食。脏腑相连，其痛必下，邪高痛下，故使呕也，小柴胡汤主之。_{原文}

诏按：妇人产后及经水过后，皆血弱气尽之候也，外邪乘虚入而结于胁下，胁下者，少阳之本位也；往来寒热，休作有时，默默不欲食者，少阳之本证也；腑脏相连，邪高痛下者，以少阳表热为邪高，厥阴里寒为痛下，厥气上逆则作呕。法宜柴胡以解少阳之表；附子、炮姜、吴萸、肉桂以破厥阴之寒而散寒厥上呕；参、芪、白术以补虚；草果以破胁下之结，方为合法。若小柴胡汤不中也。

鉴识：血弱气尽指体虚之人，外邪乘虚而入，与痰饮搏结于胁下。舒氏认为少阳表热为邪高，厥阴里寒为痛下，厥阴之气上逆则作呕，因少阳之证悉俱，故主张在小柴胡汤的方中加附子、炮姜、吴萸、肉桂以破厥阴之寒，因文中明言血弱气尽，因此又加入参、芪、术健脾补虚，另加草果以破胁下痰结。如此圆通活法曲尽神机，实显舒氏医道之精深。

伤寒合病_附 计九法

喻嘉言曰：合病者，两经之证各有一半，如月日之合朔，如王者之合圭璧，界限中分，不偏多偏少之谓也。

诏曰：合病之例，乃自受之邪互相见而不传也。其三阳合病，即三经同见，非如传经之邪，一经证罢，复传一经者也。

鉴识：舒氏所论合病与传经之别符合经旨，也切合临床实际，可见领悟颇深。

（一）太阳病，项背强几几，反汗出恶风者，桂枝加葛根汤主之。_{原文}

桂枝加葛根汤，于桂枝汤内加葛根四两。

（二）太阳病，项背强几几，无汗恶风者，葛根汤主之。原文

诏按：合病者，或合两经，或合三经之证而为病也。若两经合病，自必并见两经之证，三经合病则必三经并见，此一定之法也。仲景合病例中，未挈经证，无从征验，何以辨之？疑有阙文。

葛根汤：

葛根四两，麻黄三两，桂枝三两，芍药二两，甘草二两，生姜三两，大枣十二枚。以水一斗，先煮麻黄、葛根减二升，去沫内诸药，煮取汁，去滓温服一升，覆取微似汗。

喻嘉言曰：桂枝、麻黄分主太阳之表，阳明总主葛根，少阳主柴胡。若三阳合并受病，各随表邪见证多寡定方，<u>丝丝入扣</u>。

诏按：前条有汗为风伤卫，法主桂枝汤内加葛根；此条无汗为寒伤营，理合麻黄汤内加葛根。若芍药断乎不可用，此皆后人之误。

鉴识：合病是合两经或三经之证而为病。若两经合病，或三经合病，自必具有两经或三经见证。以上两条均未见阳明形证，怎称之为合病？舒氏疑有阙文，自有是理。至于前二条的一条为风伤卫证，二条为寒伤营证，对于寒伤营证，他认为理应麻黄汤内加葛根，而不当用芍药，疑是后人之误，因为芍药酸寒，有碍邪之外解，其理昭然，何能不信。

（三）太阳与阳明合病，不下利，但呕者，葛根加半夏汤主之。原文

葛根加半夏汤：

于葛根汤方内加半夏半斤，余依葛根汤法。

（四）太阳与阳明合病者，必自下利，葛根汤主之。原文

喻嘉言曰：二条又以下利、不下利辨合病主风、主寒之不同也。风者，阳也，阳性上行，故合阳明胃中之水饮上逆；寒者，阴也，阴性下行，故合阳明胃中之水谷而下奔。然上逆则必加半夏以止呕；若下利则但用葛根汤，以解两经之邪，不治利而利自止耳。

门人张盖仙曰：下利者，太阴证也。合病而兼下利，不但二阳受邪，而太阴亦病矣，所主葛根汤，专治二阳，不顾太阴，非法也。且前条但呕者尚加半夏，岂此下利遂不必治耶？无是理矣。

（五）太阳与阳明合病，喘而胸满者，不可下，麻黄汤主之。原文

诏按：喘而胸满者，乃胸中之阳不能宣布，因而痰饮上入胸膈，壅遏而为喘满，法宜芪、术、砂、半、白蔻、故纸以治之，条中并无太阳寒伤营证，何得妄投麻黄汤耶？仲景必无此法。

鉴识：既言太阳阳明合病，自有太阳表证仍在，定是汗不得出，因此玄府不通、气机闭郁不畅致喘而胸满。阳明本为可下之证，因其表证未解，本着先表后里的原则，应先解表，所以说不可下，下之则恐邪内陷于里。自宜麻黄汤大开玄府，表气一通，气机自畅，则喘而胸满之证可解。舒氏则认为喘而胸满为胸中之阳不能宣布，痰饮阻遏所致，其理由是条文中未见寒伤营证，当然麻黄汤自非所宜。这种疑虑也不能说没有道理，既然是胸阳不振，痰饮阻膈，用健脾温阳涤饮的芪、术、砂、半、白蔻、故纸等药自然是必用之法。除以上两种情况外，尚有元阳衰乏所致的喘而胸满，理应在舒氏所立方中重加附、桂、鹿茸等药，以扶阳摄肾纳气。不过在临床实际运用中，笔者认为不论是什么情况引起的喘而胸满，麻黄均不在所禁之列，麻黄不仅只用于太阳寒伤营证，对于肺气失宣、寒饮痞塞之证，都可以起到疏通腠理、宣畅气机、祛寒涤饮之作用。舒氏这一倡导也足以警示后世，对

于喘而胸满一证，切莫忽视扶阳涤饮一法，这不能说不是金针度人。

（六）太阳与少阳合病，自下利者，与黄芩汤；若呕者，黄芩加半夏生姜汤。原文

门人张盖仙曰：太少二阳合病，法当合用桂枝柴胡；兼下利与呕，再合理中，此至当不易之法也。黄芩汤渺不相涉矣，断不可用。

黄芩汤：

黄芩三两，甘草二两，芍药二两，大枣十二枚。

黄芩加半夏生姜汤：

于黄芩汤方内加半夏半斤，生姜二两。

（七）阳明少阳合病，必下利，其脉不负者顺也，负者失也。互相克者，名为负也。脉滑而数者，有宿食也，当下之，宜大承气汤。原文

诏按：阳明少阳合病，乃寒热、口苦与鼻干、目痛、不眠等证同时均发，兼下利者，脾虚里有寒也。理当用葛根、柴胡，以解两经之表；人参、白术、附子、干姜以温其里；纵有宿食，亦正宜山楂、砂仁温以化之。大承气汤断断不可用也，岂有下利而反用大下之理乎？

鉴识：所言阳明少阳合病，必具两经之证，总当用葛根柴胡以解两经之邪；如兼下利又是病涉太阴，舒氏主张在葛根柴胡方中加附子理中，以理太阴虚寒；纵有宿食，亦只宜在上方中加山楂、砂仁类，绝不可有下利证而用承气。这确是他作为一个临床家的老到之处。

（八）三阳合病，脉浮大，上关上，但欲眠睡，目合

则汗。_{原文}

诏按：脉浮大，上关上，阳盛之证也。欲眠睡者，热盛神昏之意也。寒中少阴，但欲寐者，其人恶寒；热盛神昏者，不恶寒，发恶热也。目合盗汗，阳虚阳盛皆有之，不必凿解。

鉴识：三阳病，脉浮大，上关上，无疑是阳热亢盛；欲眠睡者，是因高热而神识昏迷；目合则汗是由于阳热炽盛，阴不内守所致。舒氏于此处特别提醒世人寒入少阴但欲寐，其人必恶寒；热盛神昏者则不恶寒，反恶热；目合盗汗，阳虚阳盛皆有之。只有舒氏学验俱丰，才臻于此。

（九）三阳合病，腹满身重，难以转侧，口不仁而面垢，谵语，遗尿，发汗则谵语，下之则额上生汗，手足逆冷。若自汗者，白虎汤主之。_{原文}

门人张盖仙曰：人身阳盛则轻蹻，阴盛则重着。此言身重难于转侧，乃少阴寒盛也。遗尿者，肾气不固也；面垢者，邪阻经络，面色暗滞，阴病阳病皆得有之。然亦无关辨证之紧要，可以不必言也。若曰不仁之说，糊涂之极。夫三阳合病，不曰口渴口苦，而曰不仁，知其何所指也？细玩全篇，仅有腹满谵语二证可称阳明胃实，其余诸证皆非三阳所有。叔和混指三阳合病而主白虎汤，抑何谬哉。

伤寒并病_附 _{计四法}

诏曰：并病者，其义有二，一曰兼并，一曰吞并也。如太阳证不罢，而阳明少阳之证即兼见者，为兼并也。所谓不并者，其太阳证罢，而尽归于阳明中，此皆为阳明原有自受之邪，而后吞并太阳，非如传经之邪，初无阳明，皆来自太阳耳。且传经之邪遍六经而为传递，而并病与合病皆不传之候，所以不入三阴也。然并病与合病何以异？合病者，两经各半，并势相持而不移易；

并则不论多寡，且有两经，并归于一经者，此合并之所以不同也。

鉴识：合病与并病虽有别，但这总归是仲景之心计，为辨证立下规矩权衡，以示后人辨证施治，有章可循，有法可依。舒氏领悟颇深，自不欺我。

（一）二阳并病，太阳初得病时，不恶寒。若太阳证不罢者，不可下，下之为逆，如此可小发汗。设面色缘缘正赤者，阳气怫郁在表，当解之熏之。若汗出不彻，不足言，阳气怫郁不得越，当汗不汗，其人躁烦，不知痛处，乍在腹中，乍在四肢，按之不可得，其人短气但坐，以汗出不彻故也，更发汗则愈。何以知汗出不彻，以脉涩故知也。原文

诏按：此为兼并也。曰二阳并病，则知不独太阳受邪，而阳明亦有邪矣，但太阳为多，故先见太阳；汗出不彻者，以阳明原有并邪在内，因转属阳明，故续自微汗出而不恶寒也。以下原文，亦非要义，可以不必深究。

鉴识：如细玩文意，此条仲景良苦用心足以见之。汗出不彻是导致邪入阳明的主要原因。如太阳表证未罢，虽有阳明证，在没有形成胃家实的前提下，仍须发汗解表，而不可攻里。至于面色缘缘正赤，躁烦不知痛处，乍在腹中，乍在四肢，按之不可得，短气，仲景很形象地描述了太阳阳明并病。在太阳表证，医者发汗不彻，邪气仍郁于表，加之阳明里热熏蒸，致表里之邪不能透达外解，所以出现不安难奈等难以名状的证候，在这种情形下仍只有汗解一法。所以仲景强调须更发汗，汗出透彻，气机疏畅，表里之邪得以透达而解。舒氏未及深究，不无余憾。

（二）二阳并病，太阳证罢，但发潮热，手足浆浆汗出，大便难而谵语者，下之则愈，宜大承气汤。原文

诏按：此所谓吞并也。前条太阳未罢，故不可下，今则太阳

罢尽，乃为阳明吞并而成胃实，亟从下夺，毋庸议矣。

鉴识：舒氏说前条太阳未罢故不可下，今则太阳证罢，乃为阳明吞并而成胃实，亟从下夺。理到是处，自无歧见。

（三）太阳与少阳并病，头项强痛，或眩冒，时如结胸，心下痞硬者，当刺大椎第一间肺俞肝俞，慎不可发汗，发汗则谵语脉弦，五六日谵语不止，当刺期门。_{原文}

门人张盖仙曰：此二条但有太阳证，而无少阳证，何为太少并病也？眩冒一证属少阴虚脱，非二阳之病也。时如结胸，心下痞硬，乃阴气协饮凝结胸中，证属太阴，非太少二阳分内事也，一概置之并病篇中，殊不可解。再观其刺肺俞、肝俞，尤不合理，夫太少二阳并病，自应向太少二阳求治，乃舍此不治，而反求诸无病之经，岂不诛伐无道哉。

（四）太阳少阳并病，而反下之，成结胸，心下硬，下利不止，水浆不下，其人心烦。_{原文}

喻嘉言曰：其人心烦，似不了了语，太阳上篇有云，结胸证悉具，烦躁者亦死，意者此其人心烦死乎。

门人张盖仙曰：此证下伤脾中之阳，故下利不止，水浆不下，一团阴气凝结胸间且痞硬，扰乱心中则心烦，亦最危候矣。

诏曰：凡病总不外乎六经，按仲景六经之法辨证用药，无不立应。若二经同病即合用两经之药，三经同病即合用三经之药，丝丝入扣，又何必问其为合为并哉？殊觉多此二法。

鉴识：仲景厘订六经，实是在总结前人与疾病作斗争经验的同时，结合自己对疾病的发生和发展深入细致的观察，充分掌握了疾病发展变化的规律，在确认阴阳两大总纲的前提之下，用六经这一抽象的逻辑方式，科学地规范了六大主体证候，并制订了相应的治疗法规，千百年来一直指导着中医的临床实践。

舒氏所说凡病不外乎六经，按六经用药无不立应，可有的医家却批评说:"这是以六经吟百病的曲调",笔者认为他们可能只是徘徊在仲景的学术殿堂之外,不知其门而入,而又想自己标新立异而已。笔者却完全赞同舒氏的看法,如果没有仲景伤寒论的问世,后人真是如盲人夜行,不知所向。后人之所以尊仲景为医中之圣,就是因于此。笔者崇尚舒氏,是因只有舒氏才能大胆地发扬光大仲景思想。

伤寒坏病附 计二法

喻嘉言曰:坏病者,已汗、已吐、已下、已温针,病仍不解,治法多端,无一定可拟,故名坏病。然坏病与过经不解大异,过经不解者,连三阴经俱已传过;若坏病但在太少二阳,他经无坏也。

(一)太阳病三日,已发汗,若吐、若下、若温针,仍不解者,此为坏病,桂枝不中与也。观其脉证,知犯何逆,随证治之。原文

诏曰:太阳病汗吐下温针已,仍不解者,则知太阳病证仍在也。仍当用太阳成法治之,一定之理也。乃无端而名之曰坏病,而坏病中又无成法可施,岂不陡然多事乎?仲景当不有此。

鉴识:太阳病,经汗吐下温针仍不解者,并不一定是表未解,如表证不解,当用太阳成法治之,自无疑问。如因吐而伤中气,自宜健脾建中;如因下而致脾肾阳虚,遂利不止,理当扶阳理中;若温针发汗致使亡阳,则自当回阳固脱。总之,观其脉证,知犯何逆,随证治之,至于成了坏病,恐不尽然,舒氏疑之也并无不是。

(二)本太阳病,不解,转入少阳者,胁下硬满,干呕不能食,往来寒热,尚未吐下,脉沉紧者,与小柴胡汤。若已吐下发汗温针,谵语,柴胡证罢,此为坏病,知犯何逆,以法治之。原文

喻嘉言曰:上条太阳经之坏病也,此条少阳经之坏病也。两

条文义互发，其旨甚明。或问曰：阳明何以无坏病？答曰：阳明之误治最多，其脉证故当辨别，但不得以坏病名之也。盖阳明原有可汗可下之条，汗下原不为大逆，且误在汗当不误在下，误在下当不误在汗矣。即使汗下烧针屡误，其病亦只在胃中，原有定法可施，与坏病无定法之例大相径庭，此坏病所以不入阳明耳。

门人张盖仙曰：坏病即经误治而成，势必六经皆有坏病，何以仲景止言太阳少阳？意者阙文耳。喻氏创阳明无坏病之解，周旋其说，大不近理。

痰病附 计三法

喻嘉言曰：概自伤寒失传，后人乃以食积、虚烦、痰饮、脚气牵合为类伤寒四证，复加春温、温病、寒疫、热病、湿温、风湿、霍乱、痉、内痈、蓄血为类伤寒十四证。头上安头，愈求愈失。兹欲直溯渊源，不得不尽辟歧派。盖仲景于春夏秋三时之病，既以冬月之伤寒统之，则十四证亦皆伤寒中之所有也。若委之局外，至临床模糊，其何以应无穷之变哉？昌于春夏病中逐段拈出，兹于三阳经后特立痰病一门。凡痰饮素积之人，有挟外感而动者，有不由外感而自动者，仲景分别甚明。挟外感之邪搏结胸胁，三阳篇中已至详矣，此但举不由外感之痰病，辨证以施法焉。

（一）病如桂枝证，头不痛，项不强，寸脉微浮，胸中痞硬，气上冲咽喉，不得息者，此为胸有寒也。当吐之，宜瓜蒂散，诸亡血虚家不可与。原文

诏按：此条既头不痛，项不强，即非太阳，何得云病如桂枝证？盖胸中痞硬，气上冲咽喉，不得息者，乃太阳留饮上入胸膈，名曰支饮，乃为胸中之阳衰乏，不能宣布，邪饮乃得上僭。法宜大补胸中之阳，兼之散逆涤饮，而病自愈，岂可更用吐法，以大伤胸中之阳乎？仲景必不为此杀人之事也。

鉴识：条文中既明言病如桂枝证，必有发热、汗出、恶风、脉浮缓等证，但未有头痛项强，则知非表证；寸脉微浮，说明邪在上焦胸膈；胸中痞硬，气上冲咽喉，不得息者，舒氏认为是太阳留饮上入胸膈，名曰支饮，因为胸中之阳衰乏，不能宣布，邪饮乃得上僭所致。此说理到实处，况且文中已点出"此为胸有寒也"。此证自不在可吐之列，至于亡血家更不应吐之。舒氏对此证用大补胸中阳气，兼之散逆涤饮，甚合情理。笔者临证遇此屡效此法，无有不应者。

瓜蒂散：

瓜蒂炒黄，赤小豆。如无甜瓜，丝瓜蒂可代。

上二味别捣筛为散，合治之以香豉一合，用热汤七合，煮作稀糜，去滓取汁，和散一钱匕，温顿服之。

（二）病人有寒复发汗，胃中冷，必吐蚘。原文

诏按：承上文，谓胸有寒饮之人，不可复发其汗，以重耗其阳，则胃中虚冷，蚘不能安也。

再按：痰饮由于脾虚，病属太阴。盖后天水谷所生津液，全赖脾中之阳传运敷布，营养经脉。设脾气衰乏，传布不尽，其所留者，不得谓之精津，斯为留饮。留饮为患，十人常居八九，其证有五，曰留饮、曰水饮、曰支饮、曰悬饮、曰溢饮。凡此五者，谓之五饮，主治详于六经定法。

鉴识：阳虚有寒之人虽有表证，理当先温其里；如发其汗，必亡其阳，胃中虚冷，蚘不能安，故吐之。仲景未出方，舒氏虽未提出方治，但着重指出痰饮的成因是由于太阴脾阳虚。因为后天水谷所生的津液全赖脾中之阳传运敷布，营养经脉；如脾阳衰乏，传布不尽，其所留者而为留饮。留饮是属于病理产物，切非精津之谓。他从临床中观察到，有留饮的人十居八九，并根据饮邪所在的不同部位和不同的临床表现分为五饮。这一看法笔者认

为是难能可贵的，他在当时那个历史时期能有如此认识，可见其学识和阅历有多深厚。确实，笔者在临床上所遇到的大多数疑难病，几乎都是由于阳虚饮邪所致，难怪后世也有人说"痰多生怪症"。舒氏这一卓见，作为临床医者应特别引以重视，且对进一步破解和治疗现今的诸多疑难病，不能说不是一大启发。可惜的是曲高和寡，这一思想并没有得到彰明，怎不令人叹惜。

（三）病人手足厥冷，脉乍紧者，邪结在胸中。心中满而烦，饥能食者，病在胸中，当须吐之，宜瓜蒂散。原文

喻嘉言曰：后人以痰饮、食积、虚烦、脚气四证为类伤寒，非也。但指为不可发汗，其理甚当。盖痰与食填塞胸中，阳气不布，乃是一团阴气用事，更发其汗则阳气外亡，愈成危候；虚烦则胃中津液已竭，更发其汗，则津液尽亡矣；脚气即地气之湿，从足先受者，正湿家不可发汗之义也。

诏按：水谷之精气生血，精气者，精微纯静之气，故属阴；水谷之悍气生津，悍气者，勇悍浮动之气，故属阳。血入于营，津行于卫，皆藉脾中之阳而为传布周流。苟脾气衰弱，其所生之血传布不尽者停蓄膈中，不能复行经络而为败浊，兼之胸中之阳不能宣布，血即上逆而吐也。其所生之津传布不尽者，不得复为精津，斯为留饮，亦由胸中之阳不能宣布，则上入胸中而为咳唾。治法皆主大补中气，宣畅胸膈，醒脾涤饮，一定之理也。岂可更用吐法，以大伤胸脾中之阳乎？此痰病三条殊觉无理，学者但当体究五饮主治之法，则得之矣。

鉴识：对本条，舒氏进一步阐释人身精气血的生化和敷布周流全赖脾中之阳，如脾阳衰乏，不仅不能腐熟水谷，化生气血，反而敷布无权，水谷因而化为败浊痰饮；脾阳不运，胸中元阳不足，不能宣布而为痰饮，壅塞胸膈，胸闷咳唾之证自然而生。舒氏主张应以大补中气、宣畅胸膈、醒脾涤饮之法，反对用吐法克伐脾阳的观点。这体现了舒氏在长期的临床实践中已充分认识到

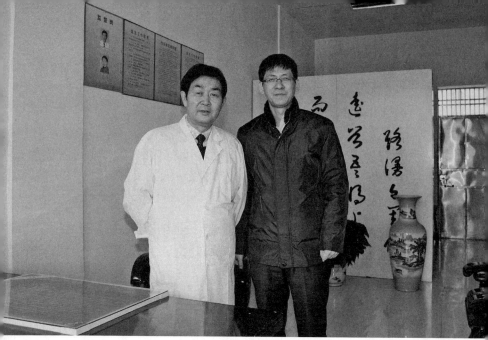

王能治医生与本书编辑合影

了人体阳气的主导地位，有阳则生，无阳则死，人身的病理产物无不是因于阳虚失运而产生的，因而在治疗原则上特别反对任何有伤人体元阳的观点。他的整个学术思想精髓即两个字——"重阳"，这对后世温阳学派的影响无疑是深远的。

再回到痰饮病的议题上。在临床中应该说我们的教训是深刻的，对于阳虚痰饮素盛的病人任用吐法，虽有时也能取快一时，但无有不伤及元阳、愈治愈败的教训，唯有扶阳健脾涤饮才是稳妥至当不易之法。笔者受这一影响，凡遇痰饮病者首从扶阳健脾着手，涤饮次之，治无不应。经云"病痰饮者，当以温药和之"，可见在这一点上舒氏领悟最深。

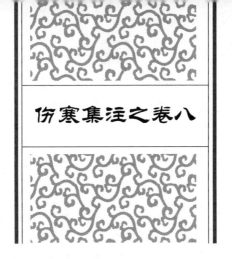

伤寒集注之卷八

太阴经证治大意

喻嘉言曰：仲景伤寒论，六经中惟太阴经文止九条，方止二道，后人惜其非全书。昌细绎其所以约略之意，言中风即不言伤寒，言桂枝即不言麻黄，方当温者，则曰宜四逆辈，全是引申触类之妙。治法但清其风寒之原，以定发表之法。更于腹之或满或痛间辨其虚实，以定当下当温，了无余义矣。自非深入阃奥者，孰能会其全书之旨哉。

胡章及曰：太阴篇之法独略，非略也，散见于六经耳。六经之证，未有能外太阴者，以脾为一身之主也，脾气强健，何病不愈，否则诸法皆不验矣。

太阴篇　计九条

（一）太阴之为病，腹满而吐，食不下，自利益甚，时腹自痛，若下之，必胸下结硬。原文

189

喻嘉言曰：腹满自利，太阴之本证也。吐而食不下，则邪迫于上；利甚而腹痛，则邪迫于下。上下交乱，胃中空虚，此但可温补而不可下也。

（二）太阴中风，四肢烦疼，阳微阴涩而长者，为欲愈。原文

诏按：此证不可言风，常见人误用消风活血之药，酿成痿废者恒多，但当斟酌于溢饮着痹诸法之中，则得之矣。

鉴识：后世有注家认为脾主四肢，太阴脾经感受风邪，所以四肢烦痛，风脉应浮，今见阳脉微，说明风邪之轻；至于阴涩而长，则认为阴脉中而有阳脉为正气来复之兆，故为欲愈。这可谓牵

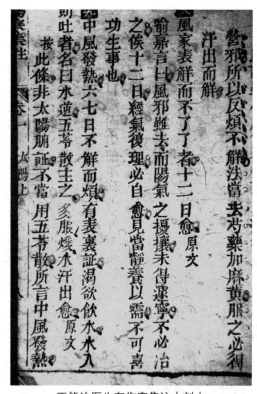

王能治医生存伤寒集注木刻本

强附会曲为之解。舒氏则认为此证不可言风，并指出有医者见其四肢烦痛，投以消风活血药，酿成痿废者恒多，并主张此证当斟酌于溢饮、着痹诸法。笔者认为这种看法是颇有见地的，证之于临床，大凡四肢烦痛之证，无不由于阳虚阴实，饮邪痹阻经脉所致，只有扶阳散寒涤饮才是对证之法。比如说用消风活血法，纵然不致痿废，但绝对没有效验。舒氏能有此认识，可见其历练匪浅。

（三）太阴病，脉浮者，可发汗，宜桂枝汤。原文

诏按：此言太阴病，是必腹满而吐，腹痛自利矣。证属里阴，脉虽浮，亦不可发汗。即令外兼太阳表证，当以理中为主，内加桂枝，两经合治，此一定之法也。今但言太阴病，未见太阳外证，只据脉浮，即用桂枝专治太阳，不顾太阴，大不合法，恐亦后人有错。

鉴识：既称太阴病，自属里虚寒证，法主理中，虽有脉浮，但未见发热头痛恶风等桂枝证，岂能但凭脉浮而用桂枝汤。况且脉浮非但只有表证脉浮，如虚阳外越亦多见浮脉，即或是太阴里虚寒证，而又兼太阳表证，也只须温里。舒氏认为内加桂枝两经合治，笔者认为也可不必，如元阳来复，中土自运，驱邪有力，表邪自解。舒氏疑本条大不合法，理由充分，可从。

（四）自利不渴，属太阴，以其脏有寒故也，当温之，宜服四逆辈。原文

喻嘉言曰：以自利不渴者属太阴，以自利而渴者属少阴，分经辨证，所关甚巨。太阴属湿土，热邪入而蒸动其湿，则显有余，故不渴而多发黄；少阴属肾水，热邪入而消耗其水，则显不足，故口渴而多烦躁。

诏按：喻氏此论虽精，究非确义。若但以热邪为言，则太阴少阴之自利俱当清热，不必温经，于法不合。口渴一证有为实热，亦有虚寒，若为热邪伤津而作渴者必小便短、大便硬；若自利而

渴者，乃为火衰作渴。证属少阴者，以寒中少阴，肾阳受困，火衰不能熏腾津液，故口渴，法主附子，助阳温经，正所谓釜底加薪，津液上腾而渴自止；若寒在太阴，于肾阳无干，故不作渴。

鉴识：舒氏辨析口渴一证甚为精到，何有非议？自利证不管渴与不渴，均为里虚寒证，条文中明言"脏有寒故也"。寒者当温，原文中所主四逆辈，是仲景示人应用扶阳之法，其实理中已意在其中，学者自不必泥于太阴用理中一法。舒氏主以附子助阳温经，其理不外乎此。按他所说，不仅自利而渴属少阴可用四逆辈，即自利不渴属太阴者，也宜四逆辈，这是符合临床实际的。

（五）伤寒脉浮而缓，手足自温者，系在太阴，太阴当发身黄，若小便自利者，不能发黄。至七八日，虽暴烦，下利日十余行，必自止，以脾家实，秽腐当去故也。_{原文}

喻嘉言曰：前阳明篇中不能发黄，以上语句皆同，但彼以胃实而便硬，其证转属阳明；此以脾实而下秽腐，其证正属太阴耳。

（六）本太阳病，医发下之，因而腹满时痛者，属太阴也。桂枝加芍药汤主之。_{原文}

诏按：此条因误下而亏损，脾中之阳不能健运，升降失职，壅而为满，壅满过甚而为之痛，桂枝不可用也。法当用人参、白术、附子、干姜，益气补中，驱阴散寒，则脾气复理而病自愈也。

桂枝加芍药汤：

于桂枝汤内加芍药二两，连前共成六两，余以桂枝法。

诏按：方中加芍药不通。病本阴气壅满，而芍药酸寒凝滞，生阴之物，岂可用乎？

鉴识：太阳病误下使脾阳受伤，脾阳不运，升降失职，转输自顿，故而腹满时痛，桂枝芍药汤自不相宜，理应用理中法，扶阳补中，使阳回脾运健复而病自愈。可有注家随文敷衍，说什么表证误下，虽脾气受伤，但未见吐利，不得认为是太阴里虚寒证，而是表证未罢，又兼里虚，方中芍药倍于桂枝有建中之意，用之可达表解里和之功。误下所致的腹满而痛虽未见吐利，仍是因脾阳不运，浊阴壅而为满，甚则痛。对于此浊阴壅满之证，岂能更用芍药甘枣酸敛壅滞之物。对于此证，吾以舒氏之说为是，临床上唯有温中散寒一法，舍此则非善举。

（七）大实痛结，桂枝加大黄汤主之。_{原文}

诏按：大实痛者，法主大承气汤，非有太阳表证，不得主用桂枝汤，此中疑有缺文。

鉴识：此条本接前条，成无已分为两条，舒氏从之。有注家认为，太阳病误下表证未去，而里实已成，并谓之此实是阴实而非阳实。此说显然不经，既是阴实，岂可用大黄愈伤其阳；再说，太阳病误下多伤及脾阳，即使有因误下而致大实痛者，也为虚中挟实，理当于大剂扶阳散寒药中略加大黄通利腑气。但这种情况实际上也不多见，真正所谓的大实痛有两种情况，一种是阴寒太甚，与浊阴搏结于胸腹的剧痛，其外证必恶寒倦卧，得热则减；一种是阳明热结所致的腹痛拒按，必兼恶热、口干、渴饮冷、脉沉实等证。本条只言大实痛，未见其他见证而用桂枝加大黄汤，显然对于寒实证和热实证都不相宜，舒氏疑有缺文，不无道理。

桂枝加大黄汤：

于桂枝汤内加芍药汤方，内加大黄一两，余以桂枝汤法。

（八）太阴为病，脉弱，其人续自便利。设当行大黄芍药者，宜减之，以其人胃气弱，易动故也。_{原文}

门人张盖仙曰：脉弱，便利，何以又有当行大黄之证？其传者之讹乎？

（九）太阴病欲解时，从亥至丑上。_{原文}

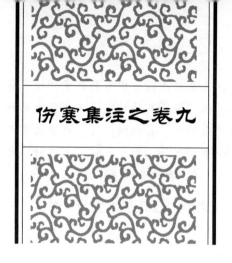

伤寒集注之卷九

少阴经证治大意

喻嘉言曰：传经热邪，先伤经中之阴，甚者邪未除而阴已竭，独是传入少阴。其清解之法，反十之三；急温之法，反十之七，而宜温之中复有次第不同，毫厘千里，粗工不解，必于曾犯房劳之证始敢用温，及遇一切当温之证，反不能用。讵知未病也劳其肾水者，不可因是遂认为当温也？必其人肾中真阳素亏，复因汗吐下扰之，外出不能内反，必籍温药以回其阳，方可得生，所以伤寒门中亡阳之证最多。即在太阳已有种种危候，至传少阴，其辨证之际，仲景多少迟回顾惜，不得从正治之法，清热夺邪，以存阴为先务也。今以温经之法疏为前篇，存阴之法疏为后篇，俾业医者免临歧之感云。

诏按：少阴前后二篇寒热迥别，治法亦大相悬殊，推其源头，标同而本不同也。盖肾中真阳素亏之人，阴寒是其本也，邪入少阴则必挟水而动，而为前篇诸证，宜亟温之，故不待言，其在太阳发表药中早宜加附子以助阳御阴，庶无逼汗亡阳之患也。若肾中真阴素乏之人，阳亢是其本也，邪入少阴则必挟火而动，而为后篇诸证，宜从养阴退阳，固不待言，其在太阳发表药中亦早宜重加阿胶、地黄等药，以回护真阴，方可得汗，否则阴精被劫，汗亦无所酿矣。

鉴识：舒氏在解析少阴经本证时，着重提出了治未病思想，认为邪入少阴有寒化和热化的不同，这是因人素禀而异。当邪尚在太阳之表时，根据人的禀赋，寒热的差异，在解表药中预加助阳或滋阴药，以防邪内传少阴。这又体现了舒氏作为一位卓越的临床家治未病思想可贵的一面。

少阴前篇　凡外邪挟水而动之证列于此篇，计二十七法

程郊倩曰：少阴为寒水之脏，纯是阴气用事，全赖本经对待之火，化其凛冽以奉生身。所嫌水火同宫，制胜终在彼，故回阳

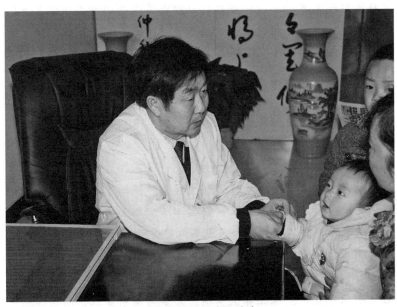

王能治医生为小儿诊病

诸法常兼省脾崇土，所以提之，且以载之，使坤厚而坎无盈，庶几阴阳相抱，水火相济，其作根深宁极之宰也。所以首忌在汗，惧其亡阳，究所由来，少阴胜而跌阳负耳。跌阳之负，火失温耳。此温之一法，在少阴较太阴倍为孔亟也。是则少阴有火，诚人身之至宝，而不可须臾失焉。

（一）少阴之为病，脉微细，但欲寐也。原文

喻嘉言曰：卫气行阳则寤，行阴则寐。邪入少阴，则卫气但行于阴，而不行于阳，故但欲寐也。

诏按：外邪挟水而动，阳热变为阴寒，则阴胜，故但欲寐；外邪挟火而动，其候俱从热化，则阳胜，故烦躁不得卧。嘉言以温经之法疏为前篇，存阴之法疏为后篇，然则此条，前篇之法也。先生列于后篇，适足以自乱其例耳。诏不敢仍先生之旧，乃将此条移置为前篇第一，以冠少阴之首，于例则合，于理有当矣。

鉴识：舒氏把此条列为少阴之首条，无疑是正确的。后世大多数医家把本条作为少阴病提纲，理由是少阴经所表现的是里阳虚衰的阴寒重证，较之太阴病阳虚更甚，纯是一派阴寒用事。笔者认为，少阴病的热化证或许是有的，但只能作为少阴病的变证，不能作为少阴病的主体，在少阴篇中，仲景重寒而略热就是因于此，并垂垂告诫：少阴为生死之关，阳存则生，阳亡则死，所以少阴篇中扶阳救脱为第一要义。舒氏把本条列为第一，作为少阴病之提纲，是符合仲景本意的。

大凡病入少阴，其途径有两条，一是寒邪直中少阴，病一开始即现里虚寒证，如恶寒、下利清谷、脉微细等。二是由传经而来，其中一种是由太阳传来，因太阳与少阴互为表里，如邪中太阳，而其人里阳不足，邪必乘虚而内陷少阴；其二是按传经次序，从太阴再传入少阴，太阴病仅脾阳不足，更进一层内入少阴，则是心肾阳衰，种种危象必露，故仲景认为少阴为生死关。总之，必须明确一点是，真正邪至少阴，大多为阴寒重证，而阴虚热化

证实属少见。舒氏把本条放在少阴篇之首，本意即在于此。

（二）少阴病，始得之，反发热，脉沉者，麻黄附子细辛汤主之。原文

诏按：阴阳两感之证，凡表重于里者，法当温里之中兼解其表；若里重于表者，但当温里，不可兼表。此条但言发热三字，即以为太阳之表否甚，又安知其里之不重耶？盖少阴本有里寒外热之证，乃真阳为阴邪所逼，越出躯壳，法当急回其阳。且各经皆有发热，岂可不察而妄用麻黄耶？又曰：细辛走少阴之表，少阴并无表证，何其不通？若此，又有更不通者，洁古之大羌活，节庵之冲和灵宝饮，胡乱瞎表，寒凉杂投，俗医目盲心瞽，执此二方，混施两感，百不救一，可胜悼哉。

鉴识：舒氏首先提到凡表重于里者，法当温里之中兼解其表；若里重于表者，但当温里，不可兼表。笔者认为，所谓的阴阳两感，即阴经和阳经同时受病，如舒氏这种处理法则是切合临床实际的。温里法是一种鼓动人体的元阳正气，以驱邪外去的疗法，所谓正盛则邪却，阳回则阴寒自散。验之于临床，屡试不爽。

舒氏对麻黄附子细辛汤颇有微词，笔者认为这种看法值得商榷。少阴病当无热恶寒，反发热，如果不是虚阳外越之发热（真阳外越之发热必有下利清谷、躁烦不安、脉浮、重按无根），则只能认为有邪在表，脉沉为少阴里寒证，阳虚抗邪无力，不能驱散表邪，此条实即太阳与少阴同病，所谓虚人外感。麻黄附子细辛汤正是扶正祛邪、温阳解表之方，正合本条旨意。发热恶寒，脉沉，太少同病，用麻黄以解太阳之表，附子、细辛以温经扶阳，鼓动元阳正气奋起助麻黄以驱散表邪。三味合用，补散兼施，既能驱散太阳表邪，又能扶助少阴元阳正气，可谓至当不易之法。后世医家特别是扶阳学派更是看重本方，临床上不仅用于阳虚外感的人，即太阳少阴同病，更扩大了它的应用范围，包括内科杂病，如咳喘、痰饮、风湿痹证、头疾及咽喉、眼目等诸多疾患，

均取得了很好的疗效。可见麻黄附子细辛汤不失为一首扶正祛邪，补中有散，散中有补，泛应曲当的名方。舒氏认为此条只言反发热三字，而未见头项强痛等，怎能断定是太阳表证；但据脉沉，未见下利清谷、倦怠嗜睡等，又怎能认定是少阴里虚寒证；并认为少阴有里寒外热证，是因真阳为邪寒所逼越出躯壳。各经皆有发热，岂可用麻黄太阳经之药治之。他还指出，少阴只有里证，并无表证。诸如以上之说，也不无道理，所谓少阴脉既沉，说明病在少阴，阳虚阴盛，正如他所说的，里重于表，但当温里，不可兼表，里阳来复，表邪自罢。证之于临床，确实也是如此，舒氏之言信不欺我。

麻黄附子细辛汤：

麻黄二两，去节，附子一枚，炮、去皮，细辛二两。

（三）少阴病，得之二三日，口中和，其背恶寒者，当灸之，附子汤主之。原文

喻嘉言曰：灸之以火，助阳而消阴也，主之以附子汤，温经而散寒也。

附子汤：

附子二枚，炮，去皮，白术四两，茯苓三两，人参二两，白芍二两。

诏按：中寒门，用附子破阴回阳，取其飞骑突入，岂可用芍药凝阴之物，以羁绊附子雄入之势而致迂缓无功耶？仲景原方必无此药。

鉴识：舒氏在扶阳祛寒方中从来反对加用阴药，这为后世重阳学派树立了典范。晚清的扶阳大师郑钦安崇尚舒氏的观点，在大剂回阳的方药中从不加用阴凝药物，即使参术之类，也不会随意加用，回阳尤恐不速，岂能用阴寒之品，以阻碍阳回之势。扶阳学派提出病在阳者扶阳抑阴、病在阴者用阳化阴的主张，即是

舒氏这一思想的发挥，可见舒氏的这一真知灼见对后世的影响深远。

（四）少阴病，得之二三日，麻黄附子甘草微发汗，以二三日无里证，故微发汗也。_{原文}

诏按：无里证，不得谓之少阴病，外无太阳，不得妄用麻黄，且二三日，否甚，常有初得少阴而即腹痛下利，曷可云二三日无里证乎？此后人误也。

鉴识：从麻黄附子甘草汤的组方看，以方测证，实是麻黄附子细辛汤去除偏于辛散的细辛，而改用甘缓之甘草，虽同样是温阳解表之方，但本方所主是少阴兼太阳表证之轻证，意在以扶阳补虚为主，微发其汗，以治轻浅之表邪。后人多用本方治疗虚人之外感。舒氏在这里疑有误，理由是：既言无里证，二三日谓之少阴病，既无发热恶寒头痛的太阳表证，怎能用麻黄以发汗。难怪也有的注家说，本文含含糊糊，云山雾罩，未知何从，笔者亦有此同感。

麻黄附子甘草汤：

麻黄二两，去节，附子一枚，炮，去皮，甘草二两，炙。

（五）少阴病，欲吐不吐，心烦，但欲寐，五六日，自利而渴者，属少阴也，虚，故引水自救。若小便色白者，少阴病形悉具，小便白者，以下焦虚有寒，不能制水，故令色白也。_{原文}

诏按：阴邪上逆则欲吐，真阳扰乱则心烦，但欲寐者，阴霾盛而阳不开也，此时宜附子汤加半夏；若失此不图，延至五六日，则下焦寒甚，邪急奔而下利，肾水欠温，不上潮而口渴，非从温经散邪引水，终难自救也。以小便色白而征少阴之寒，更当以不喜冷饮而证虚寒之渴也。《经络考》云：舌下有二窍，名曰廉泉，运动开张，津液涌出，然必籍肾中真阳为之熏腾，乃足以上供。

若寒邪侵到少阴，则真阳受困，津液不得上潮，故曰渴，与三阳经之邪热灼干津液者大相反也。

再按：少阴有寒利，复有寒闭，以肾气为寒所困则关门不开而二便俱闭，更宜急温。酒客常有此证，外见腹中急痛，呕吐痰水，水药不得入，余常以四逆汤加丁香、白蔻、砂仁、吴萸、参术等药，频频与服，外熨炒糠，其痛稍缓；候呕稍止，用斩关丸三五钱以开其闭，自愈。设不知此，误投大黄等药，其闭愈甚，则轻者重，重者死矣，可不慎欤？或问，酒性固热，烧酒尤甚，每伤于酒者，反宜辛热，何也？酒中有热有湿，均足为患，因其本气而患之。本气虚寒者，原不患热，惟患其湿。其湿日积，阳神日衰，一旦协水而动，阴邪横发，闭痛呕逆，上下交剧。法当急驱其阴，以回其阳。真阳素旺者，不患其湿，而患其热，热遗后阴便血生痔，热遗前阴茎生诸疳，法宜分解其热而清其毒。予曾医樊子敬天阴头赤肿，碎裂如丝，其痛异常，乃为素禀阳旺，嗜饮烧酒，乘醉入房，求若所欲，酒毒随欲火下注于前阴也。吾用葛花解酒毒，大黄泻热，栀子、车前引导前阴，五剂而愈。

鉴识：舒氏认为本条中欲吐不吐，心烦，但欲寐，为阴邪上逆，真阳被扰，阴霾盛而阳不开，无疑是对的。但有人却认为，心烦、但欲寐是自相矛盾的。笔者认为这种认识是肤浅的，其实我们在诊治失眠的病人时，就完全可以了解到，几乎所有的失眠者无不是处于困顿思睡的状态下，但又心烦不能真正入睡，条文中的心烦但欲寐即是这一症状的真实生动描述。在当今，随着社会的多元化，生活环境的城市化，人类为生存和发展，竞争压力日益增大，失眠的病人显然越来越多。但近代的中医因于西方医学介入和垄断，中医的传统思维理路也彻底瓦解，人们一见此症，还哪里讲什么辨证求因效，仿西医一派的安神、镇静之方，如天王补心丸、柏子养心丸之类。说实话，又有几个能真正治愈的呢？致使无数的失眠患者辗转南北，经治数载，苦不堪言。其实如从临床中仔细体察，失眠病几乎无一例不是阴盛阳衰的。笔者几十年来这种体会和教训是深刻的，尽管患者在某些病情上看似阳证，但其底面无不关乎少阴元阳不足。临床每遇此证，尽从扶阳入手，只要在大剂四逆汤中加半夏、龙牡即可，真是百无一失。失眠重证，剂量可逐渐加大，直至治愈为止。有望失眠君子可以一试，确无虚言。

笔者是从舒氏用附子汤加半夏中得到启示，只不过从不用到白芍。舒氏自己前面在评述附子汤时强调过，芍药为阴凝之物，以羁绊附子雄入之势而致于缓无功。笔者临床中也有此体会，附子汤中之芍药对少阴阴霾盛而阳不开者确实不宜用，即使参术壅滞之品，似也非所宜，不若用大剂四逆加半夏，单刀直入，来得磊落快捷。后贤郑钦安氏对此体验颇深。

前证欲吐不吐，心烦，但欲寐至五六日，自利而渴，舒氏说为下焦寒甚，阴邪急迫而下利，肾水欠温不能上潮而口渴，非从温经散寒引水，终难自救。如此认识不仅是因经旨所示："属少阴，虚，故引水自救"，更是来源于临床实践的体验。他此处虽未出方，只是点明从温经散寒引水，笔者意度当不出理中四逆辈之意。

至于小便白者，条文中已自注，以下焦有寒不能制水，舒氏则进一步说更当以不喜冷饮而证虚寒之渴也。这也确实是辨别阴阳寒热的一大要点，不可忽视。

少阴属心肾，肾司二便，不论少阴是寒利与寒闭，均直接关系到肾中元阳。舒氏认为肾气为寒所闭则关门不开而二便自闭，更宜急温，常以四逆汤加丁香、白蔻、砂仁、吴萸、参术等药，并自拟斩关丸与开闭丸，其中尽以扶阳驱寒、涤饮散结之药组合而成，以针对阳虚寒气痞阻之证。这种见解和思路无疑是成熟的，切非庸工所及。

舒氏并以酒客为例，剖析了酒性在阴阳不同禀赋人的身上所表现寒热不同的症状，及其救治之法。首先就从酒性其寒化而言，他认为从寒化者，阴邪横发，闭痛呕逆，上下交剧，治以急驱其阴，以回其阳，这无疑诊治得法。如从其热化者，热遗后阴则便血生痔，热遗前阴则茎生诸疳，主张分解其热而清其毒，并举樊子敬天阴头赤肿一案，认为是酒毒从热化，随欲火下注所致，而用清热泻火之法而获愈。从其述理和所施之法，不得谓之不善。

但笔者从现今临床体悟到的却不是如此，所见前后二阴诸疾，如龟头赤肿热痛、小便涩痛、睾丸肿痛、痔漏等，真正因于实热者殊属少见，笔者临床数十年不见一例此症，无不因于下元虚愈、三阴虚寒所致。前阴为人身至阴之处，由于经脉络属，无不关系少阴、厥阴；痔漏者事关太阴。以上病之始初或见诸般热实之证，但如仔细体辨，则不难察觉到也是虚中挟实。不过本证之初病人多不会问津中医，待西医反复用抗生素甚至激素治疗无效时才找中医，彼时已是元阳大伤，虚损之象毕现，证见少气懒言，身重恶寒，前后二阴及小腹坠胀，尿频尿痛，大便溏而滞下，口淡纳呆，头目晕眩等。此时只有扶阳补气一法，笔者每用阳和汤合吴萸四逆大剂进服，并嘱其注意保暖，禁食生冷滑腻之品。方药对证，确实效果非凡。

附：斩关丸方（自制）

硫黄五两，研细末，灌入猪大肠，线扎，煮烂去肠，滚水淘数次，晒干；肉桂一两；白蔻、川椒、生附子、生白术、吴萸、半夏、鸡内金各五钱。以上共为末，后碾成丸。

附：开闭丸方（自制）

巴豆霜为末，神曲糊为丸，外用制硫黄，生附子、半夏、砂仁、白蔻等末为衣，淡煎吴萸汤送下。

鉴识：上二方对食道梗阻、食道癌以及关格证有一定的效果，方意为通阳化气、散逆涤饮。笔者每用此改为汤剂，其中生附子、硫黄，其驱阴散寒之力甚雄，能直达病所，斩关夺隘，配诸温阳涤饮之药为佐使，更俱驱寒散结之力，不过笔者每用生半夏，其效更佳。

（六）病人脉阴阳俱紧，发汗出者，亡阳也。此属少阴，法当咽痛而复吐利。原文

诏按：阴邪上逆则为吐，下注则为利。咽痛者，阴火上结也。曾医中寒喉痹，阴火上蒸，津垢结而成块，坚白如骨，横于喉间，痹痛异常，其证恶寒嗜卧，二便不利，舌胎滑而冷，不渴懒言。以上诸证总属虚寒，何以二便不利。盖为阴寒上逆，喉间清涎成流而出，津液逆而不降，故二便不利。吾用生附子驱阴散寒，熟附子助阳温经，桔梗苦以发之，甘草甘以缓之，半夏辛以开之，阿胶以润咽膈。服一剂，喉间白骨即成腐败而脱去其半，痹痛稍缓；略用糜粥，小便渐长；三四剂而大便行，粪多且溏。如是十二剂而全愈矣。由今观之，尔时识力尚欠，阿胶、桔梗可以不用，当用黄芪以助胸中之阳，白术以助脾中之阳，接引真阳上达，更为合法。

再按：五行皆一，帷火有二，所谓二者，阳火也，阴火也。诸阳火，乃柴炭之火，得水则灭；阴火，乃石灰之火，火烧无焰，得水能焚。其有半阴半阳之火，乃煤炭之火，仍用火烧，必以水调，其焰益烈。人身之火亦分阴阳，阳火者，实火也，其证恶热不恶寒，舌苔干燥，渴欲饮冷，宜用寒凉等药；阴火者，虚火也，其证恶寒踡卧，舌润不渴，宜用辛热温补之剂；半阴半阳之火，即阴阳错杂之邪，法宜寒热互用。常见患齿痛者，亦有寒痛、火痛，即阴火、阳火之谓也。凡火痛者，宜用寒凉之药；寒痛者，宜用姜附等药，甚至姜附不效，用胡椒二钱研末，煮鸡汤一碗，服之立止。又有虫痛一证，乃为阴湿生虫，胡椒亦可治。又有风火相煽而为齿痛者，外见颊车赤热焮肿，口中臭秽，方用露蜂房烧研末一钱，明矾末一钱，黄连末五分，少加冰片、麝香，合研，匀擦其牙，痛即止。兹特附及，以凭采择。

鉴识：舒氏列举一喉痹病例，堪为喉科重症。证属虚寒，在所投方剂中生熟附子并用，可见寒结非同一般，竟获大效，可见

舒氏胆略过人。大凡咽喉诸疾，无不关乎少阴，因少阴经循舌本，挟咽喉。舒氏所举喉痹一案中所述，津垢结而成块，坚如白骨，即后世称之为白喉、扁桃体炎症性肿大，此证儿科见之甚多。在现今这个社会，随着人们生活水平的提高，儿童过食生冷肥甘，抗生素无节制地滥用，绝大部分儿童一感冒就咽痛，据笔者观察没有一例是因于实热的。虽然见咽喉红肿，扁桃体肿大，但都伴有面色口唇淡白，神气衰减，口干不欲饮，纳呆便溏或先硬后溏。显然是病在太少，真寒假热。西医屡治屡发，中医者大多从风热论治，虽暂效一时，终致脾肾俱损，元阳大伤，久而难复。笔者见此证，无不首用温阳散寒，常用麻黄附子细辛汤加半夏、桔梗、甘草，治无不应；惯发者所谓慢性扁桃体炎，每以四逆理中加牛膝、半夏而取效。我认为用辛温方药治咽喉诸疾不会有错，笔者认为喉科通常无热证，这是深有体会的。

舒氏在论述阳火、阴火时述理充分，辨证详尽，不失为辨证论治之高手。就以牙痛一证为例，舒氏分为寒痛、火痛，可分为阴火、阳火。笔者认为，阴火痛可归于寒痛中，因为阴火其实是内真寒，逼虚阳浮越于上所致。在临床中我们可以发现，真正的阳火所致的牙痛极为少见。即或所见之症有红肿热痛、口干、口渴等，但无不是上盛下虚，因齿为肾之余，牙龈属脾，病关太少二阴。虚人多患此疾，从来脾肾阳虚之人，每因操劳过度，寒热不慎，过分依赖抗生素等等，耗气损阳，相火不位，经年累月苦于此疾。舒氏特出手眼，列举牙痛诸方，药证相符，自见效验，对后世颇具影响。笔者每见此证，无不从上盛下虚、相火不位论，首用引火归源法，如潜阳汤、全匮肾气汤加牛膝等，继用理中四逆以扶阳补虚，屡见效验，且能根治。

（七）少阴病，脉微，不可发汗，亡阳故也。阳已虚，尺脉弱涩者，复不可下之。原文

（八）少阴病，下利。若利自止，恶寒而蜷卧，手足温者，可治。原文

诏按：下利止，手足温者，即所谓阳回利止也。若利虽止，而依然躁烦不安，厥逆不回者，阴尽也，立死之候，不可治。

鉴识：下利止，尽管恶寒蜷卧，只要手足温，说明脾阳未绝，故曰可治。若利虽止，而依然躁烦不安，四肢厥冷，则为元阳欲脱，此为立死之候。舒氏说阴尽也，笔者认为应是阴阳离决之候。

（九）少阴病，恶寒而蜷，时自烦，欲去衣被者，可治。原文

喻嘉言曰：自烦欲去衣被，真阳扰乱不宁，无大汗出，阳尚未亡，故可治也。

（十）少阴病，脉紧，至七八日，自下利，脉暴微，手足反温，脉紧反去者，为欲解也，虽烦，下利，必自愈。原文

喻嘉言曰：此三条为邪解阳回，可勿药自愈。

（十一）少阴病，身疼痛，手足寒，骨节痛，脉沉者，附子汤主之。原文

诏按：此条证阴盛阳微，故主用附子汤，以破阴回阳，但方中芍药终非所宜，去之可也。

鉴识：脉沉者，知邪在里，里阳虚衰，不能温养四肢，故手足寒；所谓身痛骨节疼痛者，乃阴邪寒湿滞留于经脉骨节之间。舒氏说用附子汤以破阴回阳，但不宜于方中芍药之酸寒，可见舒氏用药精专，切合临床。笔者对于此证通常用附子汤减芍药，加入麻桂细辛，似乎效果更佳。

（十二）少阴病，吐利，手足厥冷，烦躁欲死者，吴茱萸汤主之。原文

诏按：吐利厥冷，纯阴无阳，加之烦躁，恐其阳欲亡而阴将竭，利未止，阴尚在也，可用吴萸以下其逆，人参姜枣温补脾胃，重用附子以急回其阳，则了无余义。不然恐延至阴尽不可为矣。

鉴识：手足厥冷烦躁是因呕吐下利太甚所致。因吐利仍未止，尚未到阴阳离决的境地，故只须用安中降逆的吴茱萸汤救治。可舒氏主张重加附子，以大壮元阳，以防真阳暴脱之虞。此正是舒氏治病善能通变的过人之处，值得重视。

吴茱萸汤：

吴茱萸一升，洗，人参三两，生姜六两，大枣十二枚。

（十三）少阴病，下利，白通汤主之。原文

诏按：此条下利，无阳，法当温补兼行，方中更宜加黄芪白术补中气而健脾土，葱白耗伤阳气之药断不可用。

鉴识：少阴病，下利，本属脾肾阳衰，必有恶寒踡卧、声低息短、四肢厥冷等症，正如舒氏所说："无阳，法当温补兼行"，方中应加黄芪、白术温中健脾。白通汤如对阴盛格阳于外者，用之有引阳入阴、通达表里之功，似属相宜；而对于少阴下利属脾肾阳衰者似不妥当。不过本方亦被后人看重，把它用于治疗咽喉病及虚热不退、鼻塞流清涕等，每见效验，学者不应偏废。

白通汤：

葱白四茎，干姜一两，附子一枚，去皮，生用。

（十四）少阴病，下利，脉微者，与白通汤。利不止，厥逆无脉，干呕烦者，白通加猪胆汁汤主之，服汤脉暴出者死，微续者生。原文

诏按：下利脉微者，宜主附子汤，回阳以消阴也；与白通汤，利不止，厥逆无脉者，明明误在葱白，大伤其阳也，法当重加人参、白术、干姜，以救其误。干呕烦者，顶上文，非为误服白通

而来，谓少阴病下利脉微，加以干呕心烦，则为阴寒在下，阳烦在上，法宜姜附以驱其阴，然必加人尿猪胆汁，以制胸中错杂之阳，庶姜附得以下行其用。其脉微续者，阳气以渐而复也；暴出者，势必有雀啄釜沸之象，故主死也。曾医乡中一人，暑热吐利，汗出恶寒，厥逆腹痛，喜热手摩按。若恶热饮冷，以热手触之则痛剧者，为溽暑，宜用益元散合四苓；心中烦热无状，时时索饮，饮而又吐，服姜附等药不能纳，心中烦热愈甚，此为阴寒在下，复有错杂之阳邪在上。吾用此汤加半夏、吴萸、白术、茯苓，因有汗，去葱白。一剂而效，二剂全愈。

鉴识：少阴病，下利脉微，舒氏说宜主附子汤，回阳以消阴，但方中芍药总不宜用。下利脉微，虚阳欲脱，回阳尤恐不速，岂能用芍药酸寒之品，以羁绊姜附回阳之力。

舒氏说与白通汤利不止、厥逆无脉是误在葱白，大伤其阳，笔者有相同看法。因葱白虽能通达阳气，贯通上下，但毕竟是辛散之品，对于下利脉微虚阳欲脱者，似不相宜。他并主张重用人参、白术、干姜，这是多么恰切稳妥之法，值得珍视。在评析白通加人尿猪胆汁汤时，舒氏同样不主张用葱白，但须加人尿猪胆汁，他认为对于阴寒在下，阳烦在上，法宜姜附，以驱其阴，加人尿猪胆汁以制胸中杂错之阳，并举一验案，用此方去葱白加半夏、吴萸、白术、茯苓而获奇效，可见舒氏是通变经方之高手。

白通加猪胆汁汤：

于白通汤方内加人尿五合服，童便为佳，猪胆汁一盒。

以水三升，煮白通汤，取一升，去滓，内猪胆汁、人尿，和令相得，分温再服，方中葱白不可用，宜加黄芪、白术。

（十五）少阴病，二三日不已，至四五日，腹痛，小便不利，四肢沉重，疼痛自下利者，此为有水气，其人或咳，或小便利，或下利，或呕者，真武汤主之。原文诏按：腹痛、下利、呕咳等证，皆少阴所有，四肢沉重、疼痛而属太阴溢饮，法宜芪、术、参、苓、姜、半、虎骨等药以治之，真武何益哉？且条中二三日，四五日，何所关系？既曰小便不利，又曰或小便利；既曰自下利，又曰或下利。前后糊涂，其说何足为法？

鉴识：少阴腹痛、小便不利是元阳衰乏，阴寒内盛，气化不行所致；自下利、四肢沉重疼痛者，显系太阴虚寒，寒湿痹阻经络所致。舒氏辨证明确，但认为真武汤非其所宜，不若用芪、术、参、苓、姜半、虎骨等药，以扶阳崇土，温经涤饮，其法不能谓之不善。但就真武汤而言，不仅只在利水，更具温经、扶阳、散寒的作用。对于上述少阴阳虚、寒水为患之证，正宜真武扶阳以涤饮。后世医家每用此方治疗诸如肾性水肿、心源性水肿，以及因阳虚水气所致的胸水、腹水等，每能取得可靠的效果。只不过该方中之芍药值得商榷，因为毕竟是酸寒之性，恐有碍扶阳散寒之力。其实以上舒氏所举之方也不失真武汤之意，只不过减去酸寒的芍药，加入了参、芪、半、虎骨等，这并非法外之法，而是加强真武汤的温经散寒、涤饮健脾崇土之功效。舒氏这一思路是完全切合临床实际的，值得后人重视。

（十六）少阴病，下利清谷，里寒外热，手足厥逆，脉微欲绝，身反不恶寒，其人面色赤，或腹痛，或干呕，或利止，脉不出者，通脉四逆汤主之，其脉即出者愈。原文

喻嘉言曰：下利里寒，种种危殆，其外反发热，其面反赤，身反不恶寒而手足厥逆，脉微欲绝，明系群阴隔阳于外，不能内返也。所喜其外反热而不恶寒，真阳尚在躯壳，故可招之即至。然必通其脉，而脉即出者，始为休征；设脉出艰迟，恐其阳已随热势外散，又主死矣。此证所幸外热未除，倘热并除，无能为也。

通脉四逆汤：

附子大者一枚，去皮生用，甘草二两，炙，干姜三两，强盛者可用四两，葱九茎。

利止，脉不出者，加人参二两，生其阳而长其阴也。

诏按：此证一线微阳未散，法当急投温补，以回其阳，岂可更用葱白以耗散其阳乎？仲景必无此法？

鉴识：此条所述之证为阴寒格阳于外的真寒假热证，较四逆汤证为重，元阳有立亡之势。故仲景于四逆汤中倍用干姜，并加重附子用量，以急驱其寒，欲挽元阳之欲脱。舒氏不主张用葱，也不无道理，因葱为辛散之品，用于虚阳欲脱总不相宜。笔者认为应在此方中加入肉桂、参、芪、术等，似更妥当。

（十七）少阴病，脉沉者，急温之，宜四逆汤。原文

诏按：少阴病，则身重欲寐、下利厥逆等证俱括其内，但见脉沉，即当急用四逆，以破阴而救阳，更当加参芪苓术，补气而止泄也。

鉴识：少阴病，脉沉，自是里寒已甚，并必有身重欲寐、下利厥逆等症，舒氏主张当急用四逆汤，更加参、芪、苓、术以补气而止泄。笔者认为应先重用四逆，单刀直入以力挽元阳，待阳回危象过后，再拟扶阳健脾，以善其后，按此先后缓急之理，似更妥贴。

（十八）少阴病，饮食入口即吐，心下温温欲吐，复不能吐。始得之，手足寒，脉弦迟者，此胸中实，不可下也，当吐之。若膈上有寒饮，干呕者，不可吐也，急温之，宜四逆汤。原文

诏按：饮食入口即吐者，固不可下，亦不可吐，膈上有寒饮。干呕者，法当温中逐饮，散逆止呕，四逆汤不中也。此必后人之误。

鉴识：既明言少阴病，饮食入口即吐，手足寒，脉弦迟，可见里寒盛而阳大伤，膈上又有寒饮壅塞。舒氏认为"固不可下，亦不可吐"，当用温中逐饮、散逆止呕，按理当是如此。经云：病痰饮者，当以温药和之。从临床上看，在四逆汤方中加入吴萸、砂仁、半夏等药以散逆止呕，实较单用四逆为优。至于说四逆汤不中也，如舍四逆温经扶阳之药，单事散逆涤饮，是切不能达到预期效果的。因为少阴虚寒挟饮，无论如何只有阳回，阴寒伏饮方能消散，所谓离照当空，阴霾自散。

（十九）少阴病，下利，脉微涩，呕而汗出，必数更衣，反少者，当温其上，灸之。原文

喻嘉言曰：少阴下利，脉见阳微阴涩，则阳虚而阴弱也。呕者，阴邪上逆也；汗出者，阳虚不外固也。是证阳虚当温，然阴弱不能任温，故于头顶百会穴灸之，以温其上而升其阳，庶阳不致下陷以逼迫其阴，然后阴得安静，不扰而下利自止耳。

诏按：此证阳虚气坠，阴弱津衰，故数更衣而出恭反少也。更衣者，古人如厕大便必更衣；出恭者，矢去也。曾医一妇人，腹中急痛，恶寒厥逆，呕而下利，脉见微涩，予以四逆汤投之无效。其夫告曰：昨夜依然作泄无度，然多空坐，䐜胀异常，尤可奇者，前阴䐜出一物，大如柚子，想是尿脬，老妇尚可生乎？予即商之仲远，仲远踟蹰曰：是证不可温其下，以逼其真阴，当用灸法，温其上以升其阳，而病自愈。予然其言而依其法，用生姜一片，贴头顶百会穴上，灸艾火三壮，其脬即收；仍服四逆汤加芪术，一剂而愈。䐜音诈，脬音抛。

鉴识：本证虽有阴虚血少，但仍以阳虚为重。阳虚气陷，惟有升举一法。所谓下病上取，灸其上，以升陷下之阳，正为得法。临床上对于一切气虚下陷之证，灸头顶百会穴确有升阳举陷作用。舒氏验案中灸药并举，疗效甚捷，堪可效法。

（二十）少阴病，吐利，手足不逆冷，反发热者，不死。脉不至者，灸少阴七壮。_{原文}

（二十一）少阴病，恶寒身踡而利，手足逆冷者，不治。_{原文}

诏按：此证尚未至汗出息高，犹可为治，急投四逆汤加人参，或者不死。

鉴识：少阴病，恶寒身踡而利，手足逆冷者，元阳有将脱之势。舒氏说尚未至汗出息高犹可为治，急投四逆汤加人参，或者不死，此言可信。但在当今这个社会，面对如此危候，中医可能沾不上边，无不依赖于西医抢救。如是中医救治，除投之人参四逆，恐别无他法。

（二十二）少阴病，吐利烦躁，四逆者，死。_{原文}

诏按：此条与前吴茱萸证无异，彼证未言死，此证胡为乎？不主吴茱萸汤而断之曰死，是何理也，于中疑有缺文。

鉴识：舒氏对本条质疑不无道理。但或许彼吴茱萸汤证所见吐利、厥逆、烦躁较本条为轻，故用吴茱萸救治；而本条应较前条为重，元阳已去，故主死。

（二十三）少阴病，下利止而头眩，时时自冒者，死。_{原文}

喻嘉言曰：下利既止，似可得生，何以复为死候？盖人身阴阳相为依附，阴亡于下，则诸阳之上骛于头者纷然而乱，所以头眩，时时自冒，阳脱于上，而主死也。可见阳回利止则生，阴尽利止则死矣。

程郊倩曰：肾气通于脑，前此非无当温其上之法，惜乎用之不早也，无及矣。

诏按：下利止而阳回者，自必精神爽慧，饮食有味，手足温和，病真愈也。所谓阳回利止则生，若利虽止，依然食不下，烦躁不安，四肢厥冷，其阳未回，下利何由自止？势必阴精竭绝，真死证也，故曰阴尽利止则死。

鉴识：舒氏辨下利止吉凶如何，总以阳气的存亡为依据，进一步阐发仲景未尽之意，如利止而精神爽慧，饮食有味，手足温和，说明阳气已回，病已愈，所谓阳回利止则生；倘若利止而依然食不下，躁烦不安，四肢厥冷，则是元阴已去，孤阳欲竭，所谓阴尽利止则死。如此辨析，确属老到。笔者认为尽管真死之候，也可按舒氏投以人参四逆汤，或可侥幸于万一，也未可知。

（二十四）少阴病，四逆，恶寒而身踡，脉不至，不烦而躁者，死。原文

诏按：少阴证具，其脉不至，为阴邪壅盛，真阳几绝，宜亟驱其阴，以回其阳。若其阳尚可回，则阴必不竭；阴竭者，必其阳不能回也。

鉴识：在舒氏认为，死证总是阳亡在先，阴竭在后，治病之本，首重阳气。如此卓见，可谓深得仲景奥旨第一人，对后世影响深远。

（二十五）少阴病，六七日，息高者，死。原文

诏按：肾主收藏，肾气不衰，则收藏自固，气化自裕而肺气肃然下行。若肾气惫，则收藏之本废矣，真气涣散无归，上游胸中，肺气不得下达，有升无降，乃息高喘促而死矣。能于六七日前用真武附子等汤，加胡巴、故纸固肾气等药，当不有此。

鉴识：有云：出入废则神机化灭，升降息则气立孤危。肾元衰乏，收藏失司，可使元气涣散无归。少阴病至六七日，不知救治或治不得法，致使喘促息高，正是元气涣散无归之征，故为死候。舒氏说如能在六七日前用真武附子等汤加胡巴、故纸扶阳固本之品，当不有此。如此防微杜渐、知病防变的重阳思想，足以启迪后人。

（二十六）少阴病，脉微沉细，但欲卧，汗出不烦，自欲吐，至五六日，自利，复烦躁，不得卧寐者，死。^{原文}

诏按：此证于五六日前用附子真武等汤，无不立效。乃失此不图，延至五六日而下利有加，不烦者复烦且躁矣，但欲卧者，转至不得卧矣。此真阴已竭，阳不可回，所以死也。

鉴识：脉微沉细，但欲卧，为少阴本证。当此之时，如能按舒氏所言用附子真武汤回阳救逆，自当不死；若医者失此不图，耽搁病机，至五六日后复加自利，烦躁，不得卧，此阴阳离决，安得不死。舒氏通晓阴阳之理，首重阳气，不但紧扣病机，并能知常达变，防微杜渐，确非凡手。

（二十七）少阴负趺阳者为顺也。^{原文}

喻嘉言曰：少阴，水也；趺阳，土也。诸病恶土克水，而少阴见证，惟恐土不能制水，其水反得泛滥，而真阳失温，飞越于外矣。此消息病情之奥旨也。又曰：少阴水脏也，水居北方，原自坎上，惟挟外邪而动，则波翻浪涌，横流逆射，无所不至，为呕，为咳，为下利，为四肢沉重。仲景惟以真武一法，坐镇北方之水，水不横溢则诸证自止，而人之命根赖以攸固。命根者何？即父母媾精时一点真阳，先身而生，藏于肾水中者是也。其有真阳素旺者，外邪传入，转而内挟真阳，外显心烦舌燥、咽痛不眠等证，主用黄连阿胶汤之类，以分解其热而润泽其枯，俱用重剂润下，一日三服，始胜其任；设热邪不能尽解，传入厥阴，则热深者其厥亦深，咽痛者转为喉痹，呕咳者转吐痈脓，下利者转便脓血，甚者发热厥逆，躁不能卧，仍是阴竭而死也。必识此意，然后知仲景温经散邪之法与清热润燥之法，细微曲折与九转还丹无异矣。后人窥见一斑者，遇阴邪便亟温，阳邪便亟下，其卤莽灭裂，尚不可胜言，而况乎聋聩之辈乎？兹分前后二篇，畅发其义，知我者，当不以为僭也。

诏按：外邪协水而动者，为呕，为咳，为魄汗，为腹痛下利，此少阴胜而趺阳负也。法当补火植土，以御其水，诸证自已，故以少阴负为顺，外邪挟火而动者，阳邪为患，阴精被伤，心烦不眠，口燥咽干，腹满便闭，此趺阳过胜，法当急夺其阳，以救肾水，斯少阴不可负矣。心识此意，方可读前后二阴之法也。

鉴识：少阴肾经属水，趺阳为胃经属土，如少阴肾经不足，水邪泛溢，而属土的趺阳胃气旺盛，因土能制水之泛溢，故为顺，从而说明中土之阳在少阴病的转机上起着至关重要的作用。舒氏引证外邪传入少阴所出现的阴阳盛衰的不同机转来阐释本条，也较眉目清楚，读之了然。

少阴后篇 凡外邪挟火而动之证列于此篇，计十七法

（一）少阴病，欲解时，从子至寅上。原文

诏按：子丑寅，少阴之王时也。此条少阴总法，统前后二篇而言，已后悉属热邪内挟真阳之证。

鉴识：子丑寅时是夜十一点至晨五点，此正值阴退阳生之时段，所谓阴病得阳则解，由此可知元阳在少阴病中的至关重要。

（二）少阴病，脉沉细数，病为在里，不可发汗。原文

诏按：少阴前后二篇之证俱不可发汗。前篇挟水而动，乃少阴胜而趺阳负，误汗则亡阳；此篇挟火而动，乃少阴负而趺阳胜，误汗则亡阴。不可不知也。

鉴识：舒氏用趺阳胜负之道阐述少阴病寒化和热化之理。少阴为封藏之本，原本不宜发汗，本条脉细沉数，病在少阴之里，在里之证，不管是病从寒化或热化都是禁用汗法的，否则不是亡阴，就是亡阳。舒氏言之有理，岂有歧见。

（三）少阴中风，阳微阴浮者，为欲愈。原文

诏按：少阴中风外证云何？若不掣明外证，奚从辨之？并阳

微阴浮为欲愈，喻氏曲为周旋，吾不能勉强从之。

鉴识：少阴中风，只云阳微阴浮，未有外证呈述，所以舒氏存疑自有是理。

（四）少阴病，咳而下利，谵语者，被火气劫故也，小便必难，以强责少阴汗也。原文

喻嘉言曰：热邪挟火，上攻而为咳，下攻而为利，内攻而为谵语，小便难者，火旺阴亏也，是则少阴可强责其汗乎？

（五）少阴病，八九日，一身手足尽热者，以热在膀胱，必便血也。原文

诏按：一身手足尽热者，明明热见于外，何为热在膀胱？并无确据，何从辨认？并不知如何治法，令人不无余憾也。

鉴识：太阳之腑证必有口渴饮冷而小便不利，但凭一身手足尽热，要么是表邪未解，要么就是虚阳浮越，何以见得是热在膀胱，并说必便血，难怪舒氏存疑窦。从临床看，尿血者成因很多，如肾病、前列腺病、结石等，都有可能出现尿血。对于尿血，不论是何种成因，医家无不从火热论治。但在笔者看来，真正因于火热者确实不多，治从火热鲜有效验。不论如何成因所致，临床中出现的尿血都普遍存在下元亏虚、元阳衰乏这一因素。前阴为人之至阴之处，全赖下焦肾中元阳之温养，如坎中之阳衰乏，阴寒沉结于下焦，阻碍气化，脉道不通，血液不能循常道而外渗，则使之尿血。此时若单凭尿血，便一味寒凉清解，其实为害匪浅，每至元阳日衰，缠绵难愈，临床见之比比皆是。惟有驱阴扶阳一法，大剂投入，待元阳之气匡复，尿血自止，数十年来应验无数，望学者诚信此言不谬。

（六）少阴病，但厥无汗，而强发之，必动其血，未知从何道出，或从口鼻，或从目出，是名下厥上竭，为难治。原文

喻嘉言曰：强发少阴汗而动其血，势必逆行而上出阳窍，以诸表药皆阳经药，主上升也。前篇诸厥为阴厥，其证身重恶寒，少气懒言，必欲得热，热则阳回而厥自愈；后篇诸厥为阳厥，其证身轻恶热，心烦不眠，然又必欲热除，热除则阴复而厥自愈。

（七）少阴病，得之二三日以上，心中烦，不得卧，黄连阿胶汤主之。原文

诏按：少阴后篇，外邪挟火而动者，心烦不眠，肌肤燥燥，神气衰减，小便短而咽中干，法主黄连阿胶汤，分解其热，润泽其枯。此条挈证未全，疑有阙文，且当冠后篇之首。

鉴识：舒氏认为本条为少阴病外邪挟火而动，仅凭心中烦、不得卧，不足以说明是少阴热化证。所以他说此条挈证不全，疑有缺文，并补充黄连阿胶汤证除心烦不眠外，必具肌肤燥燥、神气衰减、小便短而咽中干等，这一点应该是正确的。但是笔者体会到，现今真正能用到黄连阿胶汤的机会确实很少。原因是现代人所患的失眠普遍因于阳虚（伤阳的因素前面已多次提及），脾肾损伤，元阳衰乏，阴邪痰湿内生，是其主要成因。目前诸如心脑血管病、糖尿病、肾病以及诸多神经系统及免疫系统疾病，都伴有不同程度的失眠，当然只是作为某病所表现症状之一。在临床上有不少的病还没有显露其他症状之时，心烦失眠早就出现。失眠的病机虽然复杂，但笔者从长期临床中感受到，因失眠就诊的病人，不论成因如何，元阳损伤的几乎普遍存在，所以笔者惯用四逆汤中加半夏、龙牡、淫羊藿等，确实治无不应；特别对久治不愈的顽固性失眠者，更显殊效。在此处提出这一看法，对于惯执养阴安神一法者，如果是一个启示，倒不如说是为治疗失眠多了一条门径。

黄连阿胶汤：

黄连四两，黄芩一两，芍药二两，鸡子黄二枚，阿胶三两。

以上五升，先煮连芩芍三味，取二升去滓，内阿胶烊尽，令少冷，内鸡子黄，搅令相得，温服七合，日三服。

赵忠可曰：连芩苦寒解热，为君；鸡子黄、阿胶二药甘寒养阴润燥，为臣；复以芍药之酸寒，收摄外散之微阴，为佐。

（八）少阴病二三日，至四五日，腹痛，小便不利，下利不止，便脓血者，桃花汤主之。原文

喻嘉言曰：腹痛，小便不利，少阴热邪也；下利不止，便脓血，则下焦滑脱矣。滑脱即不可用寒药，故取干姜石脂之辛涩，以散邪固脱，而加粳米之甘以益中虚。

桃花汤：

赤石脂一斤，一半完用一半筛末，干姜一两，粳米一升。

（九）少阴病，下利便脓血者，桃花汤主之。少阴病便脓血者，可刺。原文

汪讱庵曰：便脓血者，固多属热，岂无下焦虚寒，肠胃不固而便脓者乎？若以此为热邪，仲景当用寒剂，以彻其热，而反用石脂干姜辛热固涩之药，使热闭于内而不得泄，岂非关门养盗耶？此证因虚以见寒，故用甘辛温涩之剂，以镇固之耳。

诏按：此二条桃花汤证，嘉言以为少阴热邪，讱庵又谓下焦虚寒，二说纷纭不一。究竟桃花汤皆不合也。若谓热邪克斥下奔而便脓血者，宜用阿胶芩连等药；其下焦虚寒而为滑脱者，又当用参术附桂等剂。则桃花汤于二者之中，均无所用之，总缘仲景之书恐叔和不能尽得其真也，能无憾乎？

鉴识：少阴便脓血，又见腹痛，下利不止，小便不利，明显是下元不足、阳虚气陷所致，桃花汤具有温中健脾固涩之功，自是方证合拍；但对于下元虚惫、阳虚气陷者，尚嫌功力不足，所以舒氏认为均无所用之，主张用参术附桂等剂。笔者认为，对此滑脱之证，桃花汤不宜废弃，如在该方中再加入参术附桂，其扶

阳补气固涩之力倍增，实可补单用桃花汤之不足。临床中，凡大便出血者根本不存在什么实热证，即或便血初期里急后重、肛门灼痛等也无不是虚多邪少，寒多热少，更何况证见下利不止。学者当须识此。

（十）少阴病，下利，咽痛，胸满，心烦者，猪肤汤主之。原文

诏按：此条必兼见肌肤熯燥，恶热不眠，方为少阴热邪充斥，上攻咽喉而为咽痛；热壅膀胱，气化不行，水谷不分而下利；热壅胸膈而为胸满心烦。法宜茯苓泽泻利水止泄，鸡子白以治咽痛，石膏玉竹以解心烦，枳壳桔梗开堤疏壅，以散其满。猪肤汤觉无当也。若兼见身重恶寒、少气懒言之证，又为少阴前篇协水之证，不在此例。

鉴识：从其方证，似是外邪协火而动之少阴热化证，大多数注家都从此说。舒氏并补述必兼见肌肤熯燥、恶热不眠，用猪肤汤无当，当用茯苓、泽泻、鸡子白、石膏、玉竹、枳壳、桔梗等药。如他所认为的本条为一派燥热之证，用他所设之方无疑是对证的。但从临床验之未必如此，既言少阴病，又见下利、胸满而热烦，咽痛多为少阴本经自病，阴寒下盛，虚阳浮越于上所致；治当温补下元、扶阳健脾、引火归源为是，用滋阴润燥以治疗下利咽痛，似不相宜。

猪肤汤：

猪肤取猪皮一斤，内去油，外去毛，刮净白者，以水一斗煮取五升，去滓，加白蜜一升，白米粉五合熬香，和相得，温分六服。

（十一）少阴病二三日，咽痛者，可与甘草汤，不差者，与桔梗汤。原文

甘草汤：

甘草二两。

桔梗汤：

桔梗一两，甘草二两。

（十二）少阴病，咽中痛，半夏散及汤主之。少阴病，咽中伤，生疮，不能语言，声不出者，苦酒汤主之。原文

诏按：此二条为咽痛咽疮者，既是外邪协火之证，必当分解其热，润泽其枯，所主甘草汤、桔梗汤、半夏散及汤、苦酒汤皆无中用也。

鉴识：大凡咽痛一证，自属少阴，因少阴经循舌本挟咽喉，在临床中因于少阴热化证几乎很难见到。在少阴篇咽痛证中，有真寒假热的白通汤加童便证；有阴盛于内，格阳于外的通脉四逆汤证，其法可依。至于甘草汤、猪肤汤、桔梗汤、半夏散及汤及苦酒汤，虽不是苦寒直折，确如舒氏所言"皆无中用也"。临床验之，也确如此。咽痛者，不是因于寒邪直入少阴，即是久病元阳衰乏，阴盛于下，格阳于上所致。临床上可分别选用麻附细辛汤加半夏、甘草，或四逆辈加引火归源之药，方能取效。

附：咽疮方

用鸡蛋一个，打一小孔，滤去蛋清，将黄搅碎，以水洗净，灯心筑满蛋内，纸封孔，外包黄泥晒干，火煅红透，候冷取出研末二钱。壁钱长针穿灯上烧枯研末、胆矾瓦炕研末、鸭嘴炕研末、鸡内金炕研末、降香研末、黄丹水飞炒研各一钱，共研匀，鹅毛管吹。虚寒咽疮，用灯心灰一钱，生附子漂去盐晒干研末三钱，共研匀，鹅毛管吹。虚寒实火，何以辨之？凡虚寒者不赤不热，略可硬饭，而饮水咽津则痛甚；实火痛者，赤热而肿，饮水吞津不甚痛，而饭则粒糁不能下。

半夏散及汤：

半夏、桂枝、甘草各等份。

上三味，各别捣筛已，合治之，白饮和服方寸匕，日三服。若不散者，以水一升，煮七沸内散两方寸匕，更煎三沸下火，令少冷，少少咽之。

苦酒汤：

半夏洗，破如枣核大，十四枚，鸡子一枚去黄。

内半夏着苦酒于鸡子壳内，置刀环内，安火上，令三沸去滓，少少咽之，不差，更作三剂服。

鉴识：舒氏所用治咽疮方未曾一试，不敢妄评。至于咽疮，舒氏的虚寒与实火之辨法，堪称临证有得之言，值得重视。

（十三）少阴病，四逆，其人或咳，或悸，或小便不利，或腹中痛，或泄利下重者，四逆散主之。原文

诏按：此条所见诸证，毫无协热征验，且所用之药，又于协热之证无干，殊属荒唐。观其腹痛作泄，四肢逆冷，少阴虚寒证也。虚寒协饮，上逆而咳，凌心而悸，中气下陷则泄利下重，此太阴证也。小便不利者，里阳虚，不足以化其气也。法当重用黄芪、白术、茯苓、半夏、干姜、砂仁、附子、肉桂，以补中逐饮、驱阴止泄而病自愈，何用四逆散？不通之至也。

鉴识：多数注家对本条解为肝气郁结，阳郁于里而不伸，致四肢逆冷，所以治以四逆散，宣畅郁滞，颇似牵强，难怪舒氏说"殊属荒唐"。从其腹痛作泄，四肢逆冷，显然是少阴虚寒证，其中或咳、或悸为寒邪协饮上干所致；小便不利，泄利下重，明显是脾肾阳虚，中气下陷，气化不行所致。舒氏所主方治以健脾益气、扶阳涤饮，突显其匠心，如此认知，实属不易。

四逆散：

甘草、枳实、柴胡、芍药。

（十四）少阴病，下利，六七日，咳而呕渴，心烦不得眠者，猪苓汤主之。原文

诏按：此条协火而动者，具有太阴虚寒在内，故口渴心烦不得眠，与下利呕咳兼见。法宜阿胶、石膏润燥除烦，参术姜桂理中止泄，半夏、砂仁散逆逐饮，猪苓汤不合也。

鉴识：少阴下利咳呕并见，显然是少阴虚寒，寒水上下奔迫所致；此处之口渴，当是阳虚气不布津所致；心烦不得眠不得认作少阴热化之症，其实是寒饮上逆、内扰心神所致。多数注家认为是少阴协火而动的水热互结证，从其临床所见，在下利、呕、咳的前提下所呈现的口渴、心烦、失眠，绝非阳热证，阳虚饮动才是本质，病关太少二阴。笔者主张扶阳涤饮，方用理中四逆加半夏、茯苓。用之此证，无不应手取效，难怪舒氏说猪苓汤不合也。不过他主张在温中涤饮药中加阿胶、石膏以清热润燥，我觉得有蛇足之嫌。阳虚水不化气所致口渴心烦失眠，但温其阳则可，阳回则水得蒸化而口渴心烦自已；阿胶、石膏对下利、咳呕者实不相宜，不知同道以为然否？

（十五）少阴病，得之二三日，口燥咽干者，急下之，宜大承气汤。原文

诏按：少阴挟火之证复转阳明，而口燥咽干之外必更有阳明胃实之证兼见，否则大承气汤不可用也。

鉴识：本条之意本是少阴热化证，舒氏说"而口燥咽干之外必更有阳明胃实之证兼见，否则大承气汤不可用"，舒氏言下之意是口燥咽干之症并非阳明腑热证独有，而因于少阴虚寒水津不能上潮亦有之，但从临床中可体会到口燥咽干因于后者实为多见，而因于前者百难见一，前者必须阳明胃热实证具备方可议下。在

临床中遇到口燥咽干仅仅是一个症状，一种疾病的外在反映，多种慢性疾病都可以出现，医者在临床中务必脉症合参，辨明阴阳虚实，方不致误。

（十六）少阴病，自利清水，色纯清，心下必痛，口干燥者，急下之，宜大承气汤。原文

门人肖克协曰：此证热结旁流也。单见口干燥一证，不足为据，必兼张目不眠、恶热饮冷，方可议下。且热结旁流之证，上实热而下虚寒，法当承气以除热结，当加术附以理虚寒。单用承气，于法尚欠。

（十七）少阴病六七日，腹胀不大便者，急下之，宜大承气汤。原文

诏按：少阴复转阳明之证，腹胀不大便者，然必兼见舌胎干燥，恶热饮冷，方为实证，法当急下。若兼见身重嗜卧、舌润不渴、恶寒等证，又属虚寒，法宜白蔻宣畅胸膈，砂半醒脾开胃，附子温经，肉桂化气，桔梗开提，生姜升散，使转运之机乃得先升而后降，所谓上焦得通、中枢得运而气化自行；兼服斩关丸以通其闭；然后再加参苓芪术故纸等药，以收全功。若不辨悉阴阳虚实，但见腹胀便闭即行攻下，未必尽当，慎之慎之。

鉴识：本条属少阴复转阳明之证。转属阳明者，必有阳明燥热内结之证，否则不宜用大承气汤。腹胀不大便有寒热虚实之别，舒氏辨析最详。当今因长期大便难、腹胀而就诊的病人不为少见，有的经西医肛检并无任何器质性病变，时医每多用滋阴清热、宽肠理气之法，鲜有效者。其实本病因于脾肾阳虚、阴寒内结确为多数，因于燥热内结者却难得一见。舒氏所拟针对脾肾阳虚、阴寒内结之腹胀便闭之治，如行军布阵，独具谋略，堪显良将之才。笔者每效此法，获效殊佳，值得重视。

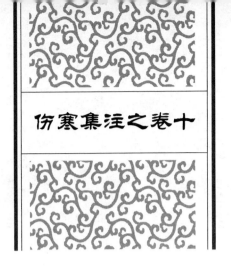

伤寒集注之卷十

厥阴经证治大意

诏按：经云：两阳相丽，谓之阳明；两阴交尽，谓之厥阴。究竟六经皆有阳明，六经交尽于厥阴也。嘉言不分为二篇者，以厥阴中多有阴阳错杂不分之证。若据阴厥阳厥分为二篇，则阴阳杂错又三篇矣，所以不便分也。至于阴厥阳厥之辨，仍从外证辨之。凡阴厥证，必恶寒身重，下利不渴；阳厥证，必恶热身轻，烦渴不眠。顾阴阳之辨，虽云甚微，以此而论显而易见也。篇中用治矩则虽多，总之阴厥证重在温经止泄，以回其阳；阳厥者重在破阳行阴，以通其厥；其阴阳错杂不分之证，法当阴阳互治，寒热并投，纵或阴阳多寡不一，大概不出乎此。

鉴识：厥阴为三阴之尽，手厥阴经属心包络，足厥阴经属肝，均为多血之脏，但中寓君相之火，为阴中有阳。伤寒邪传至厥阴，或本经自病，多为阴阳胜复、寒热错杂之证。尽管寒热杂错，阴阳混淆，但舒氏仍从外证辨析，阴阳寒热，判然了目，而施治之法则井然有序。真不愧为临床巨匠。

223

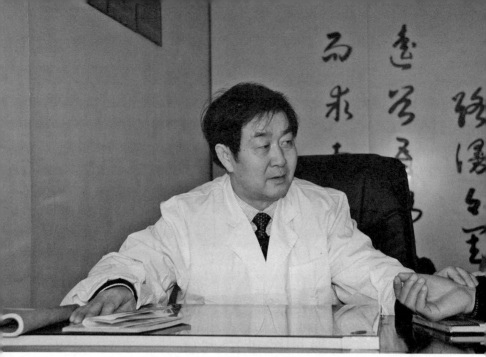

王能治医生切脉

厥阴篇 计四十八条

（一）厥阴之为病，消渴，气上撞心，心中痛热，饥而不欲食，食则吐蛔，下之，利不止。原文

诏按：此条阴阳杂错之证也。消渴者，膈有热也；厥阴邪气上逆，故上撞心疼；热者，热甚也，心中疼热，阳热在上也；饥而不欲食，阴寒在胃也。强与之食，亦不能纳，必与饥蛔俱出，故食则吐蛔也。此证上热下寒，若因上热而误下之，则上热未必即去，而下寒必更加甚，故利不止也。

鉴识：本条历来注家意见不一，有的注家识为本属热证，理由是邪传厥阴，邪热已深，消渴是因于热甚能消水，心中痛热是热邪上撞于心，饥不欲食是胃虚热客所致。笔者认为此是曲为之解，应是上热下寒、阴阳杂错之证，正如舒氏所认为的消渴为膈有热，厥阴邪气上逆而上撞心痛，心中痛热为阳热在上，饥而不

224

欲食为阴寒在胃，并指出若因上热而误下，则上热未必得去，而下寒必更加甚，故利不止。如此辨解是何等贴切入微，令人信服。

（二）厥阴中风，脉微浮为欲愈，不浮为未愈。_{原文}

诏按：脉浮，邪还于表，故为欲愈，亦阴病得阳脉者生，即此意也。

鉴识：厥阴为阴脏，厥阴中风而脉反浮者，说病有从阴出阳之机。舒氏认为如同阴病而见阳脉者生，可谓言简意赅，一语道破。不独伤寒传经如此，凡病皆然。

（三）厥阴病，欲解时，从丑至卯上。_{原文}

诏按：六经之病各解于丑时之说，亦不尽然，总以邪退则病愈，时不可限也。

鉴识：病之进退取决于元阳，如厥阴病阴尽阳回，多在午夜后一时至凌晨，此时此刻为阴退而阳生。六经都有王时，邪之进退各从经气之王，仲景在当时对时间医学就有如此认识，真是难得。舒氏补充说总以邪退则病愈，时不可限，意思是教人应客观地看待时间医学，总以临床阴阳进退为依据，不必过于机械和刻板。只有活读仲景之书者，方臻于此。

（四）少阴病，欲饮水者，少少与之愈。_{原文}

门人肖克协曰：病人欲饮水者，当顺其喜热喜冷，更详其小便利与不利，而后按法用以治之。少少与水，觉未尽善。

（五）诸四逆厥者，不可下之，虚家亦然。凡厥者，阴阳气不相顺接，便为厥。厥者，手足逆冷者是也。_{原文}

诏按：逆者，不顺之意也。四肢以温和为顺，不温为逆。故四肢作冷，谓之逆，冷过肘膝谓之厥。故曰厥者，四逆之极也。然有阴厥阳厥不同，此为阴厥，故不可下；后条之厥应下者，阳厥也。

鉴识：无论阴厥阳厥都是阴阳之气不相顺接，但两者病机判然有别。阴厥者，是阴寒极盛，阳气衰微，不得通达于四肢，故四肢逆冷；阳厥却是阳热盛极，阳气被遏，不能达于四肢，所谓热深厥深。舒氏谓本条为阴厥，故不可下，阳厥应下之，阳厥必有恶热、便闭、口渴、饮冷等，方可议下，其理昭然。

（六）伤寒脉迟，六七日，而反与黄芩汤彻其热，脉迟为寒，今与黄芩汤复除其热，腹中应冷，当不能食，今反能食，此名除中，必死。原文

喻嘉言曰：胃暖乃能纳食，今胃中冷而反能食，则是胃阳发露无余，顷之即去，故曰必死。

诏按：此条除中，真除中也；后条恐为除中，尚未除也。以此经误治，后条未经误治，可见苦寒最能杀人，世之妄用黄芩者，其亦知以此为鉴乎？

鉴识：除中为胃阳将绝，本不能食，而反能食，如灯之将灭而复明之状，俗称回光返照，真死之候。脉迟本为胃中虚寒，理应温中扶阳，医者而反用苦寒，以伐其一线残阳，不死几何？舒氏讥之曰："可见苦寒最能杀人，世之妄用黄芩者，其亦知以此为鉴乎？"可见舒氏在当时是一位杰出的重阳大家。他针贬世医不懂元阳为人身之至宝，凡病有阳则生、无阳则死这一机理，临证滥用苦寒以杀人。"宁可误于温，不可误于寒"这一思想在舒氏整个学术思想中，是表现最为突出的。

（七）伤寒始发热六日，厥反九日而利，凡厥利者，当不能食，今反能食者，恐为除中。食以素饼，不发热者，知胃气尚在，必愈，恐暴热来出而复去也。后三日，脉之，其热续在者，期之旦日夜半愈。所以然者，本发热六日，厥反九日，复发热三日，并前六日，亦为九日，与厥相应，故期之旦日夜半愈。后三日脉之而脉数，其热不

罢者，此为热气有余，必发痈脓也。_{原文}

诏按：必发痈脓者，以阳邪过胜，逼迫其阴，蒸为败浊，咳唾脓血，非外生痈毒之谓也。

再按：热则胃阳尚在，不热胃阳去矣。不发热"不"字应是"微"字，与下文"暴"字相照，以其证虽喜发热，宜微不宜暴，微则阳和有象，暴则脱离之机，故曰恐暴热来出而复去也。后三日脉之，其微热续在者，期之旦日夜半愈，但既恐除中，何不急投参附，以存胃阳之一线？岂可食以素饼极难消化之面食，而更伤其胃阳乎？是速其除中也。与其试之，盍思所以救之。

鉴识：舒氏说"热则胃气尚在，不热胃阳去矣"，即所谓凡病有胃气则生，无胃气则死。胃气即胃阳，厥阴病阴阳胜复，阳盛则生，阳去则死，胃阳的盛衰决定疾病的预后。厥阴篇中重点提到了除中，是胃阳竭绝之死候。此时胃阳的去留是决定生死的关键，因此舒氏指出"但既恐除中，何不急投参附，以存胃阳之一线？岂可食以素饼极难消化之面食，而更伤其胃阳乎？"他还认为不发热的"不"字应是"微"字，因为其证虽喜发热，宜微不宜暴，微则阳和有象，暴则脱离之机。这种认识是很切合临床实际的，非阅历之深者，何能悟出此理。

（八）伤寒先厥后发热而利者，必自止，见厥复利。伤寒先厥后发热，下利必自止。而反汗出，咽中痛者，其喉为痹。发热无汗，而利，必自止。若不止，必便脓血，便脓血者，其喉不痹。_{原文}

诏按：厥阴篇中，阴阳胜复，平应则吉，固不可不及，亦不可太过。如伤寒先厥后发热，此其阳复，佳兆也，故利者必自止。若其人真阳素亏，则必不及，不及则阳不能进而与厥平应，此阴过胜，不容复也，阳故退，所以见厥复利。伤寒先厥后发热，下利必自止，阳复故也。若其人阳神素旺，则必太过，太过则阳亢而不容阴复也。而阳胜之中又有不同，其利止而反汗出，咽中痛者，其咽为痹，此为风邪挟热上攻而为喉痹，以风性上行主升故也，其发热无汗而利必自止；若不止，必便脓血，此为寒邪挟热下攻而使脓血，以寒性下利主降故也。又曰：便脓血者，其喉不痹，盖为风寒不同道也。其喉痹者，不便脓血，又在言外矣。然此证更当于有汗无汗处着眼，风伤卫有汗，寒伤营无汗。至于治法，当从本气厥利者，宜破阴而行阳，其喉与便脓血，宜破阳而行阴，是法之一定而不易者也。

鉴识：凡病阳进阴退为佳兆，阴进阳退为逆候。本条先厥后热，是阳进阴退之证，故利必自止，是病向愈之佳兆。阴阳胜复之理，舒氏辨析最明。至于此处喉痹，舒氏从多数注家之说，认为是风邪挟热上攻所致，看似顺理成章。但笔者认为，病至厥阴，阴阳胜复，阳进则阴退，如发热、汗出、利止、咽中疼者，为里阳来复，残寒从外从上而解，岂能看作是风邪挟热。医者当此阳复之时，理应因势而利导之，用麻附细辛汤加半夏、桔梗、甘草，自能药到病除。厥阴为三阴之尽，阴尽理应阳生，应是病转机之时，可望一阳来复。如一见发热咽痛则妄从风热论治，投之苦寒，伐其稚阳，阴寒得助而病进，厥利复作，每至垂危难救。更何况伤寒传经之邪进入厥阴，阴阳交争，岂能助阴以伐阳。至于便脓血，舒氏认为是寒邪挟热下攻所致，以寒性下行主降故也，倒还在理；但挟热一说有失偏颇，厥阴便血多属虚寒，纵有发热，而未见口渴饮冷、烦躁不眠等症，岂能看作热因便血。舒氏认为此证当于有汗无汗处着眼，笔者认为有汗无汗倒不重要，关键是喉痹和便血当以脉证为凭，辨明虚实。其实，笔者临床所遇以上二证，因于实热者几乎不存在，更何况病至厥阴阶段，妄以破阳行阴之法，恐是大谬，不知高明以为如何？

（九）伤寒，一二日至四五日，厥者必发热，前热者后必厥，热深者厥亦深，热微者厥亦微。厥应下之，而反发汗者，必口伤烂赤。原文程郊倩曰：此阳亢而不容阴复，隔阴于外而为阳厥，须用破阳行阴之法，下其热以通其厥也。若反发其汗，则辛温助其升，引热邪上攻，则口伤烂赤矣。

诏按：厥应下之之法，非如阳明内结用承气之法也。此但可用黄连、阿胶、石膏、知母之类，破阳行阴，但下其热，非夺其结也。

鉴识：所谓热厥证是阳郁不伸所致，但必有阳热症状，如恶热烦躁、口渴饮冷等；但凭口伤烂赤，就认作是阳亢热伏而施以承气，恐冒虚虚之戒。舒氏不同于多数注家用下法，而用黄连、石膏、知母之类，算是稍高一筹。但仍有失偏颇，病至厥阴，阴阳胜复，阳复则生，阴胜则死。口腔赤烂其实并非阳热太过之症，口腔多无实火，大多由于虚阳上浮所致，苦寒之药实不相宜。总宜扶阳补气、引火归源之法，不知同道是否有此共识。

（十）伤寒病，厥五日，热亦五日，设六日，当复厥，不厥者自愈。厥终不过五日，以热五日，故知自愈。原文

诏按：阴阳胜复，厥热平应，可以勿药自愈。

鉴识：阴阳平应之候，不独厥阴如此，百病皆然。如妄用药，不是助阴伐阳，就是助阳伐阴。故舒氏谓勿用药，自有道理。

（十一）伤寒，脉微而厥，至七八日肤冷，其人躁无暂时安者，此为脏厥，非蛔厥也。蛔厥者，其人当吐蛔。今病者静而复时烦者，此脏寒，蛔上入其膈，故烦，须臾复止。得食而呕，又烦者，蛔闻食臭出，其人当自吐蛔。蛔厥者，乌梅丸主之，又主久利。原文

诏按：条中并无些微热象，何得谬指为阴阳杂错耶？其乌梅丸，杂乱无章，不足为法。若蛔因寒动，温之则愈；蛔因火动，凉之则除；若为阴阳杂错，或表热里寒，则阴阳表里酌而用之，丝丝入扣。乌梅丸不通之方，用主汤名，何取乎？末句曰又主久

利，尤其否甚。夫久利多属虚寒滑脱，法当温补，兜涩于中。又未挈明其证属虚属实，知其所言久利果何证也？况乌梅丸不中用之方，无论属虚属实，皆不可主也，叔和误人甚矣。

鉴识：本条所论脏厥乃阴寒太甚、元阳欲绝之危候，法当急用四逆白通，以救乎万一。蛔厥者，有吐蛔之证，烦躁是时作时止，条文中确实未见热象，难怪舒氏说"何得谬指为阴阳杂错耶？"认为乌梅丸杂乱无章，不足为法，并提出相应的治蛔之法。确如他所说的，丝丝入扣，法在理中。至于久利，舒氏认为多属虚寒滑脱，法当温补兜涩，全盘否定乌梅丸，认为方证不合。笔者认为，这样理解也是符合情理的，不可不信。但从乌梅丸一方来看，是一张温凉补泻相互组合的方剂，历代医家应用较为广泛，不仅用于消化道疾病，而且对于神经系统以及免疫系统等的疾病都有不少医家变通应用，也确实取到了一定的疗效。笔者认为必须强调"变通"二字，相其病之虚实寒热，进退出入加减，确实泛应曲当，玄妙无穷，不失为一首为后人看重的名方。

乌梅丸：

乌梅三百个，细辛六两，干姜十两，黄连一斤，当归四两，附子六两炮，蜀椒四两，桂枝六两，人参六两，黄柏六两。

（十二）伤寒热少厥微，指头寒，默默不欲食，烦躁。数日，小便利，色白者，此热除也。欲得食，其病为愈。若厥而呕，胸胁烦满者，其后必便脓血。原文

诏按：经云：热微者，厥亦微。此言热少厥微，但指头寒，乃阳厥证之最轻者也。然热虽微，未免中州受困，故默默不欲食也。烦躁者，阴气为微阳所扰也。数日二字宜玩，恐有证变，不可因热微而忽之，此厥应下之法，所有事于此数日内。若无变证，但见小便利，是阴复而津液得回，故曰此热除也。欲得食对不欲食看，故病愈。若更加之呕与胸胁满烦者，则阳过胜，微阴

安容复乎？是必小便短而色赤，此热未除也。厥应下之之法，既失之于数日之前，而此时不可再失，急当行之，以破阳而行阴，所全非小，岂可坐听其逼迫微阴而便脓血乎。

鉴识：舒氏于此条随和诸家，敷衍其说，从头读下，总觉牵强附会。伤寒传至厥阴，所见之证是热少厥微，但指头寒，默默不欲食，就足资说明有脾阳虚的实质存在。脾主四肢，脾阳不足，不能温养四末，故指头寒；脾阳不振，健运失常，故默默不欲食。但凭烦躁一证，安得证为是热邪内扰？因脾阳不振，胃纳呆滞而食不化，所致烦躁不安，即所谓胃不和则卧不安是也。条文中明言"数日，小便利，色白者，此热除也"，不仅热除，而且阳虚可见。此时若欲得食，说明中阳来复，健运有权，故其病为欲愈；若不如此，反见厥而呕，胸胁烦满者，显然是元阳衰乏，寒邪挟饮上逆，壅滞胸胁则满，扰心则烦。此证全盘是元阳被困，一派浊阴为患，上下奔迫，上逆而为呕吐、胸胁烦满，下奔而致便脓血。舒氏认为急当利之，以破阳而行阴，笔者实不敢从。就从下脓血一证而论，在笔者看来，切不能贸然认为因于实热。笔者从临床中体会到，无论外感六淫，或时疫之邪，还是因于久病所致，尽管有热象显露，比如口渴饮冷、下利后重、烦躁不安，但病总属太少二阴，大多虚实挟杂，并以虚多邪少为多见，真虚假实亦不乏其例。如果医者能更贴近临床一点，每临此证，宁可失于误攻，不可失于误补，扶阳健脾应为第一要义。如若有错，有待高明教我。

（十三）伤寒发热四日，厥反三日，复热四日，厥少热多，其病当愈；四日至七日，热不除者，必便脓血。伤寒厥四日，热反三日，复厥五日，其病为进。寒多热少，阳气退，故为进也。原文

诏按：前段热多于厥者，为阳胜。阳胜者，患其热不除，热除则愈，此阳退而阴复也；若热久不除，伤寒而便脓血，此阳亢

而阴不能复也。后段厥多于热者，为阴胜；阴胜者，患者不能发热。热多厥少，其病退，此阳进欲愈，阴退而阳复也；厥多热少，其病进，此阳不能复而阴进，未愈也。总之阳恶热而阴喜热，理固在是，而治法亦在是矣。

鉴识：仲景所论之伤寒，实赅百病，是继承和发扬了内经的重阳思想。从厥阴阴阳胜复之理不难看出，凡病阳进阴退则病向愈，阴进阳退则病情加重。如条文中说热多于厥者，其病当愈，伤寒厥四日，热反三日，复厥五日，其病进。寒多热少，阳气退，故为病进。从本条可以体会到，仲景立论从来以元阳为本，舒氏体悟最深，发前人所未发，足以启迪后世，影响深远。

（十四）伤寒六七日，脉微，手足厥冷，烦躁。灸厥阴，厥不还者，死。原文

程郊倩曰：阳气退，其病为进，阴盛故也。宜灸厥阴，以通其阳。灸而厥不还者，阳绝也，故主死。

（十五）伤寒发热下利厥逆，躁不得卧者，死。原文

诏按：此条厥为真寒，热为假热，假热者，由里阴胜而隔阳于外也。然有假热，真阳尚在躯壳，可以招之即至，纵兼下利，犹可为也；若加之躁不得卧，则阴竭矣，其阳未由而回，故主死也。

鉴识：此条证为阴盛格阳于外，元阳欲脱之危候。舒氏说"若加之躁不得卧，则阴竭矣"，似属不妥，应是元阳将脱。大凡将死之证，无不阳气先脱，如若是按阴竭而救其阴，又有何益？理应力挽其阳，投以人参四逆，或可侥幸于万一。

（十六）伤寒发热，下利至甚，厥不止者，死。原文

诏按：发热者，真阳未灭，尚可为也，亟当温经止泻，以回其厥，厥不止者，阳绝也，故主死。

鉴识：凡病有阳则生，无阳则死，下利至甚，厥又不止，而发热，此热显属微阳外浮，有阴阳离决之势。病情已严重到如此

程度，此时应急当投以人参四逆温经止泻，若能厥回利止，可以不死；否则不可救。所以舒氏说"发热者，真阳未灭，尚可存也。"说明有一分阳气便有一分生机，生死之关在此一举。故又说"亟当温经止泄，以回其厥"。

（十七）发热而厥七日，下利者，为难治。原文

诏按：发热而厥，并不下利，乃阳厥证也；复见下利，其厥通矣，何为难治？若阴厥，必厥利先见，而后隔阳于外，乃发热而厥利转加，斯为难治。然此发热，又非阳复者比。若发热而阳复，厥利必自止。原文未清其绪，兹并辨之。

鉴识：舒氏说"发热而厥，并不下利"为阳厥，没有错；但又说"复见下利，其厥通矣，何为难治"，似不妥当。条文中明言"发热而厥七日，下利者"，显然是真寒假热证，只不过比起前两条为轻，所以说难治。如能及时投以回阳止泄，如理中四逆辈，可免于死。

（十八）伤寒六七日不利，便发热而利，其人汗出不止者，死。有阴无阳故也。原文

方中行曰：发热而利，里虚邪入也，故曰有阴。汗出不止，真阳外亡也，故曰无阳。

诏按：以上数条，厥利证中皆未言腹痛，疑有缺文。然未有不腹痛者也。

鉴识：厥利证，当是阴寒内盛，腹痛必然有之，舒氏疑之有理，可从。

（十九）病者，手足厥冷，言我不结胸，小腹满，按之痛者，此冷结在膀胱关元也。原文

（二十）伤寒五六日，不结胸，腹濡，脉虚，复厥者，不可下。此为亡血，下之死。原文

诏按：阳虚则恶寒。此条腹濡、脉虚、复厥者，阳虚而阴盛也，何得谓之亡血？亡阴者，阴虚也，阴虚当发热，其矛盾不能自解耳。

鉴识：多数注家认为此条明是阴盛阳衰，何得谓之亡血。亡血者乃阴虚之证，阴虚当有发热，不应复厥。舒氏亦从其说。此条之所以在明系阴盛阳衰的情况下，曰之亡血，仲景如是说，正是他的高明之处。阴阳互根、气血相互依存之理，何人不知。气为血帅，气虚阳脱，阴血何能不亡。此处之谓亡血，亡血岂有气不亡之理，正是互明其义。在此何必斤斤于亡血句下。至于治法，亦当回阳补气为急务，不出人参四逆辈。

（二十一）手足厥寒，脉细欲绝者，当归四逆汤主之。若其人内有久寒者，宜当归四逆加吴茱萸生姜汤主之。原文

诏按：手足厥寒者，阳微阴盛也；脉细欲绝者，元气内虚也。法宜参芪桂附，以补元阳，岂可谬用当归、芍药更滋其阴，桂枝、细辛愈伤其阳乎？此皆后人伪撰。

鉴识：多数注家认为本条当归四逆汤证的四肢逆寒，既不是阳微阴盛的四逆汤证，也不是热深厥深的白虎汤证，又不同于阳气内郁，不能透达四肢的四逆散证，而是血虚被寒所郁，四肢失于温养所致。其实这种说法也甚为牵强，这里的四肢厥寒、脉细欲绝，显然是阴盛阳衰，微阳不能达于四肢所致。舒氏见理中肯，其法可依。当归、芍药滋阴碍阳不可用，倒有一定的道理。至于说桂枝、细辛伤阳不可用，似乎不妥，桂枝、细辛均为辛温之品，有通阳、温经之功，用于阴寒阻滞经络，阳气不能达于四肢，正是恰到好处，何能谓其伤阳？其说不经，实不敢从。

当归四逆汤：

当归三两，桂枝三两，芍药三两，细辛三两，甘草二两，通草二两，大枣二十五枚。

当归四逆加吴茱萸生姜汤，于前汤内加吴茱萸二升，生姜半斤。

（二十二）大汗出，热不去，内拘急，四肢疼，又下利，厥逆而恶寒者，四逆汤主之。原文

诏按：阴邪直中，埋没真阳，肌肤冻裂、无汗，或爪甲青黑，唇青舌缩，与夫浑身青紫成块，身重如压者，皆阴盛而阳不虚也。法主生附子，以驱其阴，熟附子不中也。若真阳外亡，身微热而多汗，或眩晕眼花，神思恍惚者，皆阳虚而阴不盛也。法主熟附以回其阳，又非生附子之所能。又常见面㿠白而肤冷，青紫成团，见于足而足不能移，见于臂而手不能举，现于腮而口不能言，且牙龈冻冽溃烂，然又时而心悸，昏眩欲绝，此为阳虚阴盛并见也。吾以生熟附子并用，更加参芪鹿茸等药，以固其脱，历两旬而全愈。如此条证，大汗出者，真阳外亡也；热不去者，微阳尚在躯壳也；内拘急者，阴寒内结也；四肢疼者，阴邪侵入关节也；兼之下利，厥逆而恶寒，在里又纯阴也。合而观之，亦属阳虚与阴邪盛并见，法宜生熟附子并用，更加黄芪、白术，以助后天之阳，庶乎有当，单用四逆，于法尚欠。

鉴识：舒氏把阴寒之证分为三种类型，一种是阴寒直中，阴寒盛而阳不虚，但真阳遭其埋没，主张用生附子，因生附子驱寒力强，而熟附子驱寒之力不及生附子，故用之不中；一种是阳虚而阴不盛，他认为应以重在温阳补虚的熟附子，以回其阳，生附子专主驱寒而温阳之力不足，又非所宜；还有一种是阳虚阴盛并见，他将生熟附子并用，并加参芪鹿茸等药，温阳驱寒，兼固其脱。舒氏对生、熟附子曲尽其用，实发前人所未发。对于后世，如何把握生、熟附子应用的临床指征，有着不可忽视的意义。舒氏对于本条证认为是一派阴盛阳衰之证，及所出救治之法，亦在理中，自无非议。

（二十三）大汗，若大下利而厥冷者，四逆汤主之。_{原文}

诏按：此等有汗之证，俱当用熟附，而非生附之所宜，乃一定而不可易者也。

鉴识：大汗，大下利而又厥冷者，此阴阳离决之危候。用四逆汤回阳救脱，理无疑义。而舒氏强调用熟附不用生附，是又一高见，值得重视。

（二十四）伤寒脉促，手足厥逆者，可灸之。_{原文}

喻嘉言曰：伤寒脉促，阳气踢蹐可知，更加手足厥冷，其阳必为阴邪霾没而不能出也。急宜灸之，以通其阳。

（二十五）伤寒，脉滑而厥者，里有热也，白虎汤主之。_{原文}

族门人帝锡曰：此条厥证未见汗出、恶热、烦渴等证，何得妄投白虎汤？设兼目瞑踡卧、身重恶寒、少气懒言之证，阴厥也。滑为里热之说，甚谬。

（二十六）病人手足厥冷，脉乍紧者，邪结在胸中，心中满而烦，饥不能食。病在胸中，当须吐之，宜瓜蒂散。_{原文}

诏按：此因痰饮壅塞胸中，阳气不得四布而致厥。法当宜畅胸膈，温中散结，以驱其痰，而厥自通，岂可更用吐法，以伤其中乎。

鉴识：不少注家认为本条为食积痰饮壅塞上焦胸中，本着内经有言"其高者因而越之"之义，用瓜蒂散涌吐其上焦之邪。而舒氏却认为痰饮壅塞胸中是因于阳气不能四布，治当宣畅胸膈，温中散结，不应用吐法，以伤其胸中之阳。笔者认为，从其四肢厥冷，心中满而烦，饥不能食，虽邪结在胸中，但病不离太阴虚寒。如用瓜蒂散苦寒以吐之，邪虽能因吐而暂去，但中阳必然大伤；不若用舒氏宣畅胸膈、温阳散结之法，不但疗效可靠，而且稳妥。

（二十七）伤寒，厥而心下悸者，宜先治水，当用茯苓甘草汤却治其厥，不尔，水渍入胃，必作利也。_{原文}

诏按：此证宜用桂苓术附砂半等药，茯苓甘草汤不中也。

鉴识：水饮凌心则悸，里阳被遏，不能通达四肢则厥，用茯苓甘草汤虽近理，但尚嫌全无温阳驱寒之力，所以舒氏认为当用桂苓术附砂半等药，方能胜任。证之于临床，此言不虚。

（二十八）伤寒六七日，大下后，寸脉沉而迟，手足厥冷，下部脉不至，咽喉不利，唾脓血，泄利不止者，为难治，麻黄升麻汤主之。_{原文}

诏按：阳邪在上，耗其津液而咽喉不利；因误下而脾胃大伤，不能传布，则血蓄痰停，协阳邪上逆，混浊而唾也。复有虚寒在下而泄利不止，此为阴阳杂错之邪，治法仍宜理脾健胃、宣畅胸膈，兼以养阴清燥，解热豁痰，更兼温经止泄，而病自愈。若麻黄升麻汤，不合也。且厥阴篇中不得以太阳阳明之药主汤之名，适足以乱仲景之例耳。

鉴识：条中明言大下后寸脉沉而迟，舒氏但凭咽喉不利、唾脓血，却从众家之言，以为阳邪在上，耗其津液，因误下而致脾胃大伤，不能传布，血蓄痰停，协阳邪上逆，混浊而唾脓血，显然有错。从通条所述脉证看，大下后寸脉沉而迟，手足厥冷，下部脉不至，加之泄利不止，明属阳虚之极。这里的咽喉不利、唾脓血，无不是因于浊阴填塞、虚阳不摄、血从上脱所致。此属一派阴盛阳衰之证，全无一点热象可征，治当大剂扶阳、温中健脾为救治之法。舒氏说宜在理脾健胃、宣畅胸膈之中，兼之养阴清燥、解热豁痰，纯属蛇足，实不敢从。至于厥阴篇中不得以太阳阳明之药主汤之名，并且汤证不符，舒氏疑之，我亦惑之。

麻黄升麻汤：

麻黄二两半，升麻、当归各一两，知母、黄芩、葳蕤各十八钱，干姜、白术、芍药、石膏、天冬、桂枝、甘草、茯苓各六钱。

（二十九）伤寒四五日，腹中痛，若转气下趋少腹者，此欲自利也。原文

喻嘉言曰：腹中痛属虚寒，若更转气下趋少腹，则必自利。医者当图功于未著也。

（三十）伤寒，本自寒下，医复吐下之，寒隔，更逆吐下，若食入口即吐，干姜黄连黄芩人参汤主之。原文

诏按：此条方药殊觉不合，其人本寒，又误用寒药，条中又无热证，纯阴无阳，且又直指之曰寒隔，方中之药何得偏胜于寒乎？无此理也。

干姜黄连黄芩人参汤：

干姜、黄连、黄芩、人参各三两。

再按：此汤必阴阳杂错之中而阳邪稍胜者方可用，如此条证，不可用也。

鉴识：正如舒氏所说"其人本寒，又误用寒药"，条中又无热证，且又指之曰寒隔，方中之药何得偏胜于寒。笔者认为本方药仅四味，是寒热互用、补泄兼施的名方，后世医者多以此方治疗上热下寒、阴阳格拒的食入即吐之证，每能见效于一时。但如在此方中加入吴萸、附子、砂仁、半夏，黄连轻用只得作为反佐，见效更速，且能持久。不知高明是否有此共识？

（三十一）下利，脉沉而迟，其人面少赤，身有微热，下利清谷者，必郁冒，汗出而解，病人必微厥。所以然者，其面戴赤，下虚故也。原文

诏按：汗出而解四字，大误。喻嘉言有曰：胃阳发露，则能

食而为除中；肾阳发露，则面赤而为戴阳。戴阳证为里阴盛而格阳于上也，此时微阳仅存一线，最忌汗出，汗出而阳散矣，何得谓汗出而解也。

鉴识：舒氏说汗出而解四字大误，这是对的。因所谓戴阳证，为肾阳发露，阴寒内盛，格阳于上所致，所以其面戴赤。况且条文中明言下利脉见沉迟，四肢微厥，诚为虚阳欲脱之势，只愁阳气难回，最怕汗出，怎能还说汗出而解，显然有误。

（三十二）下利清谷，里寒外热，汗出而厥者，通脉四逆汤主之。原文

诏按：下利清谷，里寒外热，汗出而厥，是阴寒盛极而格阳于外也，当用真武，通脉四逆汤与此相反。所幸者，外热尚在，阳未尽去；如竟不热，其阳绝矣，无能为也。法当回阳为急，非生附子之所能，四逆汤且不可用，岂可更加葱白，以助其散而速亡其阳耶？

鉴识：本条为阴盛逼阳于外，虚阳欲脱之危候，诸家均从其法，用通脉四逆汤。四逆汤驱阴回阳，用葱白沟通表里，引阳入阴。可舒氏却认为通脉四逆不可用，理由其一是通脉四逆汤中之生附子只有长于驱寒之力，而逊于扶阳之功；其二是方中之葱白更不合理，葱白长于辛散透表，对于虚阳欲脱，明言有汗之证，不仅不能引纳，反而散之，以速亡其阳。所以他主张用真武汤以救之。这一说较为符合临床实际，只不过如能在本方中加入参芪，似回阳固脱之功效更为可靠。通脉四逆治疗此证笔者很少一试，不知有识者认为当否。

（三十三）下利，手足厥冷，无脉者，灸之不温，若脉不还，反微喘者，死。原文

诏按：此证内外无热，其阳绝矣，故灸不温，而脉不还，纵不汗出，亦必微喘息高而死也。

鉴识：此证正如舒氏所说，内外无热，连灸之都不温，并兼有微喘息高，显为元阳将脱，不死何待？

（三十四）下利后，脉绝，手足厥冷，晬时脉还，手足温者生，脉不还者死。 原文

诏按：晬时者，周十二时也。此条脉绝，非下利止后之事也，必厥利时已自无脉。今利止后，晬时脉当还，手足当温，所谓阳回利止者生；若阴尽利止，无论晬时，其脉终不能还也，手足厥冷，并不能回，亦可知矣。

鉴识：凡病有阳则生，无阳则死。下利脉绝，手足厥冷，有时脉还手足温，说明阳气尚未亡，此时当急用大剂人参四逆，并灸关元、气海等穴，以力挽欲脱之阳；若脉不还者，说明元阳已脱，不可救之。舒氏所述亦不外此理。

（三十五）下利，腹胀满，身体疼痛者，先温其里，乃攻其表，温里宜四逆汤，攻表宜桂枝汤。 原文

诏按：下利腹胀满，已自阳虚而阴凑矣。身体疼痛者，阴邪阻滞经脉也，法当助阳理中，温醒脾胃，并无太阳表证，不可妄用桂枝，仲景必无此法。

鉴识：本条是既有下利的里虚寒证，又有身体疼痛的表寒证。舒氏认为下利腹满，已自阳虚而阴凑，身体疼痛为阴邪阻滞经脉，并认为无太阳表证，不可用桂枝，治当助阳理中，温醒脾胃。这不能说不合情理，但笔者却有另一种看法：身体疼痛与下利腹胀满并见，可见表里俱寒，用麻黄附子细辛汤合理中汤，似较桂枝汤更为切合病机，不知长期临床家是否有此体会。

（三十六）下利清谷，不可攻表，汗出必胀满。 原文

诏按：下利清谷，虚冷之极，里阳已自孤危，误汗未有不脱者也，胀满亦云幸矣。故一切腹痛、呕泄诸证，严戒不可发汗。

鉴识：下利完谷不化是里寒已极，纵有表证，亦不可汗。误

汗而致腹胀满是证之轻者，重者可致虚脱。舒氏说"故一切腹痛呕泄诸证，严戒不可发汗"是颇有见地的。

（三十七）**伤寒下利，日十余行，脉反实者，死。**原文

诏按：阴寒不利，脉宜微弱，今脉反实，实者，邪气实也。证虚邪实，恐不可为。

鉴识：下利日十余行，本来正气大伤，脉当微弱，今见实脉，所谓至虚有盛候。舒氏说"实者，邪气实也"，如果因于邪实，攻之又伤本气之虚，补之又恐碍邪，攻补两难，无从下手，所以说恐不可为也。

（三十八）**下利，有微热而渴，脉弱者，令自愈；下利脉数而渴者，令自愈；设不差，必圊脓血，以有热故也。下利脉数，有微热汗出，令自愈；设复紧，为未解。**原文

诏按：厥阴下利，阳复则愈，然阳复亦必有所征验。微热而渴，征于热矣；脉数而渴，征于脉矣。故二者皆令自愈。但微热者不必脉数，脉数者不必有热，此邪去阳复而无偏胜也。若微热而兼见脉数，则阳过亢矣，又在言外。合而观之，其理自见。设不差，顶微热者言，谓微热不除，则阳有余，必伤阴而便脓血，故云以有热故也；设复紧，顶脉数者言，谓下利者脉数自愈；设脉数之中而复加之紧，是阳实有余之诊，邪尚未去之征也，故曰为未解。于中"有微热汗出"五字，与脉复紧者不相贯属，竟觉多此五字，大抵记者之误。

鉴识：下利一证属寒属热，必须脉证合参。本条宜分两段读：从"下利"至"以有热故也"为一段，此段意为下利有微热而渴，脉弱者，应自愈，因阴寒下利，身有微热而渴，为阳回有象；脉弱者，阳气渐回，又非太过，故令自愈。假如下利脉数而渴，阳回，理应自愈；假设不愈，而圊脓血，是为阳回太过，伤其阴血，故曰"以有热故也。"下一段从"下利脉数"至"为未解"，此段

意为下利脉数，有微热汗出，可征为元阳渐复，而非复之太过，脉虽数，而身仅只微热汗出，也为阳回有象，故可自愈；设脉现紧象，紧为寒脉，说明阴寒未罢，故曰为未解。舒氏洞悉机杼，辨析精到，曲尽旨趣，令人叹服。

（三十九）下利，寸脉反浮数，尺中自涩者，必圊脓血。原文

诏按：关前为阳，寸脉浮数，阳盛可知；关后为阴，尺中自涩，阴亏可知。今以阳热有余，逼迫微阴，所以必圊脓血也。

鉴识：厥阴下利本属虚寒，今脉反见浮数，本为阴病阳回之象。但阳回太过，又见尺脉涩者，说明阴血已亏，所以舒氏说"今以阳热有余，逼迫微阴，所以必圊脓血也"。关于圊脓血证，笔者临床中体会到，纯热因所致者确实少见，大便脓血多关太少二阴，以下焦虚寒见证为多，治宜温阳祛寒、健脾补中，方有效验。如一见大便圊血，就认为阴伤热结，笔者认为这是过于偏执，是不符合临床实际的。当今如痔漏血痢等所有便血之证，多数是因于元阳不足，下元亏虚，气不摄血所致；纵有热象者，也是虚中挟实，虚多邪少；清热养阴止血总不可取。不知同道是否认同。

（四十）下利，脉沉弦者，下重也；脉大者，为未止；脉微弱数者，为欲自止，虽发热，不死。原文

诏按：厥阴下利，法当分辨阴阳，确有所据，对证用药，无不立应。但言脉者，玄渺难凭，吾不敢从。

鉴识：下利一证成因很多，寒热虚实种种不一，总得认证分辨阴阳虚实。舒氏认为"法当分辨阴阳，确有所据，但凭脉者，玄妙难凭"，作为临床家，无不有此共识。

（四十一）热利，下重者，白头翁汤主之。原文

诏按：此条热利，何以知其属厥阴？有属阳明者，有属少阴者，其间必有辨焉。若无确据，贻误非轻，慎之慎之。

鉴识：热利有别于寒利，必有热利证象，诸如恶热烦躁、口渴饮冷、脉数等证。本条热利下重者，邪滞下焦所致，白头翁汤似可治热利，但证之临床，少能奏效。大凡下利，即或下利后重，虽属厥阴肝木失疏，但无不内涉太阴，所谓土虚木贼。单用一派苦寒克伐，只顾厥阴肝热，而忽略了脾虚气滞的一面，难怪舒氏疑之，并警示后人慎之慎之。

（四十二）下利，欲饮水者，以有热故也，白头翁汤主之。原文

诏按：此条但以欲饮水三字断为有热，粗俗极矣。盖口渴饮，有为火盛，亦有火衰者，当以六经之法辨之。

鉴识：下利，但凭欲饮水，就断为有热，而治以苦寒，难怪舒氏说"粗俗极矣"。口渴欲饮有火盛，亦有火衰。火盛者，必渴喜冷饮，火衰而渴，因于气不布津所致，则渴喜热饮，舒氏说当以六经之法辨之。于此等处，舒氏最为精细，绝不含糊草率。

白头翁汤：

白头翁、黄连、黄檗、秦皮各三两。

诏按：白头翁之制，吾不知其肯要，诸家注释全不合理。谓白头翁走阳明血分，误矣。仲景用之于厥阴，阳明未尝用也。又曰：黄连、黄柏并能坚肾厚肠，悉属荒唐。盖肠厚与薄，何以辨之？将谓肠薄者，大便滑泄乎？滑泄者，法当温中健脾，以止其泄，寒凉不可用也。若谓大便燥结乎？燥结者，法当滋阴润燥，以去其结，苦寒性燥，不可以燥益燥也。至于坚肾之说，尤其谬甚。凡真阳旺者，肾气坚强，不坚者，必其阳虚也。法当大补其阳，岂可更用凉泻，愈伤其阳乎？何以创此不通之言？复有不通之辈，纷纷信从，殊属可笑。

鉴识：舒氏以上认识无疑是正确的，不是学验俱丰，何能有此见地？观当今医者，治疗热利一证，不论虚实，总归是肠炎痢

疾，无不仿白头翁汤之意，以清肠解毒，所谓热者寒之。看似得
法，或能取快于一时，但这是不符合临床实际的。不管是何种利，
纯属实热者，临床中确实很难碰到，无不是寒热杂错，虚多实少，
病关太少二阴。邪热为标，太少二阴阳虚是本，纵然见有口渴饮
冷、下利后重等症，但无不因于脾肾阳虚，不能化气升清，气机
壅滞所致。单用白头翁汤一派苦寒直折之剂，只顾其标而弃其本，
虽得暂效，但元阳戕伐，阴寒叠起，每每酿成不治，还谓之此嗫
口痢，无法救治，推卸其责。笔者治疗利证，纵然外见诸般热象，
从不敢贸然投以本方，每以乌梅汤相其本气，进退出入用之，疗
效可靠，而且稳妥。曾记诊视一艾姓老妪，年八十，秋月患下利
便脓血，在县城医院治疗，旬日不见好转，改用中药治疗。医者
见其便脓血，里急后重，虚坐努责，日夜数十行，微热、口渴，
但不欲食，人事恹恹，舌光剥色赤无苔，腹胀满，按之有气筑筑
跳动，脉数。投以白头翁汤数剂，非但不见好转，反而诸证转增，
口唇干裂难张，人事昏迷，呼之不应，鼻中焦黑干燥，气喘。此
系寒热虚实杂错之证，但虚多邪少，元阳有将脱之势。急投以乌
梅汤，少加大黄，令其日夜进服三剂。第三日渐见转机，利下明
显减少，人事渐转清醒，口知渴，但不欲多饮，第四日知饥索食，
尔后仍以乌梅汤减当归加白术、砂仁，调理二旬而愈。由此可见，
从来痢证致死者，不是死于病，而是死于医。笔者临床数十年，
痢证纯属实热者难得一见，痢之将死，不是死于实热，而是死于
虚寒，无不是阳先脱，利止迫汗而亡。近世医者只重治实，不重
理虚，实是一大憾事。舒氏之言，足以教我。

（四十三）下利谵语，以有燥矢也，宜小承气汤。原文

诏按：热结旁流之证，上实下虚也，法用附子汤合小承气，
以除燥结，兼理虚寒而病自愈。单小承气，非法也。然下利谵语，
必非见舌苔干燥，恶热不眠，方知胃有宿结，若见舌胎滑而冷，
恶寒多汗，声低息短者，乃为气虚阳脱，神魂无主，急当回阳止

泄，以固其脱，承气大不可用也。

鉴识：下利谵语，多数注家认为病属阳明热结旁流所致，所以用小承气汤以泻阳明腑实热结。舒氏则认为是上实下虚之证，当用附子汤合小承气以除结燥，兼理虚寒。只有熟谙仲景之旨者方能悟及。

（四十四）下利后，更烦，按之心下濡者，为虚烦也，宜栀子豉汤。原文

诏按：既利复吐，上争下夺，中气立断，慎之慎之。

鉴识：下利后，按之心下濡，因虚而致烦，虚者补之，岂能用栀子豉汤苦寒伤中之品。故舒氏警示说：上争下夺，中气立断，慎之慎之。

（四十五）呕而发热者，小柴胡汤主之。原文

诏按：此证必兼口苦咽干、目赤，否则方内当去黄芩。

鉴识：至于呕而发热，舒氏说必兼有口苦咽干目赤，否则方内当去黄芩，这是正确的。因为但凭呕而发热，因呕有寒呕、热呕之别，发热有表证、里证之分，岂能概用小柴胡汤治之。

（四十六）呕而脉弱，小便复利，身有微热，见厥者难治，四逆汤主之。原文

程郊倩曰：此证有阴无阳，上不纳而下不固，身微热而见厥，为阴寒内逼，微阳外越，故为难治。法以回阳为急，但方中生附当以熟附易之。

（四十七）干呕，吐涎沫，头痛者，吴茱萸汤主之。原文

诏按：此条多一"干"字，既吐涎沫，何为干呕？当是呕吐涎沫。盖为阴邪，协肝气上逆则呕吐涎沫，逆而不已，上攻头顶而为头痛，宜用吴茱萸汤加砂半附桂，则头痛与呕自愈。然而六经皆有头痛，详见六经定法。

鉴识：本条干呕、吐涎沫，为肝寒犯胃、挟饮上逆所致；头痛应在巅顶，因厥阴经脉会于巅，阴寒挟饮上逆；治以吴茱萸汤温肝暖胃，散寒止呕，为对证之法。舒氏说在该方中应加入砂半附桂，则更加强了扶阳散寒涤饮之力。笔者每遇此证，按舒氏之法，效果确实优于单纯的吴茱萸汤。可见舒氏之言确能点石成金。

（四十八）呕家有痈脓者，不可治，吐脓尽自愈。原文

喻嘉言曰：厥阴之邪上逆，干呕，吐涎沫，可用吴茱萸汤，以下其逆。若热气有余，结而为痈，溃出脓血，即不可复治其呕，正恐人服吴茱萸汤误之。识此意者，用辛凉，以开提疏壅，亦何不可哉？

又曰：厥阴篇中次第不一，有纯阳无阴之证，有纯阴无阳之证，有阴阳差多差少之证，有阳进欲愈、阴进未愈之证，复有阴居八九、阳居一二之证。热而发厥，热深厥深，上攻而为喉痹，下攻而便脓血，此纯阳无阴之证。脉微细欲绝，厥冷灸之不温，恶寒大汗，大利，躁不得卧，与夫冷结关元，此纯阴无阳之证也。厥三日，热亦三日；厥五日，热亦五日，手足厥冷而邪热在胸，水热在胃，此阴阳差多差少之证也。渴欲饮水，饥欲得食，脉滑而数，手足自温，此阳进欲愈之证。默默不欲食，呕吐涎沫，腹胀身痛，此阴进未愈之证也。下利清谷，里寒外热，呕而脉弱，本自寒下，复误吐下，面反戴赤，此阴居八九、阳居一二之证也。大率阳脉阳证，当取用三阳经治法；阴脉阴证，当取用少阴经治法。厥阴病见阳为易愈，见阴为难痊，其表里杂错不分，又必先温其里，后攻其表。设见咽喉不利，咳唾脓血，则温法不可用，仍宜分解其热而润泽其枯。世医遇厥阴诸证，如涉大洋，茫无边际可测，是以开口动手即错。兹不厌繁复，复阐其奥于厥阴篇末，俾后学奉为指南云。

过经不解 计四法，附三阴经后

（一）太阳病，过经十余日，二三下之，后四五日，柴胡证仍在者，先与小柴胡汤。呕不止，心下急，郁郁微烦者，为未解也，与大柴胡汤下之愈。原文

诏按：细玩柴胡证仍在五字，则过经十余日之病是少阳矣。若太阳病过经不解，当云桂枝证仍在，不得云柴胡证仍在也；若桂枝证至此转为柴胡证，又不得云仍在。且为传经，非过经不解也。其呕不止，心下急郁烦者，乃太阳虚寒协饮而动也，法当温中散邪，降逆逐饮，大柴胡汤不可用也。

鉴识：既说是太阳病，延至十余日而一再下之，如病仍在太阳，方可言过经不解，或为桂枝汤证，或为麻黄汤证，怎能说是少阳经柴胡证仍在；只能说是传经之邪，并非过经不解。至于呕不止，心下急，郁郁微烦，还是舒氏说得好，乃太阳虚寒协饮而动上逆所致。若但凭呕不止、心下急、郁郁微烦，而认为是柴胡证仍在，用大柴胡汤以下之，显然不合，治当以温中散邪，降逆逐饮。舒氏之见确在情理之中。

（二）太阳病，过经十余日，心下温温欲吐，而胸中痛，大便反溏，腹微满，郁郁微烦，先此时自极吐下者，与调胃承气汤。若不尔者不可与。但欲呕，胸中痛，微溏者，此非柴胡证，以呕，故知极吐下也。原文

诏按：太阳病，淹留十余日而不愈者，大抵由其脾气虚弱，不能运送也；心下温温欲吐者，饮邪泛溢于上也；胸中痛者，饮邪上结而不散也；大便溏者，虚寒也；腹微满者，虚气不能升降也；郁郁微烦者，邪逼胸中，正气不能宣畅，无可奈何之象也。诸证无非内脏虚寒，或为吐下所伤，或为中气素弱，法宜温经散邪，兼于涤饮，承气汤断不可用。

鉴识：太阳病，过经十余日，正气已伤，脾气虚弱，中宫寒

饮弥漫，上逆则心中温温欲吐，郁郁微烦；寒饮结于胸中，则胸中痛；脾阳失运，则寒踞气滞，腹微满，大便溏。总之通篇是一派虚寒之象，所以舒氏说皆由吐下失宜，即元阳大伤所致，当然不宜乎承气以虚其虚，而当用温经散邪，兼于涤饮。笔者每投以理中四逆加半夏、茯苓而获效殊佳。

（三）伤寒十三日，胸胁满而呕，日晡所发潮热，已而微利，此本柴胡证，下之而不得利，今反利者，知医以丸药下之，非其治也。潮热者，实也，先宜小柴胡汤以解外，后以柴胡加芒硝汤主之。原文

诏按：此为饮邪旁流入胁，则胁满；饮邪上逆而为呕；胃有宿结，故潮热。法宜白术、茯苓、半夏、草果、砂仁、干姜、大黄、枳实以治之，小柴胡汤及柴胡加芒硝汤非法也。

鉴识：胸胁满而呕，舒氏不认为是小柴胡证，却认为是饮邪旁流入胁和饮邪上逆所致，这是颇有见地的。至于日晡所发潮热，却从众说病在阳明，胃有宿燥。笔者认为，一见日晡所发潮热即认为属阳明腑实，恐怕未必。无论伤寒还是杂病，每见潮热，必须有腑热结实之明证，方能说是胃有热结。其实在临床中我们通常接触到的日晡潮热，不是久病致虚就是阳虚阴盛，是虚阳乘日晡阳旺之时与强阴一争的现象，日晡潮热只是阳衰阴盛的明证，绝不能作为胃有热结而用攻下泻热之法。况且本条明言，潮热而兼吐利，明是太阳里寒挟饮所致。舒氏所拟温阳涤饮之方中加大黄、枳实，似属蛇足。

柴胡加芒硝汤：

于小柴胡汤内芒硝六两，依小柴胡汤法。

（四）伤寒十三日，不解，过经谵语者，以有热也，当以汤下之。若小便利者，大便当硬，而反下利，脉调和者，知医以丸药下之，非其治也。若自下利者，脉当微

厥；今反和者，此为内实也，调胃承气汤主之。_{原文}

乃门张盖仙曰：又见此条前治固误，后治亦误。前云知以丸药下之，非其治也，盖为丸药留恋腹中，伤其里气。以故小便利者，大便当硬，而反下利，下文何得据"今反和者"一语，断为内实而主承气汤耶？仲景必无此法。

诏按：过经不解四条，亦皆可以不必，虽云过经，究竟仍在六经之内，按仲景六经之法，辨其证在何经即用何经之法以治之，无所往而不得之矣，又乌用此过经不解之法为哉？

鉴识：过经不解四条，多数注家只是随文敷衍，可舒氏能独抒己见，疑非仲景原文，认为即或过经之病，亦在六经之内，按仲景六经之法辨证施治，则无所往不得之。此过经不解之说，似属续貂，疑为后人伪撰，还以舒氏之说为是。

差后劳复、食复及阴阳易病，计劳复五法，食复一法，阴阳易病一法。

差后劳复法　五法

（一）大病差后劳复者，枳实栀子豉汤主之。若有宿食者，加大黄如博棋子大五六枚。_{原文}

诏按：所言"劳复者"三字，何所指也？然必问从前所病者，是何经之病，其时用何药而愈。今复病者，与前无异，自当照前用药，此一定之理也。何得但言"劳复者"三字，即投枳实栀子豉汤耶，于理不合。

鉴识：大病初愈，元气未复，过劳则旧病复发，自当照前法施治，此一定之理。舒氏说得具体"然必问从前所病者，是何经之病，其时用何药而愈。今复病者，如与前无异，自当照前用药"，至于说因劳而复用枳实栀子豉汤，如有宿食加大黄，难怪舒氏不能接受。可想而知，大病差后，因劳而复，元气大伤，不事温补，反倒行苦寒泄下之剂，足见后人徒添蛇足。

枳实栀子豉汤：

枳实三枚，栀子四十枚，豉一升绵裹。

（二）伤寒差已后，更发汗者，小柴胡汤主之，脉浮者，以汗解之，脉沉实者，以下解之。原文

诏按：病已差矣，何故更发其汗？无少阳见证，何得妄主小柴胡汤？外无表证者，即令脉浮，亦不可妄表；内无阳明腑证，即脉沉实，亦不可妄下。叔和伪撰，不通之至。

鉴识：伤寒已差，正气未复，岂可更发其汗。又未见柴胡汤证，岂能用小柴胡汤；若但凭脉浮、沉实，未审何经之证而贸然汗下，殊属不经，难怪舒氏存疑。

（三）大病差后，从腰以下有水气者，牡蛎泽泻散主之。原文

牡蛎泽泻散：

牡蛎，泽泻，蜀漆即常山苗，栝楼根，商陆根，葶苈，海藻，以上各等分。

诏按：病后水肿，乃为脾胃气虚，不能升清降浊，肾气涣散，膀胱气化不行，水邪泛溢而为肿。法宜砂蔻椒半宣畅胸脾，附子温经，肉桂化气，桔梗升提，生姜升散，俾转运之机乃得先升而后降，兼服斩关丸，开其塞。俟小便略长，饮食稍进，再加参芪苓术以补中气，其肿渐消。更加鹿鞭大补肾阳，故纸收纳肾气，多服自愈。若牡蛎泽泻散大伤元气，断不可用。

再按：病后腹胀，俗名鼓肚，亦由脾胃气虚，升降失职，壅而为满。推而原之，总因过服顺气等药耗损元气，刻削脾胃，故不可再用顺气消满之药，当同前法。若胀满过甚，上下阻塞，转运不通，升降不行，药不奏效，急用纸卷艾绒，于头顶百会穴上

隔生姜一片灸数次，以升其阳而化其气，药自有效。甚至肾囊胀满，更于脐下直淬灯火七壮，接引顶上艾火药，必速效，脚肿未消再淬涌泉。

鉴识：历代注家多随文衍义，以方测证，难免曲解文意。大病差后，脾肾之阳未复，气化不及州都，所致水湿泛滥而为肿，文中未见有明显的湿热壅滞之证，岂能用牡蛎泽泻散咸寒攻逐水饮之理。当如舒氏所说，病后水肿乃为脾胃气虚，不能升清降浊，加之肾气涣散，膀胱气化不行，水邪泛滥而为肿，法宜砂、蔻、椒、半、附子、肉桂、生姜等药，以扶阳健脾涤饮。同时，他进一步提到病后腹胀是因于过服顺气等药，耗损了元气，刻削脾胃所致。确实针贬时弊，一针见血。在现时医风下，每见腹胀，不问是新病还是久病，是虚是实，无不是投之苦寒、利水、理气、宽胀等药，致使元阳大伤，脾肾俱败，升降转输日顿，酿成不治。舒氏不从俗见，独具卓识，药灸并治，切中要点。

（四）大病差后，善睡，久不了了者，胃上有寒，当以丸药温之，宜理中丸。原文

理中丸：

人参、甘草、白术、干姜各三两。

上蜜丸如鸡子黄大，以沸汤和一丸温服。

陈公壁曰：积饮者，脾虚也，若以逐饮顺气之药与之，其痰虽去，转盼复积。温补其中，脾气有权，则积者去不复积矣。

诏按：人参大补中气，白术健脾助胃，甘草和中补土，干姜温胃散逆，以脾胃居中州，故此汤名理中。愚意更当加半夏、砂仁开胃散逆。

鉴识：既云胃上有寒，舒氏认为更当加半夏、砂仁开胃散逆，这是顺理成章的。笔者认为，如再入附子一味，似更贴切。从现今的临床看来，对于脾胃虚寒证，单纯的理中丸似显力薄，不若附子理中汤加半夏、砂仁来得健捷。

（五）伤寒解后，虚羸少气，气逆欲吐者，竹叶石膏汤主之。原文

诏按：病后虚羸少气者，元气衰乏，肾气不足也，病属少阴。气逆欲吐，脾虚不能摄饮，饮邪上逆，病属太阴，法宜姜附参芪砂半故纸等药，扶阳补气，理脾固肾，散逆逐饮。条中并无烦热等证，何得妄投竹叶、石膏、麦冬寒凉之药，克伐真阳，损伤中气乎？仲景必无此法。

鉴识：病后虚羸少气，气逆欲吐，显然是元阳衰乏，脾肾虚寒，病属太少二阴，所以舒氏说当用扶阳补气、理脾固肾、散逆涤饮之法。条文中并未见烦热等症，岂能用石膏、竹叶、麦冬等寒凉之品，以克伐真阳，损伤中气。此说法理昭然，岂能不信？

竹叶石膏汤：

竹叶二把，石膏一斤，半夏半斤，人参三两，甘草二两，粳米半升，麦冬一升。

差后食复法 一法

（六）病人脉已解，而日暮微烦，以病新差，人强与谷，脾胃气尚弱，不能消谷，故令微烦，损谷则愈。原文

诏按：阳能消谷，胃阳未复，故不能消。日中阳旺，故不烦；日暮，故微烦。损谷者，减损谷食，以休养脾胃之阳也。

鉴识：病愈后胃阳未复，顾护脾胃之阳为第一要务，不可饱食。故舒氏说"减损谷食，以休养脾胃之阳也。"正是此意。

阴阳易病 一法

（七）伤寒阴阳易之为病，其人身体重，少气，少腹

里急，或引阴中拘挛，热上冲胸，头重不欲举，眼中生花，膝与胫拘急者，烧裈散主之。_{原文}

喻嘉言曰：伤寒病后，热毒遗于精髓中者，无由发泄，骤难消散，故新差人与不病人交媾，男病传女，女病传男，故名阴阳易病，即交易之义也。取烧裈裆为散，以同气相求，服之小便利，阴头微肿，阴毒乃"从阴窍而出也"。

烧裈散：

上取裈中近隐处，剪烧灰，以水和服方寸匕，日三服。男病取妇女裈，女病取男裈。

诏按：此条见证无非得之少阴肾虚，未必即新差人之病也。法用参、芪、术、附、姜、桂、枸杞、故纸等药，无不立应，且恐非裈裆之所能。然无病之人，不应有此虚证。于鄙心不能无疑。

鉴识：所谓阴阳易病，即男女相互染易。伤寒新差，元气未复，男女交媾，所致元阳骤伤，病关少阴肾，当用大剂扶阳培补肾元之法。舒氏所持法理切实可行，岂有疑窦。

舒驰远伤寒集注自跋

六经之理浩渺难穷，非泛涉之所能道。诏以管窥蠡测集注是书，如陟高山耸岫，愈进愈难着脚。方其注完太阳，接注阳明之时，觉神形俱疲，将有畏难自却之意而搁笔倦吟者，凡历旬日矣。忽夜梦行至荒丘，得一老翁，貌端严而髯修美，肃然起我敬畏，拱而旁立，聆所言论者久之。复以手指其处，命我曰：此桥非尔不能造，愿竟成之而毋负其初。予骇而觉，即语诸妇，妇曰：毋乃喻嘉言先生乎！《伤寒》一书乃后学之津梁，君能集之，无异造桥，苟始勤终堕，将不能成矣。故或托梦，而致叮咛，君其勉旃。予趑其言之有理也，乃复殚心悉虑，寝食研求，拈出本气，用作主脑，专责六经，千凡要妙疑关，会族肯綮，无不迎刃而解。噫，此中有莫之为而为者，殆果有神助耶。今六经已就峡矣，足以塞吾责而偿所愿也。是为跋。

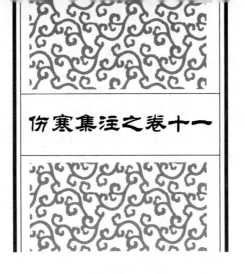

六经定法

太阳病，头项强痛，腰背骨节疼痛，恶寒发热，此为太阳经证，时有微汗者，为风伤卫，法主桂枝汤，以驱卫分之风，桂枝、白芍、甘草、生姜、大枣；壮热无汗者，为寒伤营，法主麻黄汤，以发营分之寒，麻黄、桂枝、杏仁、甘草；头身疼痛，发热恶寒，不汗出而烦躁者，为风寒两伤营卫，法主大青龙汤，营卫互治，风寒并驱，麻黄、桂枝、杏仁、甘草、生姜、大枣、石膏；若非烦躁，石膏不可用，非壮热无汗，麻黄不可用。太阳邪传膀胱，口渴而小便不利，此为太阳腑证，法主五苓散，以去腑邪，猪苓、茯苓、白术、泽泻、肉桂；按：小便不利，气化不利，病在气分，不可用猪苓血分之药，当以桔梗易之。太阳腑证，有蓄尿、蓄血二端，膀胱有尿，热邪入而搏之，则少腹满，为蓄尿；若无尿，热邪入无所搏，则少腹不满，为蓄热。蓄尿者倍肉桂，蓄热者易滑石。有为蓄尿过多，膀胱满甚，胀翻出窍，尿不得出，腔胀异常者，名为癃闭，不可用五苓散，愈从下利，其胀愈加而窍愈塞，尿愈不得出，法宜白蔻宣畅胸膈，砂仁、半夏醒脾开胃，肉桂化气，桔梗升提，生姜升散，如吸壶盖揭起则出之意，使上

255

焦得通，中枢得运，而后膀胱之气方能转运，斯窍自顺，而尿得出。若少腹硬满，小便自利者，为膀胱蓄血，详见太阳上篇。

阳明病，前额连眼眶胀痛，鼻筑气而流清，发热不恶寒，此为阳明经证，法主葛根，以解阳明之表，口燥心烦，汗出恶热，渴欲饮冷，此热邪渐入阳明之里，法主白虎汤，以撤其热，石膏、知母、甘草、粳米；张目不眠，声音响亮，口臭气粗，身轻恶热，而大便闭者，此热邪已归阳明之腑，法主小承气汤，微荡其热，略开其闭，大黄、枳实、厚朴；加之胃实腹满，微发谵语者，可以调胃承气汤，以荡其实而去其满，大黄、芒硝、甘草；更加舌胎干燥，喷热如火，痞胸腹塞闷，满胸腹膨胀，实胃上按痛，燥便闭干结，坚按之石硬，与夫狂谵无伦者，法主大承气汤，急驱其阳，以救其阴，大黄、芒硝、厚朴、枳实。

少阳，头痛在侧，耳聋喜呕，不欲食，胸胁满，往来寒热，此为少阳经证，法主柴胡汤，以解少阳之表，柴胡、半夏、人参、甘草、生姜、大枣；口苦咽干，目眩，此为少阳腑证，法主黄芩，以泻少阳里热。

太阴，腹满而吐，食不下，时腹自痛，自利不渴，手足自温，法主理中汤加砂半，人参、白术、甘草、干姜、砂仁、半夏；若胸膈不开，饮食无味而兼咳嗽者，乃留饮为患，法宜理脾涤饮，黄芪、白术、砂仁、白蔻、半夏、干姜；若由胃而下走肠间，沥沥有声，微痛作泄者，名曰水饮，即于前药内加附桂；若由胃而上走胸膈，咳逆倚息，短气不得卧者，名曰支饮，即于前药内加故纸、益智，更用斩关丸以下痰，自愈；若由胃而旁流入胁，咳引刺痛者，名曰悬饮，即于前药内加芫花、草果，搜出胁缝之痰则愈，若由胃而溢出四肢，痹软酸痛者，名曰溢饮，即于前药内加虎骨、威天仙；在手更加姜黄，在足更加附子；又有着痹、行痹二症，痛在一处者为着痹，流走无定者为行痹；与溢饮相似而证不同，乃为火旺阴亏，热结经隧，赤热肿痛，手不可近，溢饮不赤不热，法宜清热润燥，人参、竹沥、生地、阿胶、天冬、玉竹，在手加桑枝，在足加桑根；若身目为黄而小便不利，不恶寒者，为阳黄，法宜茵陈五苓散。若腹痛厥逆，身重嗜卧而发黄者，为阴黄，法宜茵陈附子汤，人参、白术、茯苓、附子、干姜、茵陈。

少阴，真阳素旺者，外邪传入，则必协火而动，心烦不眠，肌肤燠躁，神气衰减，小便短而咽中干。法主黄连阿胶汤，分解其热，润泽其枯，<small>黄连、黄芩、白芍、阿胶、鸡子黄、黄柏；</small>真阳素虚者，外邪则必协水而动，阳热变为阴寒，目瞑倦卧，声低息短，少气懒言，身重恶寒，四肢逆冷，腹痛作泄，法主温经散邪，回阳止泄，<small>附子、干姜、黄芪、白术、半夏、砂仁、故纸、益智。</small>

厥阴，有纯阳无阴之证，有纯阴无阳之证，有阴阳错杂之证。张目不眠，声音响亮，口臭气粗，身轻恶热，热深厥深，上攻而为喉痹，下攻而便脓血，此纯阳无阴之证也。法主破阳行阴，以通其厥，<small>喉痹者用玉竹、天冬、麦冬、石膏、鸡子白；便脓血者用生地、阿胶、黄连、鸡子黄。鸡子甘寒润燥，其白象天，轻清上浮，用治上燥；其黄象地，重浊下降而润下燥；</small>四肢厥冷，爪甲青黑，腹痛拘急，下利清谷，呕吐酸苦，冷厥关元，此纯阴无阳之证也。法主驱阴止泄，以回其阳，<small>附子、干姜、砂仁、半夏、黄芪、白术、吴萸、川椒；</small>腹中急痛，吐利厥逆，心中烦热，频索冷饮，饮而即吐，烦渴转增，腹痛加剧，此阴阳错杂证也。法主寒热互投，以去错杂之邪，<small>附子、干姜、砂仁、半夏、黄芪、白术、吴萸、川椒浓煮，另用黄连浸取轻清之汁，掺和温服。</small>

凡病总不外乎六经，以六经之法按而治之，无不立应。一经见证，即用一经之法；经证腑证兼见，即当表里两解。若太阳阳明两经表证同见，即用桂枝葛根以合解两经之邪；兼少阳更加柴胡；兼口渴而小便不利，即以三阳表药加入五苓散之中；兼口苦、咽干、目眩，更加黄芩；兼口燥心烦，渴欲饮冷，当合用白虎汤于其间，并三阳表里而俱解之。若三阳表证与三阴里寒同见，谓之两感，即当用解表于温经之内；若里重于表者，俱当温里，不可兼表。无论传经、合病、并病、阴阳两感，治法总不外乎此。

病有阴阳之辨，不得其法，无从分认，即如舌胎干黑，芒刺满口，皆有阴阳之分，有为少阴中寒，真阳遭其埋没，不能熏腾津液，而致舌胎干黑，芒刺满口者，法当驱阴救阳，阳回则津回，方用附子、干姜、黄芪、白术、半夏、砂仁、故纸等药，其证必目瞑嗜、声低息短、少气懒言、身重恶寒，此辨阴病十六字；有为阳明火旺，烁干津液，而舌胎干黑起刺者，法当驱阳救阴，阴回则津回，方宜斟酌于白虎、承气诸法以消息之，其证必张目不眠、声音响亮、口臭气粗、身轻恶热，此辨阳病十六字；凡辨诸证，总不外此阴阳各十六字。又如厥逆一证，亦有阴阳之分。凡四肢厥者，外见张目不眠，声音响亮，口臭气粗，身轻恶热之证，为阳厥，法主破阳行阴，以通其厥；若外见目瞑倦卧、声低息短、少气懒言、身重恶寒之证，为阴厥，法主驱阴散邪，以回其阳。

又如谵语一证，原有阴阳虚实不同。经言实则谵语，虚则郑声。在阳明为实证，为谵语，乃阳明胃实，燥结不通，阳火亢极，真阴立亡而神明内乱，狂谵无伦，法主大承气汤，急驱其阳，以救其阴；在少阴为虚证，为郑声，乃少阴中寒，魄汗出而下利，气虚阳脱，神魂无主，细语呢喃，错乱颠倒，法当急回其阳，以固其脱，方用附子、炮姜、人参、黄芪、茯苓、故纸、益智等药。二证阴阳，均以上十六字诀辨之。

又如烦躁一证，阴阳互关，曰阳烦阴躁，又曰烦出于心，躁出于肾，其实不然，烦者未有不躁，躁者未有不烦，烦躁皆同，而证之阴阳不同，有为少阴亡阳，身热多汗而烦躁者，乃肾中真阳随汗而浮越于外，法主附子、炮姜、黄芪、白术、故纸等以回其阳；有为阳明热越，身热多汗而烦躁者，乃胃中津液随热而尽越于外，法主白虎、人参等法，以撤其热，二证阴阳亦以上十字诀辨之。

又如昏睡一证，在少阴，为阴霾盛而阳不开，法当急回其阳，以御其阴；在阳明，为热盛神昏，法当速撤其热，以退其阳。其证阴阳总以上十六字诀辨之。

且昏睡与不眠，其证不同，而法相同。在阳明张目不眠者，其常也，然又有热盛神昏之证，其人均为口臭气粗，汗出恶热，其法亦均当撤其热；在少阴，但欲寐者，其常也，然又有里阴过盛，隔拒真阳，随汗外越，不得内交于阴，亦不得眠，其人均为头悬身重，少气懒言，其法亦均当回其阳。

咽喉痛者，有火有寒，寒痛不赤不热不肿，不作臭秽，身倦恶寒，略可硬饭，饮水吞津则痛甚，可食硬不可食软；火痛者，内外俱肿，且赤且热，气粗口臭，身轻恶热，水可多饮，而饭粒糁不能下，可食软不可食硬。

打呃一证，有虚寒，有实火。若胃实闭结，阳火上冲而打呃者，真阴立尽之候也，其证张目不眠，身轻恶热，法宜急下，以救其阴；若脾气虚寒，健运无权，气不调达而打呃者，其气缓，非死证，其证目瞑踡卧，身重恶寒，法宜人参、白术、附子、炮姜、甘草、半夏、丁香、白蔻，温中散逆。

头痛一证六经皆有，不可妄用川芎、藁本、白芷、细辛，故乱瞎撞，法当分经用治。太阳头痛连后脑，其法分主桂枝、麻黄；阳明头痛在前额，主葛根；少阳头痛在两侧，主柴胡；太阴湿痰塞壅胸膈，如天之阳气蔽塞，地之阴气冒明，头为之痛，症兼腹痛自利，手足自温，法宜黄芪、白术、炮姜、附子、砂仁、半夏；少阴中寒，阻截真阳不得上达，阴邪僭犯至高之处，则头痛如劈，重不可举，症兼身重懒言，手足厥冷，法宜附子、干姜、黄芪、白术、砂仁、故纸；厥阴头痛在脑顶，盖阴邪上逆，地气加天，症兼腹痛拘急，四肢厥冷，四肢作冷为逆，冷过肘膝为厥，法宜附子、干姜、半夏、砂仁、黄芪、白术、吴萸、川椒；若血虚肝燥，风火相煽，上攻头顶，痛不可近，症兼口苦咽干，恶热喜冷，法宜当归、生地、黄连、黄芩、柴胡、龙胆草。

凡遇泄泻，法属太阴，宜主理中。世医仅知分利，则气化愈伤，脾土日衰，阳神日陷，阳光渐坠，眼渐昏蒙，甚至双目不开，闭久生瘴，而且渐坏，此乃阳气下陷，不能升举，羞光怕日，眼皮欲坠，津液不上腾，目中干涩，紧闭难开，而又谬谓泄动肝火，兼之肾水不足，转与泄火滋水，佐金伐木，谓之泻南补北，益西损东，愈误愈深，不可为也。法宜黄芪、白术、附子、肉桂，补火殖土，回阳止泄，更加白蔻、砂仁宣畅脾胃，故纸、益智收固肾气，则阳回而津自生，目开而瘴自落。有等瞳人散大而眼渐昏蒙者，乃为土败火衰，水邪泛滥，法当补火殖土，以御其水，世医皆谓肾水不足，安知水有余而火不足也？如果肾水不足，自必瞳人缩小。缩小者，火土熬干肾水也。法宜壮水之主，以制阳光。

凡遇留饮，不可以滋其阴，以致阴愈长而阳愈消，脾气愈亏，不能传布水谷之气，所生之血皆为停蓄，上逆而吐，势所必至，故治咳嗽，误兼滋阴而酿吐血者恒多，皆由不悟阴阳消长之理也。

凡遇呕吐，不可发汗，盖气上逆而不下降，更用表药助其升散，其气必脱，法宜黄芪、白术、炮姜、半夏、砂仁、丁香、吴萸、故纸。上吐下泄者，表证虽重，不可发汗，盖为上争下夺，法主理中，急用黄芪、白术、人参、茯苓、半夏、炮姜、砂仁、吴萸。若兼腹痛厥逆，更加附、桂、川椒。若误用表药，重耗其阳，中气立断，阴阳两脱。

脾约一证，不可发汗。其人素禀阳脏，多火少水，恶热喜冷，三五日一次，大便结燥异常者，名为脾约。纵有太阳证，壮热无汗，不可发表，缘其平素火旺津亏，营卫枯燥，汗不可得，法宜生地、阿胶、黑脂麻、核桃肉、大黄、枳实，<small>原方用麻仁丸，今改易数味，功较胜。</small>润其里燥，通其大便，结去津回，自汗而解。设不知此，妄投麻桂，强发其汗，徒令津愈伤而热愈结，汗与大便愈不可得，表里闭固，内火加炽，立竭其阴而死矣。故治病而不知救人之津液者，真庸士也。

统而言之，凡病外无表证者俱不可发汗，即如当行发汗者，必察其人本气阴阳无亏，方可径用。若真阳素亏，平日恶寒喜热，惯服辛温，大便溏滑者，宜加附子、炮姜、黄芪、白术，助阳御于表；若真阴素亏，平日不服辛热，大便常结者，宜当归、生地、阿胶，滋阴助汗；燥胜者，心烦尿短，身烦躁而神气衰，宜加玉竹、蒌仁、天冬、麦冬，润燥除烦；火旺者，张目不眠，口臭气粗，宜加石膏、花粉、栀子、连翘，清火退热。

鉴识：六经定法，可以说是舒氏的一大创见。他把仲景《伤寒论》的奥旨和繁杂变化的万千症状，以及治疗上的万千应变，科学地逻辑归纳为六大法则，使《伤寒论》这一经典巨著的精神内涵如朗日当空，万里澄明，从而使问津伤寒者免于望洋兴叹。初学入门者读完《伤寒论》，如再读到舒氏的六经定法，如拨云见日，卑仲景之学术精髓则豁然于心中。医者临床之际，不管症状如何错综复杂，万千变化，举手茫然，如能六经定法印记于心，自能执简驭繁，把握机杼，按而施治，治无不应。正如舒氏所说，凡病总不外乎六经，以六经之法按而治之，无不立应。

六经形证是指在阴阳这两大总纲的统摄之下，治病必须首辨阴阳。舒氏强调病有阴阳之辨，不得其法，无从分认。因此，他又以临证所见之阴证、阳证，各用十六字诀以概括之，以使医者不至于临证时阴阳莫辨。舒氏的这一苦心孤诣为后世医者树立了路标，不至于步入迷津、茫然无措。

舒氏的伤寒集注的最大特点就是深入浅出地阐发了仲景的重阳思想。由于他学识渊博，重视临床实践，所以得出一条道理，脾肾之阳是人赖以生存的根本，有阳则生，无阳则死，存阳、护阳、救阳竟成舒氏一大特色。他是当时继喻嘉言之后唯一重阳大家，对后世扶阳学说的兴起和发展产生了重大的影响。他不愧为具有时代意义的理论家和临床家。

六经定法，尽管舒氏做到了条理分明，纲举目张，虽有利于涉足《伤寒论》的初学者记诵，使之更快地掌握《伤寒论》基本精神，又能使临床医者作为准绳，不至于开口动手便错。但其中难免有刻板和教条之处，学者必须灵活客观地对待，方不至于削足适履。

这里就六经定法中的有关内容，结合自身的临床体会，谈一点肤浅的看法。关于桂枝汤证和麻黄汤证，后世注家普遍解为：桂枝汤证必具自汗出、恶风、脉浮缓，是为太阳表虚证；麻黄汤证必具壮热无汗、恶寒、脉浮紧，是为太阳表实证；而大青龙汤证为伤寒表实而涉及阳明经证。并进一步认为，中风表虚证为风伤太阳之表而由于在表的正气抗邪力弱所致，所以必须用攻中带补的桂枝汤主之；伤寒表实证是因寒伤太阳之表，而在表的正气抗邪力量较强所致，所以用辛温之麻黄汤主之。此解似较风伤卫、寒伤营为优。至于头身疼痛、发热恶寒、不汗出而烦躁的所谓风寒两伤营卫证，笔者认为应是太阳在经之邪内犯阳明之经所致，主用大青龙汤，可兼解两经之邪。舒氏说若非烦躁，石膏不可用，非壮热无汗，麻黄不可用。笔者验之于临床，人之初感风寒，表气被郁，里阳必然奋起抗邪，欲驱邪外出，只要里阳不虚，邪正相争，未有不烦躁的。当风寒犯表时只有表证，未见烦躁，说明正阳抗邪力弱。如见烦躁，未有口渴饮冷、恶热等症，而在麻桂剂中加用石膏，如似助纣为虐，可致使外邪内陷三阴，后患莫测。此时之烦躁如确属阳明经热，或者可用，不过此种情况临床中殊属少见，而因于表寒郁遏，正气有力抗争的情况是较为普遍的。笔者每逢此证，非但不用石膏，反而加入附子以助里阳驱邪外解，见效甚速。至于非壮热无汗，麻黄不可用，也未必尽然。临床屡见有风寒束表的，大多里阳虚馁，不足以抗邪，自无壮热，甚至无热，此时不用辛温重剂扶正祛邪，更有何法？麻黄、桂枝应不在禁用之列。笔者认为此时如能在扶阳补气药中加入适量的麻桂，有助于引邪外散，效果更为理想。

邪传太阳之腑，口渴而小便不利，法主五苓散，舒氏认为：小便不利，气化不行，病在气分，不可用猪苓血分之药，当以桔梗易之。并认为太阳腑证有蓄尿与蓄热二端，蓄尿者倍肉桂，蓄热者倍滑石，其理由是：如蓄尿过多，膀胱满甚而用五苓散，愈从下利，其胀愈加，而窍愈塞，尿愈不得出，当用砂、蔻、半夏、肉桂、桔梗、生姜等宣畅中上二焦，而后使膀胱气化转运而尿得出。如此提壶揭盖之法，确实达到了出神入化的境界，笔者屡效法如此，无不效验。至于蓄热者用滑石，临床殊属少见，滑石为滑利之品，有伤下元，笔者很少用及。

阳明病的经证、腑证，均是阳盛热结的证候。随着阳热入里的浅深层次，舒氏辨析最细，特别是对于三承气汤的区别应用，更为详尽，不能说不是理到极致，令人信服。但笔者认为，在当今临床上根本遇不到阳明证，换句话说，真正的阳明证在今天的现实中很难见到。或许这种阳热亢盛的病是有的，可病家惊慌，普遍认为西医退热快，以求速效。真正的阳明病对于西医应该是一大擅长，根本轮不到中医来治疗，这可能是中医现今看不到阳明热结证的一大原因吧。

少阳病，舒氏认为如但见头痛在侧，耳聋喜呕，不欲食，胸胁满，往来寒热，为少阳经证，用小柴胡汤，宜减黄芩，只有在出现口苦、咽干、目眩时，才确认为邪已入少阳之腑，才可应用。可见舒氏在任用苦寒时，特别小心慎重。

太阴之证为三阴之始，太阴脾肺都属阴脏，体阴而用阳，脾为湿土，肺为清金，但必须依赖于脾阳的温运，肺金才能宣畅，升降不窒；如脾阳失其温煦之职，则必致阴盛阳衰的太阴寒湿困阻，诸如胸满而吐，食不下，时腹自痛，自利不渴，以及痰饮肆逆的证候。

关于太阴的手足自温，有的注家认为是太阴兼太阳表证，笔者认为不妥。病入太阴，脾阳虽弱，但虚寒未甚，尚能温养四肢；随着病情的深入，内传少阴厥阴，虚寒进一步加重，虚阳未还达于四肢则出现四肢厥冷。此处太阴的手足自温是相对于四肢厥逆而言，仲景在太阴篇中突出手足自温，意在区分三阴虚寒的浅深层次。舒氏对于太阴虚寒证，主张在理中汤的基础上加入砂仁、半夏，确实是经验所得，笔者屡验之于临床，确能提高温养脾肺之功效，比单用理中效果更为可靠。

以下是舒氏关于太阴痰饮病诸般证治论述，也颇具匠心。如胸膈不开，饮食无味而兼咳嗽，他认为是留饮为患，治当健脾涤饮，方用黄芪、白术、砂仁、白蔻、半夏、干姜。笔者认为，此为治本之道，法虽善，但似觉痰饮留踞胸中，首先不宜于芪术之壅滞，应早用麻、细、桂枝、附子等以通阳祛寒，合砂、半、姜、蔻以散逆涤饮。如此理路，应该在情理之中。

由胃而下走肠间，沥沥有声，微痛作泄者，舒氏名曰水饮，即于前药内加附桂。从来患水饮病者，脾肾阳虚是其前提，前方加入附桂则其温阳之力大增，确属对应之法，舒氏在这一点上是有定见的，从不忽略。

　　若由胃而上走胸膈，咳逆倚息短气不得卧者，名为支饮。他即于前方中加故纸、益智，更用斩关丸，以下痰自愈。笔者临床中未曾试用过斩关丸，不得妄持异议，不过临床所见咳喘病，似乎总觉得芪术可用，但必配用小青龙汤或麻附细辛汤则更趋全面，舍此恐难尽善。

　　若由胃而旁流入胁，咳引刺痛者，名曰悬饮。舒氏用前方内加芫花、草果，搜出胁缝之痰则愈。舒氏如此之见堪称独到，但笔者认为，芫花为逐水峻药，有伤元气，不若易之麻黄、细辛，以助辛温散寒涤饮之力，且又稳妥，验之于临床疗效不逊。

　　若由胃而溢出四肢，痹软酸痛者，名曰溢饮。舒氏仍于前方内加虎骨、威灵仙，在手更加姜黄，在足更加附子。对于水饮溢于四肢之溢饮，无不由于阳虚脾阳失运，寒饮浸淫四肢所致，舒氏虽未偏离温阳健脾、散寒涤饮之法，但虎骨、灵仙、姜黄似未有麻、桂、细辛等来得合算。虎骨药贵还难求真货，灵仙、姜黄温散之力总不及麻、桂、细辛、附子。无须商榷，诸般寒饮痹阻之证，舍此不足为法。笔者诊治四饮之证，每崇舒氏之法，治无不应，可见法理不虚。

　　舒氏在阐述着痹、行痹时认为二者为火旺阴亏、热结经隧，法宜清热润燥，方用人参、竹沥、生地、阿胶、天冬、玉竹。笔者认为，本病如是火旺阴亏，热结经隧，除有赤热肿痛、手不可近外，必兼有恶热、口渴饮冷、舌赤无苔、脉数等症，前方可以一用，但只能暂服，不可久用。但凭外证赤热肿痛不足以说明火旺阴亏，大凡着痹、行痹，总不离乎痰湿阻滞，痰湿本为阴邪，浸淫经络，里阳被郁，郁而化热，外见关节红肿热痛，但其底面仍是脾阳不运，土从湿化，而用滋阴润燥一法总不相宜。笔者每遇此证，寒凉滋腻之品从不敢一试，尝用麻、桂、辛、姜、附、芪、术，大队助阳健脾方中加入石膏一味，以解标热，疗效确切。况且我们在临床所见痹证，因于寒湿总多见，郁而化热而成热痹者有之。针对此症，后世医家设四妙汤、虎潜丸之类，以对应之，其实只有暂效，无法根治。所谓热痹，其实是虚中挟实，寒多热少，病机较为复杂，即后世的痛风、类风湿这一类免疫系统疾病，一味从热论治实不可取，扶阳健脾应为至当不易之法。舒氏之见似属偏颇。

　　黄疸一证，习惯上有阴黄、阳黄两种，舒氏说："若身目为黄，小便不利，不恶寒者，为阳黄，法宜茵陈五苓散；若腹痛厥逆，身重嗜卧而发黄，为阴黄，法宜茵陈附子汤"。笔者却认为，无论阴黄或阳黄，病机的重心始终离不开太阴。太阴虚寒，脾土失运，阳不化湿，黄为土色，阳虚湿邪蕴郁日久致土色外露，所谓阳黄、阴黄，其实只不过是体内元阳的多寡问题。不仅脾阳衰乏是其共性，且与少阴肾阳也密切相关，如肾阳旺盛，温煦脾土，则必无湿困太阴、蕴郁发黄之患；反之，如肾阳微，火不生土，脾运失职，湿邪弥留不化，郁久则发为黄疸。阳黄较为轻浅，脾肾之阳尚未大伤，因此较为易治；阴黄大多从阳黄转来，因于失治或误治，病情深重，预后多不良。就从阳黄而论，世医普遍认为属湿热熏蒸所致，从外证看属热多湿少，一派热毒熏蒸之象，但殊不知其底面太阴脾虚依然是病之根本，此时仅据表象用苦寒以清热利湿，不但无功，反而克伐脾阳，每每造成从阳黄转为阴黄，酿成不治。笔者治疗阳黄之证，多用麻黄附子细辛汤合茵陈五苓散，一则疏通腠理，使邪从外解，一则扶阳利水，使邪从小便而解，使之表里上下温运流通，阳和四布，病无不解。阴黄之证，病情多为深重，阴盛阳衰，脾土败溃，此时唯有扶阳健脾一法或能回生，舍此别无良法。笔者认为，黄疸病无论阳黄或阴黄，脾土不败才有生机。健运脾土，单纯芪术不足以胜任，必用桂附，且必须早用重用，不要因于有阳热见证而踟蹰，延误病机，以致不救。

在笔者几十年的临床中，这种教训是深刻的。这里笔者反复强调的所谓肝胆病所致之黄疸，湿热始终只看作是标，脾阳虚始终是本，如从肝治、从热治，可以说生机无望，难怪仲景强调"见肝之病，当先实脾"。可当今医者，只知泻脾而不是实脾，不能不令人感叹。

少阴为人身阴阳水火之根本，为生命之所系，所以说少阴病为生死之关。肾属坎水，中含命火，心属离火，内藏阴血，命火为心火之根，因此少阴以肾为主，肾阳为生命之所系。少阴病通常有两种情况，一种是寒邪直中少阴，少阴阴盛阳衰，即舒氏所说外邪协水而动，证见目瞑倦卧，声低息短，少气懒言，身重恶寒，四肢逆冷，腹痛作泄；另一种情况为伤寒郁阳化热，传入少阴，少阴阳盛阴衰，舒氏说是外邪传入，协火而动，证见心烦不眠，肌肤煤躁，神气衰减，小便短而咽中干。前者舒氏主以附子、干姜、黄芪、白术、半夏、砂仁、故纸、益智，而后则治以黄连、黄芩、白芍、阿胶、鸡子黄，以养阴清热润燥，其理昭然若揭。但就目前临床所见，少阴病以阴寒证为多，真正用黄连黄芩阿胶鸡子黄汤的阴虚有热之证，确实少之又少，这大概是缘于今人多避热就寒。不知同道是否有此共识。

厥阴为三阴之尽，阴尽则阳生。厥阴肝与心包络虽为多血之脏，但中藏相火，实阴中有阳。正因为厥阴经属阴中有阳之经，所以病至厥阴，既有寒证，又有热证，但以寒热错杂证为多。舒氏辨析厥阴病的阴证、阳证及阴阳错杂之证，眉目清晰，所立方治颇具匠心，特别是在治疗寒热杂错一证时，在大队辛温扶阳药中只加黄连一味，并只浸取轻清之汁，以除错杂之阳，体现了舒氏在疾病错综复杂和万千变化的情况下，顾护元阳一直是主导思想。

关于纯阳无阴之证，舒氏也从众说，执以寒凉。笔者却认为应从阳中求阴，经云：善补阴者必于阳中求阴，纵偶用寒凉，但绝不应舍弃补气扶阳一面，以达到阳生阴长的效应，即后世有医家提到的用阳化阴。临床中笔者对于阴虚阳热证从不舍弃参附，相反，取效较单纯的寒凉之剂更为显著。在一般人看来，这一思想似乎在很大程度上打乱了中医理论的阵脚和传统教义，实际上通过万千的临床实践证明，这并未离经叛道，恰恰是继承和发展了中医理论，是对《内经》中阴阳互根理论的论述验证。阳生阴长，阳杀阴藏，正是对用阳化阴思想的最好注脚。

有的注家批评舒氏以六经吟百病，笔者不能接受这种看法。天地之间万事万物错综复杂，变化万千，人类认识自然和适应自然以及改造自然必须运用人类自身的智慧，用哲学的观点探索和发现它的规律，要用自然辩证法，执简驭繁。《内经》就是我们的祖先在与自然和疾病作斗争中逐渐形成的辩证法则，《伤寒论》就是在这一思想的指导下所形成的最为成熟的临床巨著，不能说舒氏用归纳、分类来破解《伤寒论》主题思想不是一种智慧。舒氏说："凡病不外乎六经，以六经之法按而治之，无不立应"，其实并没有错。《伤寒论》所罗列的证候，并非只有伤寒病所独有，纵然后世的病名繁多，如糖尿病、脑梗塞、高血压、肝硬化，等等，在中医典籍中见不到，但表现出的各种不同的症状，都逃不出阴阳的总纲和《伤寒论》中六经病所表现的症状范畴。临证只有在阴阳总纲指导下，按伤寒六经形证辨证施治，才能心有定见，左右逢源，千百年来一直作为中医的涅盘，指导着中医理论与临床实践。

凡病首辨阴阳，阴阳是辨证的总纲，纲举目张。伤寒六经定法是目，辨阴证阳证各十六也是目，这应该说是舒氏的一大创见。辨阴证阳证各十六字，高度地概括了阴证和阳证不同的证候要点，使医者能在阴阳真伪虚实莫辨的情况下，不至于举手无措，虚实真伪能了然于心，在临床中确实有一定的指导意义。舒氏举例说明阴证阳证之辨，最宜玩味。

如舌苔干黑，芒刺满口，一般认为是阳热证，其实寒证、热证都有。如少阴中寒，真阳遭其埋没，不能熏蒸津液，则必具有阴证十六字：目眠踡卧，声低息短，少气懒言，身重恶寒。如因于阳明火旺，则必见有阳证十六字：张目不眠，声音响亮，口臭气粗，身轻恶热。验之于临床，按此识证，绝不致误。

关于昏睡与不眠，前面已经讨论过，这里就不再重复，按此阴阳十六字诀去辨识，自不有失。

咽喉痛者，舒氏说有火有寒，按阴阳证各十字辨识也不会有失。但笔者前面已经提及，当今临床中所见咽喉病，因于阳热者确实难得一见，因咽喉属少阴经所过之处，因于外感风寒、内犯少阴者最为多见，因少阴虚寒、虚阳上浮也不乏其例。笔者多选用麻附细辛汤、四逆加半夏桔梗汤、潜阳汤等，取得佳效。

打呃一症，舒氏认为同样分虚寒和实火。笔者认为除舒氏所述胃实闭结、阳火上冲的阳热实证，法宜急下存阴，和脾气虚寒、健运无权、气不条达之证，法宜温中散逆法外，还不应忽视因元阳衰竭、肾气发动的呃逆，多为虚损久病至此，病情危笃，有久病逢呃死之说，宜急投大剂补肾壮阳、摄肾纳气之方，如人参四逆汤、来复汤等，或可挽元气欲脱之势。舒氏之人参、白术、附子、干姜、丁香、白蔻、砂仁、半夏之类，治一般性的虚寒呃逆效果倒还不错，但对虚阳欲脱之证，不若单刀直入来得健捷，或能挽元阳之即倒。

头痛一症，舒氏认为六经皆有头痛，不得妄用川芎、藁本、白芷、细辛之类，当按六经循行部位，分经论治。如太阳头痛连后脑，当用麻桂；阳明头痛在前额，主用葛根；少阳头痛在两侧，当用柴胡；三阴头痛，大多由于阴盛阳衰，痰湿蔽塞，真阳之气不得上达，阴寒僭犯至高之处，所谓地气加天，法宜温阳散逆涤饮，使阳升而阴降，其痛自已。舒氏所举之方治，笔者验之于临床，疗效可靠。至于风热头痛，临床中确实很难见到，而偶然见之，亦多实中有虚，为上盛下虚之证，论其治法，应相其虚实，标本兼顾，方不致误。

泄泻一症，病在太阴，宜主理中，舒氏批评世医只知分利，致使元气愈伤，脾阳日败，清阳之气不升而下陷，酿成种种危候，为时纵有高见之士，欲挽危局，亦非易事。

世之泻火滋水，佐金伐木，泻南补北，益西损东，如此治法不乏其例。舒氏能一针见血，针贬时蔽，可见其良苦用心。笔者体悟颇深，泄泻一症成因很多，纵然在泄利的同时有诸般阳热证象，但病不离太阴，脾虚始终是根本，于是健脾温中一法应是重中之重。笔者每临此证，宁可误于温补，不可误于寒凉，这是数十年的经验教训，可见舒氏之见是何等的高深，令人仰止。

凡遇留饮，不可以滋其阴，以致阴愈长而阳愈消，脾气愈亏，不能传布水谷之气，所生之血皆为停蓄，上逆而吐，势所必致。故治咳嗽误兼滋阴而酿吐血者恒多，皆由不悟阴阳消长之理。舒氏对留饮如此解读，是何等的中肯，不是阅历有余者，绝不能悟出此理。此理即阴阳消长之理，观今人治留饮咳嗽，不辨是外感还是内伤，中医仿效西医按气管炎、肺炎处理，苦寒叠进，以冀抗菌消炎，致使不少患者缠绵不愈，甚至终岁不已，脾阳日损，元气渐伤，酿成固疾，吐血者恒多，岂不令人慨叹。在笔者看来，只有熟读舒氏之书，深悟阴阳消长之理，对于留饮者唯有以扶阳、健脾为主，涤饮次之，方为正道，何容置疑。

对于脾约一证，舒氏强调不可发汗，是从火热立论。火旺阴亏，当然不可妄以汗法，徒令津愈伤而热愈炽，药用在滋阴润燥中加大黄、枳实以通下，看来也合情合理。但就临床而言，脾约一证，顾名思义，绝对病关于脾，因于燥热结实者，除非正阳阳明腑热内结以外，几乎不存在。所谓脾约，即大便难下，数日一行，无不由于脾阳不运、肾气衰乏所致。目前中医治疗本证，不能不说受西医很大影响，多数认为是津枯肠燥所致，药行滋阴润燥、宽肠理气之法，并嘱其多食蜂蜜、寒凉果蔬之类，虽能取快一时，久用则阳愈虚，脾愈败，不仅大便难下，且坠胀日增。笔者曾治一例缠绵数载的便秘，初时仅只大便三五日一行，便秘难下，经西药治疗无效，改用中药治疗。中医用脾约丸、果导片、当归六黄汤之类，经治数年，更医无数，非但不效，反见加重，大便时小腹肛门坠胀异常，虚坐努责，日夜叫苦不迭。笔者接诊时，询之曾患过带状疱疹，中医给服一个多月的龙胆泻肝汤，疱疹虽已退尽，但自此大便难下，皮下经络疼痛，日轻夜重，似全身灼烤，烦躁不宁，四肢汗出如淋，倦怠乏力，口干唇裂，但不欲饮。此完全是一种元阳衰乏、阴寒内盛、虚阳浮越之证。笔者投以四逆理中加黄芪、升麻频服，经治月余，其间略事加减变化，终获痊愈。可见脾约一证，始终不离太少二阴，温补脾肾之阳为第一大法门，何容不信。

附案

曾医李解元尧宾之孙里重于表者。其证身壮热而头重痛，又兼腹痛作泄，体重恶寒，起则眩晕。医家乱用发表，兼以分利，数剂而病加剧，叫楚烦乱，日夜无宁，举室仓皇无措。予诊其脉浮虚无力，观其证里重于表，即用附子、干姜、半夏、砂仁、黄芪、白术、肉桂、故纸，一剂而头痛即止，身微汗而热俱清。次日医者请见，予语之曰，习医不得喻嘉言之传，虽浩首穷经，终归无用。此证乃少阴中寒，真阳不得上达，阴邪僭犯至高之处，故头痛如劈，重不可举，兼之腹痛作泄，体重恶寒，起则眩晕，其里证何等重也？里重于表，法当专主温里，虽有壮热，不可兼表；况不温其里，徒然乱表，非惟无益，而反害之。吾用姜附以回其阳而御其阴，犹恐道远而效不速，故用黄芪以助胸中之阳，白术以助脾中之阳，接引真阳上达，速于置邮，所以一剂而头痛即止。以前乱用表药而汗不出，以阳虚不能作汗也；今得是剂，则微汗而热解。盖温里则阳回，兼可托表也。于是前药再投，腹痛作泄诸证渐减，但觉腹中发热。李君恐附子太过，予曰：最妙。阴病难于得热，热而阳回，在里之积寒积滞从兹蒸化易易耳。又二剂而全愈。

又医郑德宜令正六经皆见之证。初起右耳根一条筋，痛引耳中，走入舌根，舌即缩，不能言，良久方已，日发数次。询其证，胸膈不开，饮食无味，太阴也；头眩身重，少气懒言，少阴也；四肢微厥，腹痛拘急，属厥阴。且耳中亦属少阴，舌缩亦属厥阴。医家不识三阴里寒，谬用舒筋活血十余剂而加剧，曰：怪证。延余至即用黄芪、白术、半夏、砂仁补中开胃，以理太阴；附子、干姜以温少阴之经；吴萸、川椒以散厥阴之寒。一剂而诸证稍减，复于后脑及前额、右鬓三处各起一块，大如蟹壳，赤热而痛。意度其初必有三阳表证，陷入于里，今得温补托出，则仍见于外。于是方中加桂枝、葛根、柴胡，再投一剂，六经诸症减去其半，又数剂而全愈矣。

鉴识：李解元尧宾之孙一案，本是表里同病，里证重于表证，舒氏又强调里重于表，法当专主温里，虽有壮热，不可兼表，这确是经验之谈。里证重于表证者，温里则阳回，阳回则可驱邪外出，即所谓扶正祛邪，舒氏着重提出这一点可以作为一种临证法规。案中提到服姜附扶阳药后，但觉腹中发热，李君恐附子太过，而舒氏说最妙，阴病难于得热，热则阳回，在里之积寒积滞从兹蒸化易易耳。舒氏这一认识，不是久经历练的临床家，是不敢这样认为的。笔者在长期的临床中体会到，对于阳虚、阴寒内盛的病人，扶阳并非易事。元阳易损而难复，要想达到腹中有热感的程度，绝非短期可以达到，有的患者用大剂姜附，甚至数月数载都难得一见腹中热，可见元阳在常人的体内始终都是不足的。舒氏这一见地对后世影响颇深，也足以引起我们的重视。

舒氏治郑德宜令正一案，为六经皆见证，前医用舒筋活血，十余剂而加剧。尽管证情复杂，舒氏按六经定法分经辨证，一经见证即用一经之药，方治井然，丝丝入扣，群医束手之病，终于迎刃而解。从本案看出，不是深谙仲景六经之理者，临证辨病何能到此境界。

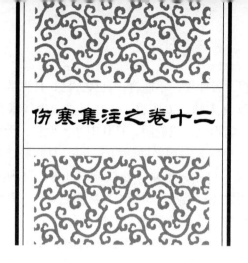

答门人问

门人聂希上问曰："熊子宝田症多疑窦，先生医可，愿闻其巅末。"予曰："见理确而奏效捷，正欲畅言其中用法之妙，以示诸子也。其人真阳素虚，偶患风疹，其痒异常。风疹者，俗名也，盖为阳虚受湿，火衰作痒，法当助阳驱湿。医家不得其传，谬用消风解热之剂，致使真阳愈虚，不能御邪，疹顿消，湿邪真入少阴，转见头眩身重，少气懒言，恶寒腰痛，舌黑胎干，刺如栎壳，目赤视而无润色。医者云：舌黑生刺，津液枯竭，必需人参以生津。予曰：渠识何经之病，主用人参，出自何书？不得其法，恐费人参而反杀之也。因语之曰：此等舌胎有二：一则为正阳阳明，阳亢热结，阴津立亡，法主大黄芒硝，急夺其阳，以救其阴，阴回则津回；再则为少阴中寒，真阳遭其埋没，不能熏腾津液，而致干燥起刺，法主附子、炮姜，急驱其阴，以回其阳，阳回则津回。凡此皆非人参之所能。"希上曰："病阳明者，法当张目不眠，声音响亮，身轻易于转侧；少阴为病，目瞑倦卧，声低息短，少气懒言，身重难于转侧，恶寒喜热，以此而论，其为少阴审矣。但又有一说，直视者，肾水垂绝之征也，是则肾水可无虑乎？"予曰："此乃阳明之谓也，阳明胃实，火亢水亏，最患直视，法当直夺其土，以救肾水；少阴中寒，阳衰阴盛，故不患水绝，最患亡阳，法当补火殖土，以回其阳。今病少阴，目直视者，津不营目也，亦肾阳衰，不能熏腾之故耳。方用姜附砂半芪术甘苓，补火殖土，以回其阳。服一剂舌润津回，胎滑刺软矣，但目睛不慧仍如故；再服一剂，明早视之，目中水色晶莹，顾盼如常矣。自云腹中发烧，恐附子太重。予喜曰：休征也，阴病难于得热，热则阳回，在里之阴寒痰滞从此蒸化易易耳。又数剂而全愈。凡三阴寒证，用桂附诸法，惟恐其阴不去而阳不回，其后腹中微有热象及小便短赤者最妙，乃阳气来复，积阴可以尽去。俗医不解，谬谓热药过燥，火从内起，恐烁真阴，改用寒凉，则阴复进而阳更退，前功尽废，可慨也。"

　　族门人帝锡门曰："顷看一证，脉浮而大，且弦而数，身大热而多汗，口苦咽干，燥渴饮冷，小便短赤，恶热，腹满不大便，头昏欲睡，少气而又息高，恐犯少阴脱证，不可为矣。"予曰："少阴病，法当脉沉迟，恶寒。今恶热，脉数，知非少阴，其浮属太阳，大属阳明，弦属少阳。身大热而汗多者，热越也，法宜白虎；口苦咽干者，少阳腑证也，宜加黄芩；小便短赤者，太阳腑证也，宜合五苓去肉桂加滑石；燥渴饮冷，便闭腹满者，阳明胃实也；头昏欲睡者，热盛神昏也；少气者，热伤气也；息高者，燥结阻壅，胃中浊气上干而喘，非肾气发动也，宜合调胃承气汤。因其气弱，加人参。"帝锡依法，一剂而大便通，病减其半；于是方中除去大黄、芒硝，再投一剂，诸证尽退；但见身倦少气，心烦不寐，不思饮食，于是改用人参、黄芪大补其气，麦冬、栝楼霜解热除烦，砂仁、陈皮以开其胃，数剂而全愈。帝锡复问："阳明息高，何以不死？"予曰："各经气促，无干先天肾气，是以不死。惟少阴肾气发动，上进胸中，有升无降，盖为本实先拔，真死证也。"厚溪有图九官者，壮盛健汉，因落井，身被冰水寒浸少阴，腹中急痛，

273

四肢厥冷，头重腰痛，舌胎干而口渴。以为火盛，误用芩连等药，四剂而加剧，且更息高。其兄来馆问治，予曰："喘促无宁，脱证已见，不可及矣。"张子恢先瞿然曰："当初我亦气促，尚且不妨，彼何为不治？"予曰："尔为中气不足，病在太阴，无干肾气，气促何妨？彼病少阴，误服芩连，孤阳立剧，所谓本实先拔，尚可为哉？"夜果死矣。帝锡爽然曰："可见治病总要分经。即如舌胎一证，在阳明当救津液，在少阴当救肾阳。昏睡一证，在阳明为热盛神昏，法当解热；在少阴为阴霾盛而阳不开，法当驱阴。息高为少阴经之脱证，其在他经无干肾气，故亦不死。正阳阳明直视者，肾水垂绝之征也，法主驱阳救阴；少阴中寒直视者，不患水亏而患阳虚，不能熏腾津液，法主破阴回阳。凡此妙义，皆千古不传之秘，吾师昭然挈出，较若列眉，诸识之，俾后学奉为指南云。"

鉴识：舒氏答门人谈到风疹一病，特别提到阳虚受湿，火衰作痒，法当助阳驱湿，并批评世俗谬用消风清热之剂，致使真阳愈虚，不能祛邪，疹顿消，湿邪直入少阴。这一卓识对于世俗者应该是震聋发聩，古今多少医者迷于一风字，因风为阳邪，治以消风清热，虽久治不效，也不醒悟，认为治疗皮肤痒疹，消风清热为大法，不会有错。舒氏在这一认识上是了不起的，从不迷于世俗。笔者在临床中也确实体会到，何止风疹，诸多的皮肤疼痒之症，无不由于脾肾阳虚，寒湿羁留，火衰作痒。如行消风清热一法，不仅使之缠绵不愈，而且使人脾肾之阳日衰，诸证蜂起，酿成败证。临床中我们不是没有见到过，如今之肾病、肝病、糖尿病、高血压、等等，确实有不少因于皮肤病久经误治而造成，而当今很少有人去反思这一认识的巨大失误，这应该是医界的悲哀。笔者认为诸多的皮肤痛痒之疾，绝大部分是脾肾阳虚挟湿之证，只有扶阳、健脾、化湿运用到整个病程的始终，才是捷径，这是正当道理。纵然也有一些年事已久的皮肤固疾，但如执此一法，留住了元气，留住了人，不至于酿成败证而殃及生命。

舌黑生刺一症，病情多较为危重。笔者认为阴阳寒热的识别关键点是舌质，黑苔下面的舌质如果是白嫩，不论其枯润，绝对是虚寒证；如果黑苔下面的舌质是老糙色赤，定是阳明热结无疑。真正临证中见到的危重病人当出现黑苔生刺之舌，绝大多数都是阴盛阳衰、地气加天之证，因于阳明腑热结实者，当今确实很少见到。这种情况或许是因于热病患者都首先找西医治疗，认为对于发热西医退热来得快捷，很少有人会首先光顾中医，只有当西医感到无奈，才放手转到中医，斯时人体的元阳正气已被抗生素等折腾得差不多了，哪里还存在什么阳明热结等着你去攻下呢？笔者看来，张仲景如果生在当今这个时代，恐怕他的《伤寒论》就没有阳明篇了。

谈到直视一症，是病已垂危之象，多难救治。医者普遍认为是肾水垂绝之征，在当今有人谓之脱水，从未见有脱阳之说。舒氏却独具慧眼，认为成因有两端，既有阳明胃实、火旺阴亏，也有少阴中寒、阴盛阳衰。但笔者认为直视一症为先脱其阳，后竭其阴，如医者能在未见直视之前大投以扶阳健脾，保住元真之气，则绝无此阴阳离决之虞。

舒氏通过问答形式，甚为精辟地阐发了仲景六经形证的机理，在处理繁杂疑难病证时，他能按辨阴证和阳证十六字及六经定法，抽丝剥茧，曲尽玄机，按而施治，无不效如影随。谈到息高一证，他谆谆告诫说：最要把握的关键是"各经气促，无干先天肾气，是以不死，惟少阴肾气发动，有升无降，盖为本实先拔，为真死证。"这确如舒氏自己所说"凡此妙义，皆为千古不传之秘"。这种至理之论只能出自一个真正的临床家。

痢门挈纲

痢之为病，其纲凡四：曰陷邪，曰秋燥，曰时毒，曰滑脱，四者，痢门之大纲也。所谓陷邪者，六经之邪陷入而为痢，治法仍从六经之例。然而陷邪亦由脾虚，药中当以黄芪、白术、半夏、砂仁，理脾开胃为主，再看兼见何经之证，即加何经之药于其间，合而治之。若兼见太阳风伤卫，主桂枝；寒伤营，主麻黄；兼见太阳腑证，仍兼五苓。阳明表证兼见，加葛根；阳明腑证兼见，察其浅深而斟酌于白虎、承气诸法之中。兼见少阳，表用柴胡，里用黄芩。太阴虚寒之证，附子理中。少阴协水而动者温经回阳，协火而动者滋津解热。厥阴纯阳无阴之证，破阳行阴；纯阴无阳之证，温经止泄；阴阳杂错之证，寒热互用，阴阳并驱。又有鹜溏一症，常见陷邪之中。鹜者，鸭也，其症粪内带清水，言其状如鸭粪，故名鹜溏。法属太阴脏寒，主用黄芪、白术、附子、肉桂、芡实、干姜等药，温经散邪，以止其泄。秋燥者，秋分之后，燥金主气之时，凉风渐起，暑气退而湿气收，天气清而地气燥。于斯时也，人皆精神爽慧，起居咸康。然而天道靡常，时有不正之气混入清肃之令，转见暴热流行，谓之秋燥。人感之而为燥病，其燥上侵入膈则干咳失音，咽痛心烦，肤无润泽，法宜玉竹、萎仁、天冬、桔梗、鸡子白；其燥下侵于腹，则腹痛下利，里急后重，皮毛焦槁，索泽无汗，心烦咽干，法宜生地、阿胶、桔梗、萎仁、鸡子黄。燥与火不同，火为实证，热盛阳亢，身热多汗，法宜苦寒夺其实而泻其热；燥为虚证，阴亏失润，肌肤燥燥，法宜甘寒，养其阴而润其燥。然又有与陷邪之脾虚者不同，脾虚为寒湿，宜温补；秋燥为阴虚，宜清润，至于黄芪、白术、半夏、砂仁等药不可用也。一岁之中，六气分司各主六十日，谓之主气。一之气自大寒至惊蛰，厥阴风木主之；二之气自春分至立夏，少阴君火主之；三之气自小满至小暑，少阳相火主之；四之气自大暑至白露，太阴湿土主之；五之气自秋分至立冬，阳明燥金主之；六之气自小雪至大寒，太阳寒水主之。时毒者，天行疠疫，时气流行，人触之而为痢，外见心烦恶热，口臭气粗，渴欲饮冷，腹满搅痛，鼻如烟煤，肛门似烙，乃热毒内攻脏腑，有立坏之势。急宜三黄陡进，以救内焚，加桔梗开提肺气，宣其壅而举其陷，腹痛自止，热毒除而疠疫消，下痢亦自愈。此证腹痛，乃肺气为火热所逼，陷入腹中，壅满过甚而为搅痛。其与虚寒腹痛不同，虚寒者，腹不满，喜于摩按，法宜温补，重用芪、术、附、桂、砂、半、椒、姜等药；火热内壅者，其腹满，不喜热手摩按，芪术温补等药毫不敢犯，即如陈皮、木香、川朴等药，皆不可用，惟有桔梗开提一法，投之立应，芪术等药立杀之矣。庸医无传，不知芪术之所用，又不知芪术之所禁，操戈任杀，造孽无涯。世人哪知其庸？任其庸而受其杀，可悲也已。余盖有志昌明斯道，以救斯世，不惜金针，以广其传，俾天下后世知其庸，不受其杀，是所望也。其如世人不特不能听受吾言，而且毁谤妄加，吾末如之何也已矣。

滑脱者，由病后久虚，脾胃土败，肾阳衰乏，中气下陷，而为滑脱；法宜大补元气，扶阳固肾，理脾健胃，更有涩以固脱；方用人参、鹿茸、附子、肉桂、炮姜、半夏、砂仁、川椒、芡实、山药、故纸、益智、莲子肉，大剂多服，俾令阳回阴消，脾胃强健，肾气收固，元气大复，滑脱自止。

痢门诸书，不知分门用法，所立方论皆不中肯，概不足录。即如《法律》中之"痢疾论"，可谓详哉其言之矣，然于治痢之道，亦无能曲尽无遗。诏于是不敢以学浅识陋而苟安于相沿之黮汶，乃将数十年寤寐诚求心得《痢门肯要》昭然挈出，分为四纲，粗陈鄙意于其下，展卷览之，井然不混，或亦可为后学升阶之一助也。

附录痢证治验

予妹丈熊子麟征，秋日患痢，证见身重欲寐，少气懒言，胃中素有寒饮，喜食辛温，此太阴少阴二经陷邪也。医者不谙，误投大黄，损伤脾胃，克伐真阳，腹痛愈甚，呕逆转加，人事恍惚，神气将离。予用姜附六君加砂仁、草果、丁香，一服呕渐止，腹痛稍减，略可糜粥，自云酢胀异常。予曰：酢胀者，大肠气滞也，薤白能利之。加薤白二剂，酢胀即除。又云：膨胀无状，槟榔、厚朴可用乎？予曰：不可，今为肾气涣散，膀胱气化不行，腹中之气不能升降，壅而为满，若误用行气破气，则真气愈伤，壅满愈甚，法宜收固肾气，则气化行而胀自除。于是方中去薤白，加益智、故纸数剂而膨胀俱消，痢亦渐轻，再加山药、芡实，又数剂而全愈。

予内侄李君三秀，患痢腹中结痛，恶寒嗜卧，见食则吐，痢纯白而疾甚危。群医聚议曰：痢如鱼脑者死。又曰：此为厥阴热邪，恐加喉痹。乃投黄芩芍药汤，一剂而痢加剧，医皆术穷。予至即请教诸医：何所见而为厥阴热邪？既知厥阴热邪，曷为不用白头翁汤？与黄芩、芍药有何干涉？厥阴篇有云：便脓血者，其喉不痹，先生恐加喉痹，何所本也？其痢如鱼脑，不过虚寒，何为死也？诸医不能答。因谓三秀曰：君素知医，曷为不自主张？岂当局者迷耶？况汝本气虚寒，主参附，今当大病，岂可去其主药而用大不合吾本气者乎？必死之道也。吾观此证，太少二阴之陷邪也，当用姜、附、参、芪、苓、术、砂、半、吴萸、丁香，一剂而效，数剂全愈。

族有患痢者，身体燠躁，声音重浊，腹痛心烦，口涩无味，痢证日增，酢胀愈甚。予曰：此秋燥证也。用怀地、阿胶各四两，桔梗、甘草各一两，浓煎，不时与服，一日一夜服完是剂，人事苏醒，各证略减，忽想鲜鱼下饭，即与之，食讫得汗，其病如失。或问：此证腹痛有寒乎？予曰：否，肺气为燥气壅遏，陷入腹中，搏结作痛，故但清其燥，无所往而不得之矣。

邻人万德中，病后久虚，滑脱下利。予用补中温肾，健脾兜涩，数剂无效，胃口不开，不思饮食。因令以白饭鲜鱼置其前，令闻其臭，必思食。果如吾言，胃口顿开，调理数剂而愈。常因此而推之，凡病后不思饮食者，以此鲜肴美馔嗅之，亦可为引开胃口之外助法也。

天庆班小生名旺礼者，患痢甚危，七日不食，几频于死。有朋任五官者悯之，舟送来塾求吾药。其证上身发热，下身作冷，此阳热在上、阴寒在下也。心中烦热，乃阳明里证，法用石膏；口苦咽干，乃少阴腑证，法用黄芩；食不下属太阴，宜用黄芪、白术、半夏、砂仁；身重多汗者，少阴亡阳也，法宜熟附子、炮姜、故纸；厥逆腹痛者，厥阴里寒也，法主生附子、吴茱萸。因其阴阳杂错，即寒热互用，一剂而病略减；再投一剂，其心中烦热、口苦咽干、上热下寒并厥逆诸症俱已；于是方中减去石膏、黄芩、生附子，加甘草、茯苓，数剂而全愈矣。

曾于滁槎医一痢证，寒热往来，口苦不欲食，痢出红白，兼绿冻，又带清水。有知医者从旁问曰：此禁口痢也，主用黄连乎？予曰：凡不能食者皆为禁口，然有寒热虚实、阴阳表里不同。观其外证，少阳之经证也。绿冻者，少阳之本色也，少阳属木，主东方青色，清水为鹜溏，太阴之脏寒也。少阳经证主表，太阴脏寒主里，其阴阳表里，懵然不辨，妄投黄连，必杀之矣。问者闻而愕然，复问曰：当用何法？予曰：法主小柴胡，去黄芩加白术、茯苓、附子、肉桂。一剂而效，三四剂而全愈矣。

陈春元一焯其侄患痢，红白相兼，身发热而食不下。医家谬谓受暑，误用香茹黄连，一剂而病加剧，痢转纯红，不能起床。陈春元来寓延予视之，其证恶寒发热，头项强痛，时有微汗者，太阳风伤卫也；前额眼眶连两侧痛者，阳明兼少阳之表证也；胸膈不开，饮食不下，属太阴；而又有少阴之目瞑身重，少气懒言；且见厥阴之腹拘急，逆上胸膈。此证陷邪，六经者具矣。吾用桂枝、葛根、柴胡以解三阳之表，黄芪、白术、半夏、砂仁为太阴理脾开胃，附子、炮姜走少阴温经散邪，吴萸、川椒入厥阴驱寒降逆。一剂头痛止而热俱清，痢转白而无红，其三阴之证仍未减。乃于方中除去三阳表药，再服一剂，饮食渐进，腹痛略止，痢亦稍轻。于是前药再服二剂而全愈矣。

鉴识：舒氏治疗痢证不从众说，独立法门，以纲带目，条理井然，医者如能深悟其理，则治痢之法尽矣。他把痢证分为四纲——陷邪、秋燥、时毒、滑脱，所谓陷邪是六经之邪陷入而为痫，并认为陷邪不离脾虚，这种认识是极为高明的。在这一点上，笔者认为痫证不独陷邪的前提是脾虚，其余三种亦内关太阴。如果其肺气得以宣畅，三焦升降有序，何有气机壅滞之患；如脾阳健运，岂有土壅木郁之事，痫证何由而作？既然是六经陷邪，当然可按六经形证提出六经之邪从何路而来，再使从何路而去，但必须首先调理太阴，攘外必先安内。此理此法，笔者屡验之于临床，效果可靠，可见其言不虚。

鹜溏一证，舒氏直言证属太阴脏寒，主用芪、术、附、桂、芡实、干姜等药，以温经散寒止泄。笔者认同此理，舍此恐别无他法。

秋燥有时令病之意，因秋行燥令。舒氏认为燥上侵于膈，则干咳失声，咽痛心烦，肤无润泽，治宜玉竹、蒌仁、天冬、桔梗、鸡子白，养阴以润上燥；如燥下侵于腹，则腹痛下痢，里急后重，皮毛焦槁，索泽无汗，心烦咽干，法宜生地、阿胶、桔梗、蒌仁、鸡子黄。并指出燥与火不同，火为实证，热盛阳亢，身热多汗，治宜苦寒以夺其实而泄其热；燥为虚证，阴亏失润，肌肤煤燥，治宜甘寒，养其阴而润其燥。后世尚有人提出燥证之中还有阴燥和阳燥之分，阴燥是因为元阳不足，阳气不能化气布津，以致口干舌燥、皮生甲错、大便干结等；阳燥多为阴虚有热，阴液不足，不能充肌泽肤，润泽九窍。诸如以上说法，不能说不合理路。舒氏把燥与火区别开来，认为火为实证，宜清宜泄；燥为虚证，宜滋宜润。基于此，则不宜于芪、术、砂仁之类以温补，这应该说是近乎常理的。痫证通常以秋季为多，因秋行燥令，所以以燥痫名之，也不可谓之不经。

舒氏谈到上燥证为燥侵于膈上，则干咳失声、咽痛心烦、肤无润泽，主张用玉竹、天冬、鸡子黄等以生津润燥，这样的对症治疗在临床中并非理所当然取效。尽管秋燥犯肺，干咳失声，咽痛心烦，肤无润泽，燥象悉俱，见症治症，投以甘寒润燥之品，虽偶见效验，但旋即又作，甚至转增胸闷脘痞、纳呆之症，笔者在临床中体会到真是无一例所谓燥咳之证能用甘寒清润法治愈的。笔者认为上焦燥象还是因于脾肾阳虚，清阳之气不能上达所致，如复加外感风寒之咳，尽管干咳无痰，口咽干燥，笔者每用小青龙汤加白术、附子以助阳升清，不出三剂则见咳爽津升，燥象顿失，再投三剂，咳止而愈，屡试不爽。曾有贯执清金润燥一法者见之，无不呀叹不已，感叹医道之难。

再就下燥而言，舒氏认为燥下侵于腹则腹痛下利，里急后重，皮毛焦枯，索泽无汗，心烦咽干，认为当用生地、阿胶、桔梗、蒌仁、鸡子黄之类，以甘寒润燥。燥者润之，看似近理，但笔者证之于临床，痢证尽管具有上述一派燥热之象，投以生地、阿胶、鸡子黄之类，绝对取不到效果，且有助胀增满之虞，因阴凝胶滞之品不仅有损脾阳，必碍下焦气化，致使三焦气机更加壅滞。痢证最关键点就在于三焦气化，三焦的气化有赖于肾阳的温煦，脾土的健运，肺气的宣肃。斯时医者不从补火殖土为主，兼以条畅气机，妄从见燥治燥、行燥以润之之法，舍本逐末，恐不是正本澄源之道。在笔者看来，燥痢只是舒氏作为一种相对于寒湿痢证的一种对应虚拟，笔者在临床中体会到，燥痢是根本不存在的，犯痢时所见诸般燥象，只不过是脾肾阳虚、气机不畅、气不布津的一种体现。

关于时毒，舒氏认为是天有非时之气，致使疫疠流行，此时之痢相互染易，即今所谓流行性痢疾。从舒氏所述症状来看，如心烦恶热，口臭气粗，渴欲饮冷，腹满搅痛，鼻如烟煤，肛门似烙等，是一派阳邪炽盛之象。他主张三黄陡进，以救内焚，看似其理不谬。但笔者认为，痢证虽外见一派阳热炽盛之象，但腹中搅痛仍不离三阴，为阴寒内盛。大凡传染流行之病，即所谓天行疫疠之气，人感之而为病。但经临床观察可以得出一个结论，易染上的人无不是体气虚弱的人，所以《内经》中说"邪之所凑，其气必虚"，我们的祖先很早就发现了这一机理。在流行性红眼病期间，西医免不了用抗生素，中医也被西医"牵着鼻子走"，一派苦寒以清肝泻火，其结果是目赤肿痛虽然减轻，但元气大伤，脾阳受伐，致使头晕，倦怠乏力，食纳顿减，目视昏朦，日久不愈在所难免。笔者曾在红眼病流行期间，本着此病本虚标实的机理，投以麻黄附子细辛汤合吴茱萸汤加少量黄芩、大黄，多则三剂，少则一剂即见大效。时人普遍认为时疫之邪即是毒，毒即是热。如此等同起来，当然认为清热解毒是其正道。其实我们都记得古人的名训："不得虚，邪不能独伤人"。时行疫痢亦是如此，只有在人的本气先衰、太阴内伤的前提下，才能染易。尽管诸般热象毕现，但脾阳虚衰仍是主因，只能用本虚标实、寒热杂错才能阐明其中机理，才符合临床实际。笔者最反对的是一味地寒凉克伐，培元固本绝不应忽视，应贯穿在整个治疗过程中，痢之初期可用麻黄附子细辛汤或葛根汤合阳旦汤，在扶正的前提下，让病从哪里来再从哪里去；中期可采用乌梅汤，以解寒热杂错之邪；如病到晚期，邪气留连，致使元阳大伤，脾虚土败，唯有理中四逆可冀力挽。笔者数十年的临床体悟和教训是深刻的，如舍弃培元固本、醒脾崇土之法而舍本逐末，是没有出路的。

滑脱一证，舒氏直言为病后久虚，脾胃土败，肾阳衰乏，中气下陷；所主之法应大补元气，扶阳固肾，理脾健胃，更加有涩以固脱，并强调大剂多服；其所处方药，人参、鹿茸、附子、肉桂、炮姜、半夏、砂仁、川椒、芡实、山药、故纸、益智、莲子肉，可谓布阵严谨，切非庸工所能效法。

总之，舒氏治痢昭然不落俗套，正如他所说"不苟安于相延之黯汶"，所以他才有如此卓识。

舒氏治熊麟征陷邪一案，从其所现之症，如身重欲寐，少气懒言，胃中夙有寒饮，喜食辛温，显然是邪陷太少二阴；而医者误投大黄，以寒治寒，徒伤脾胃，克伐真阳，使病情加重，神气将离；舒氏主用姜附六君，补火殖土，用砂仁、草果、丁香等芳香醒脾化浊，正是药中肯綮。至于服本方后诸症虽减，但酢胀异常，舒氏认为是大肠气滞，主用薤白以利气，笔者认为用薤白不若用肉桂，似更切合病机。因薤白虽能利气宽膈，但对于久虚邪陷总觉有些执拗，肉桂既能温暖下元，又能化气，对于诸般因虚致胀之证，堪为上品；从来对于虚证胀满之症，当慎用行气破气之药，所以舒氏说槟榔、厚朴不可用，当用固肾气之法，其胀自除。当他用薤白，酢胀解除后，即转手用故纸、益智、山药、芡实等涩因涩用，这又体现他方随证转、灵机活法的高深技巧。

李君三秀下痢一案，明是太少二阴之陷邪。从其下痢纯白如鱼脑，并兼见腹中结痛、恶寒踡卧、见食则吐等一派阳虚气陷之象，世医都谓之为厥阴热邪，并投之黄芩芍药汤，一剂而痢证加剧。舒氏独具慧眼，力排众议，见理确而奏效捷，诸医叹服。笔者认为，如果在姜、附、参、芪、苓、术、砂仁、吴萸、丁香之剂内加入一味肉桂，以温阳化气，似觉更妙。

舒氏治族有患痢者，仅从其身体煤燥，声音重浊，腹痛心烦，口涩无味，酢胀愈甚，判其为秋燥痢证，用重剂养阴而获愈，笔者却存疑不解。凭上述诸症认定燥热阴虚致痢似不完备，必具有潮热、口舌干燥、渴欲饮冷、脉细数等症，更何况尚兼有腹痛、口涩无味、酢胀愈甚，显然是太阴虚寒、脾土失运所致。因于此，不用温阳健脾，反用生地、阿胶阴凝胶滞之品，以治如此腹痛、酢胀异常之痢证，或因于笔者学力尚浅，实不敢以此一试。

病例万德中患滑脱痢，舒氏用补中温肾加以兜涩，效果不显，胃口不开，后配用白饭鲜鱼诱其食欲以开胃口而获佳效，这种药膳兼治对于久病体弱而胃口不开之人，堪称妙法。此舒氏之良苦用心，学验所得，不应偏废。

天庆班小生旺礼一案，见证阴阳错杂，六经之证悉俱。舒氏明察秋毫，心细如发，按六经形证分经用药，见一经之证即用一经之法，丝丝入扣。如此危候，在舒氏手中随拨随应，真极尽上工之能事，怎不令人叹服。

滁槎一痢证，应属少阳太阴同病，既有寒热往来、口苦不欲食之少阳证，又有痢下红白兼绿冻又带清水之太阴虚寒证，世医普遍操黄连以治噤口痢，舒氏不为所惑，仍从伤寒六经之法分经辨证。本病少阳、太阴证并见，即用两经之法，小柴胡汤去黄芩，以解少阳，合白术、茯苓、附子、肉桂以温理太阴，方中肯綮，所以药到病除。但黄连治噤口痢一说值得置疑，尽管治有效验，而其理不解，不足为法。

陈春元一焯其侄患赤白痢一案，六经症状都有，可以认为是六经陷邪。舒氏不用治痢套方时法，仍从六经分经辨证，六经之证悉具，即用六经之药，治无不效，值得效法。

从以上数则治痢病案可以看出，舒氏治痢不从众说，独树一帜，把痢证分为四纲，按六经形证辨证施治，井然不混，真乃曲尽治痢之玄妙。正如他自己所说："诏于是不敢以学浅识陋而苟安于相延之黯汶，乃将数年窜窜诚求心得《痢门肯要》昭然挈出。"笔者治痢尽从舒氏之法，数十年自认活人有术，可见只有舒氏深谙仲景要旨，胆识过人，极尽造化之妙，堪可垂范后世。

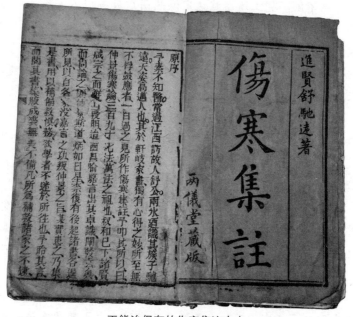

王能治保存的伤寒集注古本

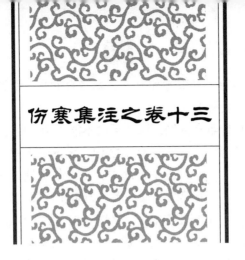

伤寒集注之卷十三

女科要诀

论调经

　　大凡经水不调，必皆因病而致，无病之妇盖未有不调者也。经云：女子七岁而龀，二七而天癸至，月事以时下，交媾而成孕，七七而天癸绝，地道不通而无子，乃天然不易，自然而然，安得有所谓经水不调者哉？盖为病所阻，营卫经输不能自裕，运行升降皆失其常，以致月事愆期，或前或后，不以时下。尚或不能分经辨证，按法治病，徒用调经诸方，不但经不能调，其病不除而不死者几希矣。从求其所以致病之由，或为六经外邪；或为七情内伤；或为饮食伤脾；或为痰饮阻膈；或本气多火，迫血妄行而经无常；或素禀虚寒，阳气不运而血凝滞；或经水短涩，由于阴精枯涸；或崩中带下，皆因脾胃气虚。凡此务宜审其病属何经，察其本气，辨其阴阳，确有所据，而后按法以治其病，而营卫经输各自流通运行，升降悉如其常，则经自调矣。所谓治其病，即所以调其经，上乘法也。

从来女科皆重在调经，谓经不调不能受孕，故专以调经为主。自予观之，殊属不然，常见有子之妇，无论经水调与不调，皆能受孕；其无子者，并非五不女之类，虽月信如期，身终无产。此盖天地造化之妙，有莫之为而为者，不可得而知也。其调经之说，竟可以不必，而治病之道，必不可不讲，若病不除，匪但不孕，命且去矣。故余以治病为上真要诀也，推之安胎催生，亦皆当以病为主。其法屡试屡验，其理可信可凭，女科诸书，概不足录。予非敢谬执臆说，翻剥前贤，窃恐贻误后世，实出于不得已也。同志君子，当必有以谅之。

六淫外邪，乃风寒暑湿燥火六气也。六气为病，各不相同，然不外乎六经，以六经之法按而治之，而更察其本气，辨其虚实，则皆得之矣。

七情为病，不必穿凿于所因，统而言之，皆为抑郁愤懑之气阻遏胸中，以致饮食渐减，则生化之源渐窒，因而经水渐自不调。法主宣畅胸膈，条达脾胃，收摄肾气；方宜黄芪、白术、茯苓、远志、砂仁、白蔻、半夏、桔梗、故纸、菟丝，更当相其本气而为加减。

客问：忧郁成病，逍遥散可用乎？曰，不可，名虽善，而药不通。凡忧愁愤懑，则胸中郁结，其气消沮主乎静，静而生阴，则为病；能受人劝，则情怀舒畅，其气发扬，主乎动，动则生阳，故病愈。盖为忧郁，一般阴气痞塞胸中，饮食不下，愤懑增剧，斯时不为宣畅胸膈，条达脾胃，而反用柴胡、薄荷，重耗其阳，更加当归、白芍愈滋其阴，而不死者亦罕矣。饮食伤脾者，宜用砂仁、神曲、人参、白术等药；痰饮阻膈者，宜用六君加炮姜、草果等药，更加参芪补其气以统摄之；素禀虚寒者，宜用术、附、姜、桂、参、芪等物；血虚肝燥，阴精枯涸者，宜用阿、地、归、芍等药；脾虚气弱，不能统摄而为血崩者，宜用人参、黄芪、白术、山药、芡实、故纸、鹿茸之类。

凡血妄行者，或上溢而为吐衄，或下行而为崩漏，均为脾虚不能统摄所致，法宜大补中气，一定之理也。且有妄行于后阴者，曾答门人马贯一，云：一妇人奇证，每当期，腹中痛连少腹，引入阴中，其经血不行于前阴，反从后阴而行，三日则腹痛诸证俱已，次月当期亦复如是。此为何证，当用何法？予曰：此太阴脾气虚弱，不能统摄，少阴真阳素亏，阴寒内结而为腹痛；侵入厥阴，则痛连少腹，引入阴中。其证总为三阴寒极，阻截前阴，经血不能归于冲任而直趋大肠，宜用参、芪、苓、术大补中气，附、桂、姜、砂以驱少阴之寒，吴萸、川椒以散厥阴寒结，更加山药、芡实兜涩大肠，香附、万年霜引导前阴，一定之理也。贯一即以此法为之，调理数月，则经调而受孕矣。

女科书虽有调经先去病之说，然不能分辨六经，按法治病。如所载赤白带下，白淫白浊，癥瘕积聚，疝瘕肠覃，石瘕诸证，但执一方而无可凭之理，诚恐贻误后人。而是书所以作，要诀之所以名，极知僭越无似，实出于不得已也，否则曷敢更置一喙哉？

鉴识：古人云：宁诊十男子，不诊一女人。女科难治，难在经带胎产。历代女科诸书见仁见智，各执其说，理无定论，方治杂呈。学者茫然如五里云中，临证施治，头痛医头，脚痛医脚，胡乱瞎撞。一见崩中漏下，谓之热邪迫血妄行，治以清热凉血止血；经水不调，不辨寒热虚实，仅凭手头上几个套方，如四物、归脾；不孕不育，不察病因就用五子衍宗，还有什么促排卵汤，信手拈来，等等招数，支吾应酬，其应者寥寥。再说当今医院均设有女子专科，无处不有女子医院，各种名目广告眩人耳目，能有几个女子疾病轮到中医来治。以女子宫血不止为例，又有哪个女科医生不先行止血消炎，继则清宫，甚至手术摘除子宫。看似简单快捷，其实所导致的后果先是元气损伤，渐致脾肾俱损，代谢紊乱，所见衰败之证不一而足。在这里笔者本不当议论，医道如斯，反遭讥讽，何苦，只能自责，中医人不愿学，学者能精于斯道又有几人。

就笔者日常临床就诊的女科患者，如经带下漏诸疾，询问病史，几乎没有一位不曾经西医妇科诊治过，抗菌消炎，血多者止血，经闭者破血，手术、刮宫，极尽术数，无效时才轮到中医份上。当中医接诊时，患者还心存疑虑，并反复告诫中医，西医检查是炎症、肌瘤、囊肿、内分泌失调等等，生怕中医走歪了门道。是的，患者良莠不分，当今的中医也大多数跌入西医的窠臼，动辄养阴，动辄清热解毒，逍遥四物等胡乱瞎撞，百难一效，致使元阳日损，脾肾渐衰。世有几人能警醒如斯？病患者对中医失去信心，而中医自嗟医道之难。

当今社会女性生活条件改善，一味追求时尚，追求审美，不论冬夏都着装单薄，惯食寒凉，控食减肥，滥服清热消炎药，久而久之，致使中土败伤，肾阳日渐衰乏，妇科诸证丛生，不是崩中带下，就是经闭不行，情绪郁结，怨天尤人，肌瘤、囊肿、乳癖、不孕、流产诸证，不一而足。患者只知找西医妇科，医者不问青红皂白，不是抗菌消炎，就是刀针齐下，受治者又有几人能够真正康复。有人认为这种说法有点过分，我倒觉得自从西方医学的介入，中医渐渐地背离自身轨道而被西医取代，中医妇科这块天地是云山雾罩，让人走进了不少的误区。妇科本来是中医的强项，今天反而成了人们不屑一顾的空档，很少有人问津。

舒氏毕竟睿智过人，对于妇科同样独具慧眼，力排众议，他批评历代医家，诊治月经不调、不能受孕，专着眼于调经。他认为，妇人经水不调皆因病而致，无病之妇经水未有不调，这一观点的提出破解了妇科病许多难题。女科之病，必求其所以致病之由，察其本气，辨其阴阳，审其病属何经，按法施治，无有不应。经水不调，以及经闭不行，崩中漏下，所致病之由，舒氏指出不外乎六淫外邪、七情内伤、饮食劳倦，或本气多火，或素禀虚寒，等等。这没有错，不过笔者在目前临床中体会，不少月水不调的女性，不管是以上何种成因，病理转归最终还是证结三阴较为普遍。病之初期，阴虚血热或者有之，随着病情日久，元阳日损，脾土渐衰，真正的阴虚血热证就很少见了。此时只有扶阳健脾才能救治诸多顽疾，如子宫肌瘤、囊肿、子宫糜烂和肿瘤之类等，坚持服用，未有不应者。数十年的临床，成败得失之教训，足以坚信此理之不非。

舒氏谈到妇人七情所伤，忧郁成病，批评世医主用逍遥散，他认为逍遥散"名虽善而药不通"，认为凡忧愁愤懑则胸中郁结，其气消沮主乎静，静而生阴则为病，能受人劝则情怀舒畅，其气发扬，主乎动，动则生阳，故病愈。特别是他认为"盖为忧郁，一股阴气痞塞胸中"，一语破解了忧郁证的病机。医书万种，论忧郁证者，只知围绕七情郁结，肝脾失调，治法离不开疏肝理气。既然明白了因忧郁所致的经水失调是一派纯阴用事，又焉能投之以柴胡、薄荷、归、芍等阴寒之品以伤其阳。舒氏主张宣畅胸膈，条达脾胃，收摄肾气，自然切中病机。笔者崇此法，泛用于妇科临床，疗效确切可靠。舒氏的调经先治病并运用六经辨证之法，特别对于忧郁证，确实开启了一大法门。唯高明者识之。

论闭经

经闭不通者，亦必各有所因，未有无因而成闭经者也。从前女科诸书，不能视病用药，所载方论概不足录。今酌定治病手眼，总在临证之际详悉审问，察其本气，分别六经，辨其寒热虚实，得其所因，确有所据，按法为治，其应而响。若其人阴虚火旺，经血短少，渐致干枯而经不行者，宜用归、地、阿胶滋阴养血，丹皮以泻血热，降香以行血中之气，香附片以通其经，而经自行。若其人阳虚阴盛，冷积胞门而血不归经者，法主附、桂、姜、砂以逐冷积，参、芪、苓、术大补阳气，使阴退阳回而经血自行。

曾医龚云从之妇，经信两月未行，医用胶艾四物加红花二十余剂，其饮食渐减，舌胎渐干且黑，谬谓有火，再加炒芩又二十余剂，则舌胎更加芒刺满口，腹胀作泄，人事困倦，身重恶寒。云从来寓求治，吾曰：饮食减少，腹痛作泄，属太阴；人事困倦，身重恶寒，属少阴；胎刺干黑者，阳虚不能熏蒸之所致也。方用芪、术、姜、附、砂、半、桂、苓、故纸等药，六剂而身发大热，吾知其泄，且夕间必自止，又三剂泄止矣，身热渐减而腹中又作大热，云从恐附子太过，予曰：里阳来复，佳兆也，积阴可化，经当自通。又十余剂而人事康复，饮食加健，腹膨俱消，舌胎尽退，经信行通如故。

又有为精积一证，乃因经信当行，血海未尽而强交媾，精与污浊互结而积于胞胎之中，以致阻塞，经闭不通。状类有孕而证不同，有孕之妇饮食喜恶不常，且腹中胎息汩汩微动；精积之证闷乱不安，饮食不下，腹无胎息可验，医当秘问其夫果有此事与否，以凭用药，庶不致误。法主攻坚破积，一方糯米一两，用斑蝥十五个同炒黄色，易斑蝥再炒，去斑蝥用糯米，花蕊石一两，硫黄五钱同煅，烟净取出，研末，山羊血五钱，穿山甲砂炒五钱，制硫黄五钱，无名子五钱，巴豆霜三钱，红花三钱，桃仁三钱，降真香三钱，朱砂一两，肉桂五钱，黄芪五钱，白术五钱，人参五钱，虚寒者加姜、附五钱，火旺者去肉桂，加大黄、香附五钱，以上俱为末，神曲糊为丸，每用开水服五钱，攻通坚结即愈。若用药不得其法，延至牢不可破，无能为也。有为湿痰占据胞胎者，其腹渐大，白带常来，饮食非如孕妇，喜恶不常，且又无胎息可验。由其脾胃素虚，而生化之源为留饮窒塞，是以经血不行，兼之肾阳不足，不能化气，而痰乃得占据胞胎。法宜六君子加砂仁、草果、干姜、肉桂、南星、香附等药，其痰乃随白带长驱而下，其腹渐消，经信复通，可以受孕矣。

通经之道，仍在治病，"调经门"言之已悉，兹不复赘。

鉴识：妇人经闭之证，舒氏的理念仍是强调辨证求因，通经之道仍在治病。他分辨经闭有四种情况：一是阴虚火旺，经血渐致干枯而经闭不行，治疗应以归、地、阿胶、丹皮、降香、香附等清热泻火、滋阴养血，以通其经；二是因于阳衰阴盛，冷积胞门，致使经信不利，应大补阳气，使阳回阴散而经自通；三是因积精，精与污浊互结，阻滞胞宫而经闭不行，他主张坚者削之，应用攻坚破积之法，使瘀积去而经血通；其四是由于脾胃素虚，肾阳不足，生化之源为留饮窒塞而经血不通，治当温阳健脾，以化寒湿。

笔者认为经闭之因不外乎以上四种，其应治之方略，排兵布阵，英才若揭。笔者体会当今临床所诊治的妇人闭经，显然以第二、第四种情况甚为普遍，第一种阴虚血燥的情况在当今极为少见。关于第三种情况，从舒氏所述之证情及用药，显系癥积证，似指现代的子宫肿瘤之类，临床中也不少见。他主用攻坚破积一法，并相其本气，辨识阴阳，加减出入，应该说是治之得法，本无非议。但笔者观察目前妇科肿瘤，包括子宫癌，虽是败浊瘀毒结聚胞宫，但大多数由于其人禀赋素弱，下元衰惫，肾阳失于温煦所致，如一味攻伐只会徒伤元气，耗损真阳。因病在厥少二阴，治当坚持以扶阳散寒为主导，兼佐以软坚散结之品，一味攻伐破散绝不是善图。笔者凡遇此证，多用四逆汤合阳和汤，加入软坚散结药，取得了一定的效果。

论安胎

安胎之道，法当求其动胎之故，然未有无故而胎自堕者，于中必有所因，或因脾气虚弱而不能载，或因纵欲伤肾而不能安，或因攀高，或因跌仆。凡此均宜大补元气，调理脾肾，如参、苓、芪、术、覆盆、故纸等药。若火旺，加归、地、阿胶、黄芩；虚寒者，加附子、炮姜、肉桂；若胃有寒疾，加炮姜、半夏；若兼呕逆，加砂仁、白蔻、吴萸、丁香。若三阳外感，头痛壮热，表邪大盛，正气受伤而胎动不安者，则当分经解表，以去其邪而胎自安；若为三阴中寒，阴邪内攻，下痢厥逆，腹中急痛，其胎必动，宜亟回其阳，以驱其阴而胎自安；若阳明内结，火邪入胃，烁极阴精，胞胎立坏，外见恶热不眠，舌胎干燥，喷热如火，大便闭结，法当亟驱其阳，以救其阴，能见几于早，不失其宜，胎亦可保。

曾医房婶，怀孕三月而患热病，求吾药。吾见其口燥心烦，渴欲饮冷者，阳明里热也，法宜白虎以撤其热；汗出恶热，大便闭结者，胃实也，法宜调胃承气以荡其实；口苦咽干者，少阳腑证也，法宜黄芩以泻腑热。舌胎干黑，芒刺满口者，内火烁干津液，阴欲竭之征也；腹微痛而胎欲动者，热邪逼其胞胎也，若不急行驱阳救阴之法，胎胞立坏，不可为矣。即用白虎汤合调胃承气加黄芩，一剂而热势略杀，再投一剂，泄下二次，结去津回，诸证皆愈，其胎即安。此当治其病，不必安胎，而无不安者也。曾见有怀孕五月者，卒病中寒，头重如压，腰痛如折，厥逆而恶寒，腹痛而胎欲坠，法当急驱其阴，以救其阳，而胎自安。粗工不解，但用胶艾安胎散，数剂而竟堕其胎，且毙其生矣。

又有怀孕七月者，漏下清水，时值秋分之后，燥令大行，乃为肺金受燥。医者不识，谬执成法，以为脾虚，而用健脾之药不效，又谓药不胜病，再加大剂十余服，水更加甚而胎堕矣。其后仍复下水，医谓小产后元气暴虚，更重用大补数剂而证变，喘促直视，口不能言。延予诊之，肺部洪劲无伦而色焦槁，肌肤燥燥，鼻煽扇动。吾知其不可为矣，乃诘医者曰：若谓脾虚，何所征验？盖脾虚者，当必自利不渴，今大便结硬，口渴心烦，乃为燥伤于肺，其气下迫，胃中津水长驱而下，而反用健脾之药，愈助其燥而肺愈伤，今见肺脉洪劲无伦，鼻煽扇动，乃肺气立绝之候，尚可为哉？医者不能置喙。少顷，气壅而死矣。明年九月又有怀孕七月，受秋燥而漏下清水者，其证与前死者无异，其家俱而求予药，诊视之依然肺脉洪劲，皮色干枯，心烦不眠。吾用玉竹、天冬、阿胶、鸡子白以清肺燥，桔梗开堤，甘草和中，一剂而效，五剂全愈。可见安胎必当治病，病不能除，命且去矣，可不慎欤。

孕妇小便癃闭不通，女科书名其曰转胞，谓气虚则胎下坠，压翻膀胱为转胞，因而胞系了戾，了戾者绞纽也，小便不通，法主大补中气，何其谬也？胞为胞胎，膀胱为尿脬，并非尿胞，小便不通关系出窍，于系无干，何必说胞系了戾？且小便不通名曰癃闭，不宜骤补，法当宜畅胸膈而醒脾胃，使上焦得通，中枢得运，而后气化能行。方宜白蔻、砂仁、半夏、肉桂，更加桔梗开提，生姜升散，俾转运之机乃得先升而后降。妄投参苓芪术，壅塞不利，何益哉？吾观胎前诸证为恶阻一证，为中脘停痰，可为定例，其余如子淋、子肿又名子愊、子痫、子瘖等证，皆有寒热虚实不同，务必察其根由，确有所据，而后按法用药，方为妙算。女科诸方皆非旨要，吾不敢从。

　　鉴识：舒氏的安胎之道同样是本着辨证求因、安胎先治病的原则，认为不必安胎，病去则胎自安。他力辟众说，不落俗套，用药与众迥然不同，只要药能对证，从不泥于孕妇禁忌药，如阳虚三阴寒证，附、桂必用；因于寒湿痰饮，照样用姜、夏、吴萸等；如为阳明热结，硝黄同样不忌。这就体现了舒氏的胆识过人之处。从其所举之案例，一为阳明里热证兼少阳腑证，他用白虎汤合调胃承气汤加黄芩而取效，邪热祛而胎即安，可见对于孕娠因于实证而胎动者，但祛实而不必安胎，邪实去则胎自安，此为舒氏深明《内经》"有故无殒，亦无殒也"之理。第二案所述之证因燥热为患，胞胎失养而胎动，他批评前医不察，误为脾虚，行大补之法，不但胎孕不保，且命已去矣；主张如属燥热津伤，必用甘寒清热救燥。三例案为孕妇小便癃闭，舒氏不赞同为气虚胞胎下坠压翻膀胱名为转胞的说法，因而反对大补中气，主张应宣畅胸膈而醒脾胃，使上焦得通，中焦得运，而后气化能行，是启下必当宣上的提壶揭盖法，药用砂、蔻、半夏、肉桂、桔梗、生姜。不过笔者有点小议，如能在该方中加附子一味，以加强扶阳温肾之力，似更能助其膀胱气化，这一点可能是舒氏的千虑一失吧。

以上三案充分论证了舒氏安胎先治病的思想，说明他这一成熟的思想是来源于临床实践的，无疑在很大程度上摆脱了历来女科中的诸般教条。

在这里笔者想再谈一点对于秋燥阴虚燥热案的看法。从该案中所述之证情来看，似纯属一派燥热之象，但从其漏下清水之症来看，应是病属太阴；即或是燥热阴伤，阴既伤，阳未有不伤之理；再说能感受秋燥之邪者，无不是禀赋素弱、元气不足，阳衰于先而阴损于后，阴伤无不累阳，此阴阳互根之理，不可忽视。治之应以重阳为先，补阳即所以救阴，所谓"善补阴者，必于阳中求阴"，这确实是至理名言，难得高人有此卓识。就本案而言，笔者认为从其漏下清水便可以推断脾胃阳虚是病之根本，燥热津伤却是其标，治疗应重在健脾崇土的同时兼以温补下元，再佐以适量的甘寒清滋之品，才是万全之策。倘若根本不顾本气而一味清滋，恐怕滋不胜滋，徒劳无益。根据目前临床中所看到的，笔者完全赞成近代重阳学者的看法，在通常的病证中所见的只有阳虚证，阴虚证不是难得一见，而是根本见不到，难怪也有的学者认为"天下无阴虚证"。实际上对于孕妇而言，胎儿的发育全赖母体元气的健旺，一刻也离不开母体元阳的温煦，就好比种子在土中，没有地温，种子是不会发芽破土而出的，出土以后假使没有一阳离照当空，地温的发承，芽也是不会成长的；一块潮湿或冰封的土地，种子不仅发不了芽，反而可能烂掉。从女性的受孕到胎产，情同此理。如果我们认真思考舒氏所拟的胎前预服良方，则可以发现所体现的不仅仅是本着安胎先治病的原则，更是突出体现了重在扶阳、健脾固肾的主体思想；同时，他的治疗思路中还包括结合所见症状辨证用药，把扶元气与治疗有机结合，用他的话说就是："俾元气足则胎自固，而无坠胎之患；内气充则产自易，而无难产之厄"。

论催生

孕妇产难，亦皆有所由来。怀胎十月，形完气足，必自分娩；产母无病，其产自顺。今既发动，儿已出胞，头已向下，曷为三五日不产，其中必有所因。或为气虚不能运送，宜用参、芪、苓、术补气之剂；或为血虚津乏而不流利，宜用归、地、阿胶、发灰、龟板之类；或为疾病侵者，以致难产，当按六经之法分经用治，使病去而产自顺。医不知此，任用催生诸方，无端妄投，徒毙其生而已矣。

曾见产妇临盆，数日不产者，其证呕吐不止，腹中大痛，少气懒言，身重无力，此少阴证也，催生诸方不可用。吾用黄芪、白术、附子、肉桂、砂仁、半夏、炮姜、吴萸，一剂而呕止；但因腹痛未减，依然少气无力，于是倍加芪术，再投一剂，则腹痛止而气力加健，其产如达，母子俱无恙。

又医一证，发动六日，儿已出胞，头已向下而竟不产。医用催生诸方，又用催生灵符，又求灵神炉丹，俱无效。予视之，其身壮热无汗，头项腰背强痛，此太阳寒伤营也，法主麻黄汤。作一大剂投之，令温服，少顷得汗，热退身安，乃索食，食讫豁然而生。此皆治其病而产自顺，上乘法也。

鉴识：对于难产，舒氏认为因病而致，设产母无病，其产自顺。他认为既有气虚不能运送，又有血虚津亏而致不顺产，还有因疾病所致；他批评世医不辨证求因，滥用催生诸方。他主张观其脉证，如属气虚，用参、芪、术、附、肉桂之类补气助阳；血虚津亏者，用归、地、阿胶养阴生津；因于疾病者，按六经之法分经用药。在那个历史时期，这些方法对产科确实有相当的现实意义。虽然在当今这个社会，这种差事再怎么也不会派到中医的头上，西医的剖腹产等方法已经几乎完全取代了中医催生，但舒氏在当时从中医的角度所确立的那种思想，应该说是十分宝贵的，它充分体现了中医学辨证施治的思路与方法，今天我们学习和研究它，对孕妇的胎前、产后治疗和调理，仍具有不可忽视的指导意义。

论产后

妇科书谓医产后诸病当以大补气血为主，此言虽得其大概，然有当补有不当补者，而当补之中又有分别，血虚补血，必当兼补其气，气虚者不可兼补其血；其气血两虚者，法当重在补气，盖阳生则阴长也。观女科所用诸方，往往偏胜补血，而且又重兼破血。然产后内脏空虚，必不可破，纵有瘀血，亦不必破，务在求其所以然者，是必因病而致，治法总当辨其寒热阴阳，对证用药，使病去而瘀自行；不知治病，仅知破血，必杀之矣。

产后眩晕不醒人事者，欲名血晕，主用破血，贻害千古。此为血虚阳脱，法当重用参芪以固其脱，若兼厥冷，更加姜附，方能奏效。又如血脱一证，乃为元气暴虚，不能统摄，法当大补其气，以固其脱。此二证皆为气虚，并非血病，不可破血愈伤其元，并不可兼补其血，以致阴愈长而阳愈消，不救之道也。惟人参一物最妙，俗医云恐提气又恐吊血，死不敢用，不知何所本也？盖血脱者为气虚不固，瘀血不行者多为气虚不能运行，惟参能行，此其所以最妙者也。常于临床时用参一钱以助内气则易产，且后无虚晕虚脱之患。迩因人参甚贵，又常用鹿硬切片二钱，水炆烂，入盐少许，连渣服，功能较胜于参。

至于产后心腹痛者，多为中寒，女科谬谓血气，主用破血，亦必杀之矣。法宜术、附、姜、桂、参、芪、砂、蔻等药，若兼表证，仍当分经用药，合而治之，纵有瘀积，亦不必破，所贵治病，病去而瘀自行。

曾医一证，产后而瘀未行，小便滴沥，酢胀异常。医用破血之剂，三服更加胸腹胀满，人事昏迷，喘促不能卧。予曰：此非瘀积，仲景有云：小便不利者，为无血也。此病在气分，不当用血分之药，盖为膀胱蓄尿过满，胀翻出窍，致尿不得出。吾用白蔻宣畅胸膈，砂仁、半夏醒脾开胃，肉桂化气，桔梗开提，生姜升散；令服是药，并教以手从上拂，而膀胱之气乃得运行，斯窍自顺而尿得出。果如吾言，其尿通利。自言见子一节，旋即又行，更觉苏醒，乃索食，食讫则安睡，睡起再行，腹消如故。如是改用扶脾健胃之剂，数服而全愈矣。此以小便不利，而验其无血也。

又医产后一证，身重恶寒，食不下，大便泄，小便不利，腹中痞块作痛。医家谬谓血气，用玄胡四物汤加蒲黄，服之无效，转加臌胀矣；于是再加厚朴、木香，则胀满加剧，凑上胸膈，喘促不能卧。予曰：其身重恶寒者，少阴症也；腹中痞块作痛者，阴寒凝结也；食不下者，阴邪逼阻胃口也；且阴邪下奔而作泄；膀胱无阳，其气不化，而小便不利。凡此皆为病在气分，彼妄投血药，则阴愈长而阳愈消，又误破其气，则气愈亏而邪愈凑，其证危矣。吾用砂、蔻、椒、半宣畅胸膈，温醒脾胃；附子御阴，肉桂化气，使上焦得通，中枢得运，而后气化能行；桔梗开提，生姜升散，俾转运之机得先升而后降。一剂而小便通，胸膈略宽；再加黄芪、白术，三剂而腹痛止，胀渐消，饮食加健，身后发热。其家问曰：表见发热何故也？予曰：真阳来复，休征也。经言：伤寒先厥后发热，下利必自止。再重加黄芪、白术，一剂而泄止，其胀更消。忽加口渴，腹中作饿，食未久又索食，其家恐过服桂附助起胃火，故能消，意欲改用清凉。予曰：非也。经言：脉滑而数，手足而温，渴欲饮水，饥欲得食，此阳进欲愈之证也。再加故纸、益智，收固肾气，又二剂而身轻，腹胀俱消；再加覆盆、菟丝、鹿鞭，兼补肾阳，数剂而全愈矣。痞块消弥，终无血下，调理两月，经信行通如故。

其时又一产妇，腹中有块作痛，医者因以行瘀未见血下，转加臌胀，更加槟榔、厚朴、木香、沉香，数剂而胀满加甚。医家谬谓成血虫矣，乃极破之，其胀弥坚，饮食不能下。连数更医，皆为破血消胀，气涌息高，死矣。凡此皆为病在气分，不可用血分之药。前条始虽有误，随即改用阳药，着着合法，病故愈。此条专从破血，恬不知改，所以死也。

产后胞衣不下，多由气虚不能送，故方必兼大补其气，否则非法也。

下胞衣方

人参、黄芪、白术、肉桂、山羊血、无名子、没药、苡仁、朱砂、楂肉、紫降香、制硫黄。

以上各等份为末，饭研成丸，开水吞服五钱。

又方，用芡实叶大如盘者，取完全无破损晒干备用。凡用一皮扯作三块，水煎浓汁，酒兑服，姜汤亦可，其胞衣乃即裂为三块而出，若扯作二块，胞衣即裂为二块而出。此方得之万天纯，屡试屡验。

又闻临川世医黄在用，下胞衣用红菱叶，用法与前方同，功效亦同，屡试屡验。

凡用此方，必察其果为胞衣未下者方可用。若遇骈胎，产下一个，腹内稍停，因产母气虚不能运送，必候母气来复再产者，此等药方切不可妄投，恐伤儿命。

曾在县，有洪元镇薄暮来寓曰：吾妹于午间产一女，胞衣未下，特来求方。予问：此刻人事如何？曰：腹仍大，不作胀痛，饮食有味，嗜卧懒言，别无所苦。予曰：此骈胎也，还有一个在内，故腹大而无所苦；若为胞衣灌血，势必浊气上干而为胀满闷乱，莫可名状，欲其安静，饮食有味，何可得也？此为气虚不能运送，观其嗜卧懒言显然矣。吾用黄芪、白术、薏仁各二钱，薄、桂、半夏各二钱，益智仁一钱，生姜一片，令即煎服，明早再看。次日元镇来云：服药后即熟睡，至半夜又产一女，胞衣随落，今无恙。可见用药必当详察，不可忽略此明验也。

鉴识：产后多虚，治当大补气血，这一点女科诸书看法是一致的。但在具体对待和具体运用上，舒氏却独具己见。他运用阳生阴长之理，血虚补血必当兼补其气；气虚者不可兼补其血；其气血两虚者，法当重在补气。前人有血脱益气之训，有形之血不能骤生，而无形之气所当急固，气能生血，舒氏正是本着这一原理来指导临床调治产后诸虚不足之证的，这正是他作为临床家救人活命的最基本法则。他这一思想无疑是在对张仲景学说的探索和长期实践过程中所形成的，后世的重阳学者也可以说无不是受他这一思想影响而发扬光大的。

关于他对产后瘀血的论述，也发人深省。他认为产后纵有瘀血，必不可破，因产后脏气空虚，应辨证求因，察其阴阳寒热，对证用药，使病去而瘀自行。产后多虚，但也有不少学者认为产后多瘀，如产后血晕、产后血气痛、产后恶露不尽，等等，世人都归究是瘀血作祟。笔者并不排除有瘀血的存在，但却认为血之所以有停聚是因虚而致，因病而致；只有在气虚的前提下，阴血失于温煦和推动，才聚而成瘀。舒氏所说的产后内脏空虚，当然指的是元气不足、元阳不足，不能推动血行而致瘀，元阳不足最易感受外寒，最易致瘀。人们常说气滞血瘀，我认为只有气虚血瘀才切合临床实际。如一见有瘀就看作是气滞血瘀，执以行气破气以活血化瘀而治产后血证，其实不仅很难收效，甚至徒伤脏元之气，每致虚败不救；只有遵循舒氏所倡导的因虚致瘀的气虚血瘀观点，治当以补虚为主，即大补元阳之气，使其健旺，气化正常，则瘀浊自去，此一定之理。笔者每治产后血晕、血气痛、恶露不尽之证，常以四逆人参汤、附子理中汤、阳和汤，投之无有不应者，从未见补而恋瘀之弊。

产后血晕一证，严重的可致晕厥不醒人事，舒氏批评世医主用破血，贻害千古，认为本证是气虚阳脱，当用扶阳补气固脱之法；血脱一证，他认为是元气暴脱不能统摄所致。以上两者是气病而非血病，绝不能破，连兼补其血都不可以，以免阴愈长而阳愈消。应对之法应以扶阳固本为主，阳回气足则瘀自去，诸证自愈。这种见解是相当老到成熟的，确实破解了千古迷雾，不是具有一个临床家的长期历练，何能有此认识。

舒氏所治产后瘀未行，小便滴沥酢胀一证，时医认为瘀血而用破血行瘀之剂，致使病情加重。仲景云："小便不利，为无血也"，如非瘀血，绝不能破血行瘀，他投以温阳化气之剂而获大效。在治产后身重恶寒、食不下、大便泄、小便不利、腹中痞块作痛一案，因前医谓之血气，用玄胡四物汤加蒲黄，致使病情加重，转加臌胀，又用下气消胀之厚朴、木香之类致使胀满加剧。他认为以上诸证是一派阳虚寒凝之证，病在气分，而前医反投血药，致使阴愈长而阳愈消。他却用扶阳化气一法，使元阳来复，三焦气化畅达，病机逆转，才化险为夷。其后见其发热，忽加口渴、腹中作饥，其家以为服附桂辛热太过助起胃火，舒氏却认为是真阳来复、阳进阴退的佳兆，并进一步追加补气阳药，以求阳回寒邪速去而正安。后世有学者提到服姜附助阳药必致腹中有热感，才是真正阳回的征验，和舒氏的认识如出一辙，即所谓阴不可有余，但阳不可不足，这一点笔者认为在临床中不容置疑。

关于下胞衣一方，从其组方思路来看，是针对产妇气虚不能运送而设，无疑是正确的。但当今已没有用此方的机会，这是西医帮了中医的忙。在当时中医当家时舒氏有如此认识，也难为他一番苦心。

论乳病

乳汁不行，各有所因，或气血虚弱，不能生化，宜服参、芪、归、桂、乳香等药；脾胃虚寒，宜服参、芪、术、附、姜、砂、半等药；或内脏多火，津枯生燥而生化无源，宜用归、地、阿胶、橘核、苡仁、瓜蒌仁之类；或因外邪阻滞，法当分经用药，以去其邪，则乳自通。如女科书所载，通草、漏芦、猪蹄、涌泉诸方，皆非正理，不可用也。

妒乳、吹乳二证，女科谓因儿口气所吹，则乳汁不行而成肿硬，此说非理；实为解怀乳子，外邪乘隙侵入乳房，壅塞乳道，肿硬而痛，闭久则溃。斯为乳痈，若初起未溃，宜用白芷、半夏、桔梗、甘草、白蔻、乳香、橘核、生姜等药，外用生南星、姜黄、白芷研末砂糖调敷，以内消而愈；若兼三阴，药内加术、附、姜、桂；若兼口渴恶热，形色焮赤顶凸，宜加芩、地、栀、贝；若三阳表证，法宜分经解表，更当相其本气，察其虚实，依法用药，自能中肯。

以上皆驱逐消散之法，不令外溃、无害乳房为上。若已溃成脓，又当重用参、芪、归、桂、苓、术、乳香等药，极为排托，则乳房无损，日后有乳。若已成溃陷，外用紫草一两，麻油四两，浸三日去滓，将白蜡一两打碎入油内，慢火熬烊；用白芷一钱，松香、降香各二钱，枯矾、轻粉各二钱，共研细末，投油内搅匀；候冷，以小签子挑一块，置掌心挞开，刮入陷中，上盖膏药；内服托药，排托收功，或可冀侥幸乳无损。

乳岩一证，由脾胃素虚，痰饮停聚，协抑郁之气而胶结乳下成核。此病在气分，不可兼用血分之药，如流气饮等药方皆无用；法主理脾涤饮、开郁散结，方用六君子加石菖蒲、远志、白蔻、南星，虚寒者更加姜附。

乳悬一证，谓因产后瘀血上攻，两乳伸长，直过小腹，痛不可忍。其说荒唐无理，不可信；其方主用川芎、当归，尤其不通，皆不足录。

历代女科书可谓全矣，然而见理多有不确，用药鲜能中病。予不揣鲁劣，举女科之要而言之，盖欲学者不误于所往也。但于各证微发其端，而未详其治，务当熟服三百九十七法，体会六经阴阳之理，则信手拈来，头头是道，否则非但不得女科之要，并不足以言医也。

鉴识：谈到乳病，女科书载名目繁多，如妒乳、吹乳、乳岩、乳悬、乳痈等，治法不出软坚通散，鲜能有效者。舒氏却认为乳汁不行各有所因，必须辨证求因，按法施治。如因于外感，按六经形证分经用药，以去其邪，不须通乳则乳汁自行。他批评世医一见乳汁不行，不问虚实，概用通草、漏芦、猪蹄通套之法，见其无效即束手无策。对于吹乳、乳岩等，不执成法，依然强调辨证求因。他特别提到乳岩一证，认为是脾胃素虚，痰饮停积，协抑郁之气而胶结乳下成核，此病在气分，不可兼用血分之药。癌症字眼，其实中医学数百年前就见于典籍，乳岩是最早的称谓，舒氏在当时对乳岩有如此之认识，确实是难得的，这对后世进一步认识和治疗癌症开启了先河。目前我们中医面对名目繁多的癌症，如果能从舒氏的认识中得到启发，我相信未来攻克癌症的出路不在西医而在中医。近下在美国华裔中医倪海厦先生运用中医治疗癌症，令美国人都折服。我们不难发现，在他治疗癌症的法理中，也是以舒氏这一重阳思想为基础的，我似乎记得他曾说过："世界上唯一能预防病人得癌症的方法就是扶阳"。

几十年来笔者诊治的乳病不算少，诊治不少，当然体会也较深，运用舒氏治疗乳病的理法指导临床，确实得心应手。无论是乳癖、乳痈、乳岩，不论因于外感之淫、内伤七情，或两种成因同时致病，均有一种共性，其人本气多虚，脾阳不运，痰湿素盛，寒痰郁气壅塞乳道所致。虽然有的结块坚硬如石，有的嫩赤热痛，但其实质为本虚标实，笔者临床所见，从未有一例是纯实不虚的。眼下患乳腺增生及乳癌较为多见，通常中医治法多是清热解毒、软坚散结，用药如板蓝根、蒲公英、天丁、山甲之类，一派通套时方，如此施治，非但不愈，反致元神日下，脾肾败伤。治疗乳病，特别是乳岩，必以扶阳、健脾为主，兼以软坚散结，如见六经形证，再按六经辨证用药。通常病之初起，笔者多投麻黄附子细辛汤合理中四逆汤，继则用阳和汤合四逆汤，确实投之辄应，屡起沉疴。舒氏这一见解不可忽视，值得深入探讨。

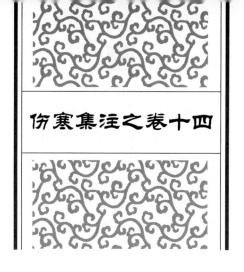

痘疹真诠

发热论

经云：痘禀于阴，而成于阳。所谓禀于阴者，以痘为先天真阴中之胎毒也；而成于阳者，以痘必需阳气为之运送，而后能成，以阴籍阳生之义也。方其初痘苗一发，真阳先发，是头身发热，三日而苗现，此为阳气鼓动，蒸松肌肉以透苗，苗齐则热退，乃真阳内伏，交会于阴，而后方能供其所用也，并非邪从外解者；比迫至运水，复发热三日，乃真阳至是复出，熏腾津液而运水，水足则阴阳仍复而热退；乃其养浆，则真阳仍然出现而复发热，以化毒成脓；三日脓成，则热仍退而阳伏；浆既足，又必藉热以干之，否则不能结痂；痂落后又发热三天，蒸化斑点，谓之烧斑，否则斑不能化，俗医谬谓误食咸物，乃由不识此理耳。所谓痘禀于阴而成于阳如此，然则治痘始终以扶阳第一义，其清解之法，必因实邪不得已而行之，切不可误用；若误用于齐苗时，则水不能足而顶陷，顶陷者，阳气虚也，法当大补阳气，否则顶不能起，且必厥逆腹痛，阴寒起而证变矣；若误于养浆时，则脓不能成而痒塌，痒塌者，火衰也，法宜参、芪、苓、术、附、桂、鹿茸、鹿胎、鹿鞭等药，否则寒战咬牙，吐泻交作，不可为矣。至于身凉而脓不干，痂落而斑不化者，皆由清热解毒之过也。所言不可清者，正热也，乃真阳发见于外，用以成其功也。然又有邪热与正热不同，不可不辨，邪则伤正，足以害痘，又不可不治其邪，当分经辨证用治，逐条定例如下：

正热者，阳气蒸熏，自内达外，手足温和，喜露头面，不恶寒，其热和缓，时热时退，时有微汗，人事清爽，饮食有味，二便如常。所谓内外无邪，不必施治。虽然无邪，不可玩视，仍当相其本气，轻剂扶阳助胃，不致有失，方为妙算。

邪热者，风寒之邪自外而入，怫郁阳气，憎寒壮热，四肢冷而无汗。法当视所见证属于何经，依据六经定法，分经用药，以解外邪。然必小心体贴，不可伤正。

凡热邪过胜者，于法固宜呕驱其邪，然不可尽除其邪，乃于邪退之后，仍宜轻剂扶阳助胃，方无后患。曾医一证，齐苗时身热烦躁，口渴饮冷，不恶寒，大便闭，小便涩，苗色赤而暗滞，颗粒小若针尖。此为邪热过胜，胃有结燥，吾用牛子、蝉蜕以解外热，生地、紫草茸以解血分之热，重用大黄，少佐芒硝，以荡结燥。服一剂大便通，热势略杀；再投一剂，泄下二次，热净身凉，苗转红活光壮。是夜复加烦躁，啼哭不已，问其故，不能自达，然而苗色甚佳，此何故耶？余细筹之，乃悟到痘书有云热不可尽除，此为大黄过剂，损伤里阳，以致不能运送，苗气不能发越于外，转为内逼，所以愤闷不安，莫可明言。急投补中助阳补气之剂，一服而安。未几到省，傅士中来寓，问及痘科用药扶阳之道，吾语之故，并举此证之治验以告，士中愕然曰：误矣，前在闵子岗见一证，与先生所见无二，师亦用下二次，下后烦渴不已，师见苗色甚佳，玩忽而不药，越二日，证变厥逆腹痛，投药无效，转瞬痰壅而死矣。可见热不可尽除，真格言也。然扶阳虽为上策，贵图几于早也，失治则无效可监矣，慎之慎之。

若本气虚寒，素惯腹痛作泄，喜食辛热而恶寒凉，今值发苗，虽有三阳里证，亦不可发汗而误用麻黄、柴、葛、羌、防之类，法当重用姜、附、参、术为主；即令表邪重，亦只可略兼表药；表证稍轻，勿用表药，专主温经。

若热盛发搐者，为表邪闭固，苗气不得外达所致，得汗则解；解而复作者，表邪尚未去也，宜从所见外证，依法表散；亦有宿食壅积而发搐者，吐之、消之则愈。食壅与表邪有辨，脉浮主表，沉为食积，更于舌胎以及胸腹各处审辨，自能中肯。又有火壅经络，津枯血燥，营卫壅滞，以致苗不得透而发搐者，其证必大热大渴，舌干口臭，恶热喜冷，法宜柴胡、葛根内加花粉、连翘、生地、竹茹之类。凡搐发于初热见点之时，皆无妨，至齐苗之后，大忌此证。

搐与惊不同，搐为实证、闭证，惊为虚证、脱证，何以验之？当其搐时，即于其旁鸣锣放铳，彼皆懵然不识；惊证虽直视头仰，身手俱张，人于其旁作一咳声，即着一惊，且必面青唇青，便泄清白，宜用人参、黄芪、白术、茯苓、炮姜、附子、半夏、琥珀之类。

若发热见点之时遍身作痒者，此为卫阳虚，不能充拓腠理，苗欲出而不得出者，游移于皮肤之内而作痒，宜用桂枝、干葛、甘草、黄芪、白术、附子、肉桂助阳解表之剂，外用胡荽酒兑姜汁，麻巾蘸，带热擦之，或用大纸燃照之，引开腠理，苗出而是痒自止。若灌浆时作痒者，势必无大热，大热则不痒，必其痘顶平陷而色淡白或灰色，宜用人参、黄芪、白术、附、桂、鹿茸之类，助阳补气，俾顶起浆足而痒自止。凡痒者，总以阳虚，故曰火衰作痒者，亦作痛。其火衰者，切不可妄用消风活血等药，致令阳愈亏而证愈坏矣。时医见痒，令以荆芥穗、艾叶等烧烟熏之，

305

亦能暂止，彼以为消风止痒之法用之有验，殊不知大谬不然。痘
证之痒并非风热，熏之亦暂止者，总以火衰，喜热故也。其有真
正阴虚血燥作痒者，其色枯焦紫赤，其形缩小而不开胖，口干舌
燥，小便赤涩，法宜归、地、阿胶养血润燥，丹皮、紫草以解血
热，牛子、蝉蜕以解外热，则痘转红活光壮，胖自开而痒自止。

又见痘书云：灌浆时，必不能免于手搔，须令着长袖绢衣，
缚其袖口，不令搔破，庶不麻面。噫！所见抑何陋也？火衰作痒
万不可忽，即令缚其袖，亦必擦破，且麻面之由实为痘未充拓，
陷于皮毛之内。凡落一痂，自有一孔，吾常于灌浆时用药极为排
托，送出皮毛之外，必无麻孔；且脓浆充满，疮窠疼痛，不缚其
袖，其手自不敢近，则无擦破之患也。

若初发热时遍身疼痛者，乃由外受之邪壅盛，阻滞经络，苗
不得出，法宜分经用药，使邪去苗见而痛自止。若痘已出齐而身
疼痛者，则视其形色，察其本气，用药以助灌运，脓成毒化而痛
自止。若浆满而痛者，非身痛也，乃毒气实盛，尽攻疮窠而作胀
痛，法宜重用参、芪、桂、术、鹿茸等药，大补之剂助其元气，
以尽化其毒，顶足其浆，则胀自收而痛自止。痘书所谓浆足而痛
者，用白芍一味煎汤服之而痛自止，非法也。盖痘必以托出为主，
反用收敛，使毒气不得尽化，必有后患，以理揆之，且必结痂更
缓。曾治邻家一证，痘出稠密，色紫赤而不红活，遍身疼痛；更
奇者，两腿各见青紫埂一条，约宽二指，缠至膝下，其处手不可
近，触之则痛剧，其腿膝上下除此埂外，截然无痘，殆所谓枯树
挂蛇者是也。其人体气坚实，身壮热而不恶寒，二便调和，饮食
虽不甚健，尚能食粥二小碗，若脾虚便泄，厥逆恶寒，恐不可为。
此乃本体阳壮，兼之外邪实盛，阻壅荣卫，吾用桂枝、牛子各一
钱，以通荣卫而逐外毒，当归五钱助营活血，紫草茸一钱，以解
血分之热，茯苓、桔梗各一钱，以泄气分之热，甘草、陈皮各一
钱，利气和中，服二剂则痘已开盘运水矣，其两腿埂上亦皆运水，
转为白埂，明亮如吹猪肠，根脚乃有红晕，其痛渐减。因其热胜

多火，不用鸡鱼，但令食鹅以助浆，药用芪、术、当归、生地各五钱，紫草茸、桔梗、甘草各一钱，日服三剂，三四日而白埂转为黄埂，则脓成而痛又减，再加茯苓、何首乌各三钱，数剂而功成矣。

形色论

看痘之法，看其形色，以验吉凶。有形有色，吉之兆也；无形无色，凶之征也。其初出也，颗粒稀疏，磊落分明，谓之有形；若见三五成串，粘聚模糊，或密如蚕种，小若针尖，皆为无形。所谓色者，以红活光润为佳，若枯焦紫赤，暗滞不明，乃为无色。迫至开盘之后，又以形色辨气虚，气则验于形，血则征于色，而其虚实，较若列眉。书云：气体天而亲上，血体地而亲下。其高起之泡，气之味也，上也，气宜充焉；四围根脚，血之位也，下也，血宜附焉。泡顶尖圆而形光壮，是气充而居其亲上之尊也；四围根脚而色红活，是血附而安其亲下之分也。气居其尊，血安其分，而后和顺交会，载毒外出，此最吉痘，可勿药而愈也；若顶陷，是气虚而不能充，法当补气，四围根脚色不红活，是血虚而不能附，法当补血，真阳虚者无红晕，甚至通身见白，身凉不温，法宜大补其阳，不当专以血虚为言。其有通顶红色而成血泡者，此非血之独盈，乃由气亏失其居尊之常，故血得以妄行，僭居其位，急宜大补其气，气充则必居其在上之位而血自安，其在下之分不得泛滥妄行而泡转白矣。世人不识此理，见其血泡，谬谓血热而用凉药解毒之剂，致令气愈亏而毙愈速也，不亦悲乎？至于调养气血之法，其气独虚者，固宜专补其气，不宜兼补其血，盖阳不能从阴，阴愈长而阳愈消也；其血虚者，多由胃气亏损、元气不足所致，故补血必当兼补其气，盖阴必从阳，阳生则阴长也。愚谓先辈此义诚为看痘要诀，后人毋庸置喙。然而看痘必当外看形色，内察本气，彼此勘订而后的对，用药无不各当。

若察其本气无亏，饮食有味，二便如常，精神爽慧，手足温和，其候无内证矣。再看其痘，有形有色，真佳兆也，可以勿药。即令无形无色，但见内外无症，亦不足虑，只须相其本气，调养气血，扶脾开胃，助其运灌成功，亦无难者。若其人饮食不下，二便不调，烦躁闷乱，昼夜不宁，即其痘有形有色，而其证亦甚可忧也，务宜小心体贴病情，斟酌用药，是必病去而人事饮食俱康，方用成功。若其内证既重，痘又稠密成患，暗滞不明，真危证也。粗工不得其法，则立毙其生，其法为若何？察其本气虚寒，头重颈软，手足厥逆，便泄青白，法宜参、芪、术、附、鹿茸、鹿鞭之类，大剂陡进；若泄不止，另制肉蔻末、龙骨末加入药内化服，呕逆更加砂仁、白蔻、丁香、半夏、吴萸之类，务令泄止阳回，精神爽慧，饮食渐进，方可得生。若察其真阴素亏，胃火素亢，外见壮热烦躁，渴欲饮冷，小便短赤，法宜当归、生地、栀子、麦冬、石膏、紫草、牛子、蝉蜕，外解热毒，内救津液，务令津回渴止，人事安静，痘色红活光壮，而后改用调理之剂，以助运灌，可以成功。若更兼舌胎干燥，喷热如火，腹满恶热，大便闭结，甚至谵语，急当以驱阳救阴之法，荡除结燥，以存津液，少缓则无及矣，是必重用大黄、芒硝、枳实、当归、生地、紫草茸、牛子、蝉蜕，使结去津回，舌润身安，痘起盘红，而后改方调理，方能成功。噫，亦危矣。

痘书有云：宁教有色而无形，休教有形而无色。是痘以色为主，色以红为贵，而红有圈红、噀红、铺红之别，红圈者，一线孔圈，紧附于根窠之下，最佳兆也；噀红者，根下血色隐隐出于部外，其势走散而不附气，乃由气虚不能统摄，法宜大补其气，气充则必紧附根窠而不走散；铺红者，一片平铺，遍身无痘之处皆红，所谓地界不分者是也，若证兼壮热无汗、口渴、不恶寒，法主葛根、牛子、紫草、生地、地骨等，若更口臭舌干，不大便者，更加大黄，以除内结，务令热退身凉，地界分清，而后改用平补之剂，以调理之。其有通皖白无红晕者，俗名锡光痘，身凉不温，乃为阳虚阴象也，法当用参、芪、术、附、鹿茸等药，大补其阳，阳足则身大热而根窠红绽，脓稠浆足，厥功告成矣。曾于邻姓见有此症，医家以为血虚不能附，不为补火殖土，则阳不能回而红晕不见，身不发热而浆不能干，因放爆竹一笑而逝，此阳从上脱也。可见红晕亦真阳之验，不可专以血言。其有根无红晕，顶含黑水者，乃阳气大虚，阴气凝而不化也，法宜桂、附、姜、砂、芪、术、参、苓、鹿茸等药，大剂连进，自必根窠渐红，黑水渐化，脓成痂结，无余义矣。有擦破焦干之证，又非阴气凝而不化者，此乃毒火结而不化也，其证身热烦躁，痘色干黑，顽硬暗滞无红，此毒火实盛，熬竭阴精，最为恶候，不可治；若擦破者，少用药及时，亦尚可为。曾医黄氏翁，年逾七旬，妻丧子亡，寡媳一孤，其弟年已七十，一子夭亡，抚一孤孙，时同出痘，痘同一证，毒盛稠密，色紫赤而无润泽，形缩小而不开胖，间有一二擦破焦干者，其证舌干口臭，渴欲冷饮，壮热不大便。吾用牛子、蝉蜕以解外毒，生地、紫草清其血分之热，以救津液，重用大黄，少佐芒硝，夺其内毒，以救内焚，各服二剂，泄下数次，舌润身凉，苗转红活，焦干者渐有红晕。乃改用芪、术、当归、甘草二剂，忽见寒战咬牙，其家张皇，吾曰：无妨，此为痘出过多，阳气精津运用不及而有此虚寒之象。于是倍用芪、术，更加肉桂、附子、鹿鞭数剂，寒战止而身微热，痘顶起而毒成脓，其焦干者亦皆有线浆，又数剂而成功矣。

痘有五泡，曰水泡、脓疱、灰泡、血泡、紫泡；痘有五陷，曰白陷、灰陷、血陷、黑陷、紫陷。水泡者，内含清水，皮薄而明，泡有大小，痘粒成串则为大泡，不成串则泡小。经言：气热生水，水泡者，气分有热也。余谓不然，其初皆由阳气熏蒸而上水，水既上，犹藉阳气蒸化而成脓。今谓气热而误用黄芩、泽泻等药，致令气愈亏而脓愈不能成。吾常治水泡之证重用参、芪、姜、桂、术、附等药，则水泡渐以成脓而为脓泡，再投前药数剂，则脓干成痂，无余义矣。脓泡失治则破烂流浆，水泡失治转为白陷，陷则难为力矣。其法仍宜参、芪、桂、附、鹿鞭等药，重剂连进，务令顶起浆行，方可成功。若其旁有小颗粒见出圆足饱浆者，谓之子救母，最佳兆也。灰泡者，乃顶含黑水，阴气凝而不化也，失治转为灰陷，陷则不可再失，急宜大补元气，助阳御阴，务令顶起浆成，或有线浆者，亦可得生，否则变为痒塌而死。血泡者，乃为气亏，失其居尊之常，而血得以妄行，僭居其位，前论已悉，毋庸再赘。但血泡失治转为血陷，其法仍不外大补其气，气充则陷可举而脓可成。紫泡者，其证有二：一则由其气亏而血得以泛滥妄行，色见青紫者，亦阴气凝而不化也，其证必身倦微恶寒，舌苔白滑，法宜重用芪、术、参、鹿、桂、附等药，而脓可成，失治则转为紫陷，仍宜前法，大剂连进，不可歇手，亦可成脓。一则枯焦紫赤外见，口干恶热，小便短，大便硬，法宜凉血解毒，失治则转为黑陷，若周身未至尽陷，根脚略有红活之意者，阴尚未亡，尚有生机，法当重用凉血解毒，兼行内托，但得线浆，亦可成功；若得子救母，更佳兆也；若周身尽成黑陷，根脚无红晕，阴精已竭涸者，不可治；即未尽陷，而根脚干枯，无活润者，皆不可治。若其人内气充实，饮食尚健，二便调和，人事清爽，明者当前，特出手眼，相其本气，审其津液，按法用药，或者可冀侥幸于万一，噫，亦危矣。至于前人所制人牙散、独圣散、鸡冠血桑虫之类，皆非正理，吾未见其有效，不可用。

痘症有出而复隐者，其证甚危，乃为外薄不正之气，苗触之而复隐，主用紫草、荷叶，以其得震卦仰盂之象，能升发生生之气，且芳香可以却秽；若无汗，加羌活；体气竭弱，加参芪；血虚者更加当归；火旺血热气滞者，加猪尾血、紫草、陈皮。

起胀论

痘至开盘时，痘渐长大，头面腮颐亦渐肿起，谓之起胀。至脓成浆足，痘回头而肿亦渐消，斯为胀收，盖缘痘毒自内达外，此时尚在营卫肌肉之间，浑而未化，所以痘起胀而头面肌肉亦随之而起胀也；迨至脓成浆足，周身毒气尽皆化入疮窠之内，所谓毒从脓化，则痘回头而胀自收，亦由内气充实，脾胃强健，乃得有此。若当起胀而不起胀者，乃由元气内虚，不能运送，法当依据本气而用大补之剂，务令内气充拓，载毒外出，则盘自开而胀自起。若痘未起胀而头面预肿者，乃为元虚浮肿，非起胀也。痘毒唯藉元气为之运送，其人元气虚弱，不能运送，故痘不得起胀，而头面反见虚肿，见其虚肿，知其痘必不能起胀也，法当相其本气，大用补剂，使内气充足，则虚肿消而痘自起。其有表邪壅盛而头面预肿者，法宜分经辨证，对证用药，以散其邪，使邪退肿消而痘自起；其有痘既回头而胀不收者，乃由元气虚弱，不能摄毒，余毒遗于营卫肌肉之间，未得尽皆化入疮窠之内，所以其胀不收，法宜陡进参、芪、桂、术，务令阳气充足，余毒尽化而成收敛，庶无后患。痘起胀，毒浮于外，为顺；不起胀，毒窝伏，为逆。痘书云：痘出稠密，封眼者有救，不封眼者无救。其说于理未达，但言痘出稠密，起胀者有救，不起胀者无救，其理确不可易。封眼者，盖缘眼弦多痘，其痘起胀而眼必封；若眼弦无痘，虽起胀而眼仍不封；然而眼封不开，势必转增烦闷，饮食无味，亦甚为所苦也。吾常于眼弦多痘者，当起胀时，用药极为排托，外用胭脂新笔频洗眼眩，务令通身起胀而眼常开，则内无烦躁，人事清爽，饮食有味，更易成功，且痘后无眼患。

养浆论

治痘紧要，在于养浆，浆成则毒化，浆不成，痘斯坏矣。故自发热见点，运水起浆，逐步调理，无非经营养浆之道也。若夫颗粒尖圆，根窠红绽，身微热而精神爽慧，此上等也，可以勿药而浆自成。苟形色平常，全凭用药扶阳助胃，以养其浆。最患者无热，热则真阳出而用事，以化其毒，故曰：化毒为籍阳气，养浆最喜身热。其热固者，不可不及，然亦不可太过。不及者，阳气有所不足，不能蒸化其毒，法当助阳补气；太过则气血受其煎熬，其毒不得浑化，法当养阴济阳，必须阳气冲和流露，阴血翕然随之，而后两相交感，则浆行而毒化。最忌者作泄，泄则中气馁，不能运送，泄则阳气伤，不能化毒，必须预设堤防，早为调护，健其脾胃，助其阳气，不致有此，方为妙算。若泄利不止，急当重用参、芪、桂、附、苓、术、鹿茸、阿、蔻、龙骨之类，极为兜涩，务令泄止阳回，方可成功。经言：阳回利止则生，阴尽利止则死。何以验之？其人手足温和，精神爽慧，饮食加健，斯为阳回佳兆也；若利虽止，其人依然厥冷，饮食不下，喘烦不安，躁扰不宁，此阳未回，乃阴尽立死之候，不可治。至于偶受外感，或内伤饮食，或痰饮咳嗽，或为牙疼，或为喉痹，或为虚寒腹痛，或为毒火闭结，概宜分经辨证，察其本气，看其舌苔，问其饮食喜凉喜热，验其二便或利或闭，而后寒热虚实确有所据，按法为治，无不各当。曾医一证，养浆时咽喉痹者，饮食不能下，其人恶寒腰痛，身重欲寐，舌苔白滑，三四日不大便。吾见其少阴证具，知为阴寒挟饮上攻咽喉，其大便为塞闭不通，将来出弓，出弓者，矢去也，定是溏泄。方用生附、熟附、半夏、人参、白蔻、白术、炮姜、胡椒同煎服，外用生附子末吹其咽喉，日服二剂。果泄溏粪二次，痹痛渐止，饮食稍进；前药内加黄芪，再投三四日，咽喉全愈，脓浆充足而成功矣。若其人恶热喜冷，舌干口臭，乃纯阳无阴之证，内当服牛子射干三黄等药，外宜吹黄连、冰麝等末，反此俱杀之矣。总在临证之际小心体认，勘订详明，不可忽略。至于养浆时，尤不可忽略，务宜刻刻留心，时时体察，不可失手！此必胜之算也。

收结论

收者，浆回而胀收也；结者，脓干而痂结也。收结如法，内外无证，厥功告成矣。浆回而胀不收者，真阳虚而不能化其毒也；脓成而痂不结者，身无热而不能干其脓也。故脓浆充满之时，必宜蒸蒸发热，则胀潮收而痂渐结也。所谓痘禀阴而成于阳者，岂非于兹热而有所明验乎？人热者，正热也，乃真阳发见于外，用以化其毒而干其脓也。正热不可清，恐伤其阳；而邪热不可不清，不清其邪，与余毒相搏，其毒加炽，阻遏经输，余毒愈不得化，邪与毒搏结而不化，无由开解，是痈疡之所由生也，其为祸可胜言哉？急宜清热解毒，其法仍不外分经辨证，对证用药，务令邪热清而经输自行，热毒解而余毒自化。良工苦心，斟酌于邪正之间，得当于开解之法，神乎其技矣。若回浆时，其周身上下忽尔尽收，此收结太速，余毒不及化，必有后事。速收之后通身肌肉皆赤者，乃为邪热外薄，搏其余毒，郁于肌表而不得化，其后必发痱疮。若流脓水而蔓延者，服药用牛子、甘草、银花、蝉蜕、黄芪、白术、当归、紫草、何首乌、茯苓之类，外用芦荟、黄柏、松香、枯矾、茧壳、灰射香等为末，麻油调搽自愈。若生口疳、牙疳者，其口内紫赤、喷热臭秽者，方用芦荟、黄连、绵茧、灰射香等末吹之。若口内脓白，舌苔滑而不热者，寒凉药切不可用，方宜姜附六君子汤加南星、川椒，外用生附子煎浓汁，频频漱口自愈。若紫赤结硬一块者，为痘后毒发也，顶高焮赤者，阳毒也，外用黄柏、白芷、倍子共为末，水酒和蜜调敷，膏药盖顶，内服羌活加何首乌、茯苓，多服自愈。若虚寒之人回浆时忽尔泄泻数次而痘速收者，未化之毒入于内，或结阴毒，或入眼而生翳障，发阴毒者结硬一块，漫肿无头，皮色不变，其人舌苔白滑，身倦恶寒，外用生附子、生南星、生半夏、生草乌、薄桂、姜黄等为末，砂糖调敷，内用姜附六君子汤加南星、薄桂多服，以内消而愈。毒有半阴半阳者，其初仍是漫肿无头，皮色不变，或顶上略有红色，治宜从阴毒法。若阴多阳少，用此药可以随阴而俱消；若阳多阴少，仍用此药，以破其阴，阴尽阳回则脓成而毒破，前药内再加黄芪、乳香、何首乌，多服自然脓尽收功。有等蛆痘，

313

由阳虚不能化毒，无热不能干浆，以致溃烂不收，脓水臭秽而生蛆。法宜内服助阳补气之剂，外用蛆药为末糁之，其水即干，蛆自化而成收结。余毒入眼而生翳障者，其毒有浅深不同，其治亦因之而有难易，要在看其痘瘢，若痘瘢虽收，其根脚红盘历历可指，是痘毒虽入而犹未深也，其医可以勿药而自落，切不可误用蝉蜕、兔矢等药，更引起毒尽攻入眼，转令其翳愈不得落。若根脚红盘与痘俱收尽，皆没于无有者，其毒并归入且深也，眼中之翳迥非寻常，若再用蝉蜕、兔矢，其眼必瞎。予因悟到一法，用药翻出红盘，兼以排托余毒，务令其盘个个现出，眼中之翳不必治而自落矣。此上乘法也，吾屡试而屡验，方用生芪二两，紫草、荷叶各五钱，法制神曲八钱，白术、茯苓、人参（若无人参，洋参可用）、薄桂、菟丝饼、枸杞各一两，甘草五钱，以上共为末，开水化服；若有火者，去肉桂加生地、土茯苓各一两。日服末药二三次，外服鲜虾汤或鲜鱼汤，翻出红盘而翳障自落。其有痘后眼疳及痘风眼，其上下眼弦俱烂，红湿不干者，方用口津磨石燕，艾烟熏干取三钱，乌梅肉、五倍子、芦荟、枯矾各一钱，黄连、铜绿各五分，麝香一分，共为末，乳汁二匙，兑麻油一匙，调搽上下眼弦自愈。此方甚验，经久不愈，甚至十余年者，皆可治。

鉴识：古之儿科四大证为麻、痘、惊、疳，麻疹俗称小喜，痘疹俗称大喜，二症来势凶险，顺者无恙，逆者每多送命。麻疹今尚有之，小儿只要及早预防，多不会发生。痘疹即天花，今已绝迹，这完全是现代生物学的功劳，舒氏在当时那个历史时期能如此详尽地论述痘疹，并有如此非凡的见解，是难能可贵的，在痘疹已绝迹的今天，虽可置而不论，但他的此篇论述真还是值得一读，我们从中可以举一反三，得到不少启发。特别是对当今多发性皮肤病，如小儿疱疹、带状疱疹、水痘、湿疹、疥癣，等等，目前中西医都感到棘手，千方难获一效，普遍认为是顽症。笔者读到舒氏此论后，似觉茅塞顿开，反省从前治疗皮肤病，尽不得要领。

纵览历代皮肤病诸书，无不认为属风热湿毒，治不出寒凉，少见如舒氏之论。清热解毒寒凉之剂，以及西医的抗生素类药，虽也能取效一时，但多复发，无法根治，甚至不少愈治愈败，酿成终生顽疾，甚至丧命。目之当世，很少见有人能从舒氏这一思想中获得门径；笔者数十年来诊治皮肤病，每崇舒氏重阳思想及辨证论治的原则，确实得到了可喜的疗效。当今象疱疹及湿疹、疥癣之类的皮肤病，切不能只着眼于皮肤，应结合体内脏气的盛衰。"有诸内必形诸外"，假使人的脏气壮实，元阳无亏，外邪自不可干，即或外感六淫之邪气，初犯皮毛腠理，只要体内一元无亏，奋起而抗邪，郁于皮腠中的邪毒必不可久羁。若其人素禀不足，元阳有亏，藩篱不固，外邪乘虚而入，外感六淫邪气，郁于皮腠之间不得宣泄，则皮肤诸恙乃作。因于此，我们可以这样认定，皮肤诸恙无一不是因虚而致，但虚从来只见其阳虚，在内脾肾阳虚是本病之根，六淫邪气羁于皮腠是本病之标，痛痒者是因于邪郁气虚，火衰所作，虽病之初，可外见诸般热象，但不能作阳热之证看。如舒氏这一段论述值得玩味，可谓金针度人，他说："可见热不可尽除，真格言也，然夫阳虽为上策，贵图几宜早也，失治则无效可监矣，慎之，慎之。"凡见皮肤病痛痒之作，总缘阳虚之故，舒氏说："凡痒者，总以阳虚，故曰火衰，作痒者亦作痛，其火衰者，切不可妄用消风活血等药，致令阳愈亏而证愈坏矣。"他又说："今谓气热而误用黄芩、泽泻等药，故令气愈亏而脓愈不能成。"吾常治水泡之证，重用参、芪、姜、桂、术、附等药。只要悟出舒氏这一番道理，见之于皮肤痛痒之证，其实本同一理。从痘疹的发生到收结，无不关系到体内元阳之气，只要人体内元阳壮实无虚，脾胃健旺，则自然顺利。他提出"化毒惟藉阳气，养浆最喜身热"，认为阳气有所不足则不能蒸化其毒，法当助阳补气，这些都是非常宝贵的经验。

今天当我们读到舒氏这篇关于痘疹的卓论之后，可以引伸到现今诸如疱疹之类的皮肤病。通过临床上的仔细观察，我们往往会发现，以往所认为的皮肤诸疾多为风热瘀毒是一大错误。近百年来少见如舒氏之见解。基于此理，笔者认为对于皮肤痛痒之病，理应重新定义，实际上可以看作是脏腑病变的延伸，不应该把皮肤所表现的症状看作是皮肤的独立病变，必须辨明脏腑虚实，在治疗上应辨证论治或按六经形证论治。

把皮肤病看作是脏腑阴阳盛衰的外在表象，或者说是脏腑病变的延伸，如此认识是难为当今医者所接受的，特别是"皮肤病既无阳热证，也无阴虚证"的观点，更不为医家所接受。但不管怎么说，临床疗效是检验真理的唯一标准，只有通过长期的临床观察，在运用消风清热解毒和养阴润燥之法百难取效，甚至愈治愈败、变生他证时，就应该反思我们历来的固有认识，就会发现病者内在的元气即元阳的盛衰变化与皮肤病的发生和发展有着密切的关系。元阳壮实者，皮肤病不会发生，即或发生也易于治愈；元阳一亏，则病为进，甚至不易治愈。

再看看舒氏"化毒惟藉阳气，养浆最喜身热"的观点。我们可以不谈痘疹，就以日常见到的带状疱疹为例，当今医者无不延袭前人的湿热瘀毒之谓，多用龙胆泻肝汤之类，以清肝泻火解毒，每难获效，虽有暂时告愈者，但遗留下来的后遗症数载甚至终生难以解除，临床见到如此情况不是少数。笔者受舒氏之论启发，临床观察分析带状疱疹症状，发现多为典型的脾肾阳虚证，病之初起用温中健脾、扶阳散邪之法，获效甚捷，多能根治，不留后患。再就出现痒疹之类的皮肤病而言，如湿疹、牛皮癣（中医学称白疕）等，如今医者普遍认为大多数是风热毒邪郁于肌肤所致，在治疗上同样辗转于祛风清热、解毒养阴之间，纵然见有明显的阳虚之证，也只敢如蜻蜓点水般稍佐一点助阳补气药，因此鲜有见效者，甚至导致元阳大伤，脾肾俱败，寒湿毒邪久羁，经年不愈。笔者据临床观察认为，临床中所诊治的此类病人，所见尽是外强中干，多属因里气真阳之虚，无法驱邪外出。纵观缠绵不愈的人，几乎没有一例是真正阳热独盛的，舒氏说得中肯"阳气有所不足，不能蒸化其毒。"不仅如此，如失治和误治，每郁于肌肤的寒湿毒邪反过来还浸淫脏腑，使脏腑中元阳进一步衰乏，非但经久不愈，甚至变证莫测。笔者认为，此时扶阳补元是唯一大法，只有仅守此法，候元阳一足，则可驱邪外出，未有不成功者。如麻黄附子细辛汤合阳和汤随证加减，就是一张很好的方剂，只要守方坚持服用，对于诸多皮肤病都能获得可喜的效果。舒氏此论一出，确实惠人不浅。

麻疹论

经云：痘禀于阴而成于阳，麻禀于阳而成于阴。此阴阳互根之妙也。麻乃先天真阳中之胎毒，然必得阴分之交感，而后能生其化，故曰成于阴也。方其初发热三日，必周身漐漐微似有汗，而苗乃见。汗者，阴之液，发热而漐漐者，阴阳交感，施化之验也。苟非有漐漐之汗，则营卫干涩，腠理周身，其苗何由而得出耶？及其齐苗，务令颗粒红活鲜明，汗乃营血附随其气，毓成佳硕，而精华发见于外也；其后以渐回塌，塌后之暴悍余氛亦必由交感而化阴，得之而为瘢迹。瘢迹者，阴血之所为也，不欲其速收，恐其余毒复返入内，必有后患，是功成于此，岂非成于阴乎。所谓麻禀阳而成于阴于此，然必内外无邪，方能成功，邪则伤正，有害于麻，法当分经辨证，依法定方，使邪去而正无害，则营卫和顺，阴阳交会，无所往而无不得之矣。

凡痘疹重在养浆，麻疹只要齐苗，苗齐功居八九，其后不过调理而已。形色喜鲜明而嫌暗滞，不妨其多，总要出得透，透则内无留毒。其症常兼咳嗽及咽喉痛，咳嗽治法详于痘门，咽痛治法以甘草、桔梗为主，相证加减。若红肿恶热，口渴尿赤，宜加黄芩、生地、牛蒡子，外用蕲艾、蛇床子研末，新烟铜盛燃，吸烟取出痰涎，咽痛渐愈。若不恶热，舌苔白滑，宜加半夏、南星，外用蕲艾、半夏、南星研末，吸烟取涎。若声音重浊，更加阿胶、玉竹、鸡子白之类。若不红肿，舌胎滑而冷，不渴，恶寒喜热，宜用半夏、南星、附子、肉桂之类，外用油蘸大纸捻照其后颈，或用生附子研末吹之，自愈。凡此不过但引其端，而未详其法，非略也，用法不外六经，验证重在本气，痘门言之已悉，诸法必具，彼此可以相通，毋庸复赘。

附案

曾医老庚者，年二十有七，夏月出疹，头身微热，苗色淡红，咽喉痛甚。时医误用柴葛牛子甘桔等药，转加作泄，大泄数次，疹顿沉没，咽喉转闭，口不能言，人事恍惚，晕眩欲绝。时天有在坐，余谓天有曰：此证全是一团阴寒在里，若用疹家通套药，必不可生。天有曰：何以言之？予曰：若内实有火，苗当紫赤，何得淡红？脏虚寒，阴火上攻也。且阳和布令，百体顺昌，麻疹属阳，必纯阳始得出透，见点之时，如萌芽初吐，遇阴惨肃杀之气，摧残所生，靡有孑遗。今值此阴邪横发，埋没真阳，而疹不沉没者几希矣。惟有陡进附子、干姜、半夏、甘草、白术、茯苓、肉桂、黄芪，温补兼行，以驱阴回阳，俾驳劣悉返冲和，乃得功收再造，危乎微乎。

从侄经于，年三十出疹，初热时心中烦躁，腹中疼痛，甚为剥床，彼因问三豆汤可服乎？余曰：可急煎服。于是心腹烦热乃解，苗不出现，人事晕眩，咳逆喘促，鼻扇扇动。详察其证，知其为热毒壅塞于肺，肺壅则津液不行，肌窍不开，苗故不见。因用黄芩以清里热，阿胶、麦冬以润肺燥，桔梗开提肺气，柴、葛、蒡、薄清解外热，甘草缓中，杏仁定喘。服二剂，苗虽出透，而色皆紫黑，人事更觉沉重，饮食一点不能下。余悄谓其家曰：麻书有云：淡红者生，紫黑者死。其家骇怖无似。余复安之曰：岂真死耶？但其证极险耳，此为内热甚而血结也。其证舌干口臭，恶热喜冷，声音响亮，仍用黄芩、麦冬、阿胶，以清内热而润肺燥，加以丹皮泻血中之热，合红花之活血者以散血结，蝉蜕、牛蒡解其外毒，黄连、紫草解其内毒。连进三剂，人事渐安，饮食渐可，紫黑渐退而麻疹塌矣。然有阴邪内盛者，苗亦紫黑，法宜驱阴回阳，其证舌润而不渴，声低息短，恶寒喜热，与此不同。

前月其弟字志于者，年二十一岁，疹出甚艰，信任内戚所荐之医，不知解托，概用寒凉，遏郁苗气而不能出透，至九日而死。经于谓其弟不自谨慎，起居失节，饮食失调，以致此耳。伤哉其弟，为庸医所杀，不归罪于医，而反躬自责，足征心地淳良，皇天岂无默庇？所以自出麻疹，其证虽险，而中不害也。窃谓：赏善自应罚恶，杀命之医，宁不速诛之耶？抑何日得蒙上天并显，诛其荐医之人，方快吾心焉耳。谚云：贤不荐医。医为贤人所不荐，独愚人可得而荐乎？于是余又痛恨夫荐医杀人者。

曾医天瑞之子，大热大渴，舌干口苦，咽喉肿痹，气喘腹痛，下利红白，小便赤热，苗色紫而暗滞。此为火邪充斥，三焦俱为热壅，伤津而渴；触肺而喘；上攻而为喉痹；下迫而便红白；精津血脉受其煎熬，故苗色不红活；口苦者，少阳之里热也。方用柴胡、黄芩清解少阳，大黄通泻三焦实热，栀仁引三焦之火屈曲下行，生地、紫草以解血分之热，杏仁定喘，桔梗开提，甘草和中。服一剂，诸证略杀，但腹痛未减，小便如故。是夜用神砂六一散二钱，桔梗煎汤化服，使桔梗通天气于地道，则气不滞而壅自疏，六一散开支河以泻小肠之热。一服而小便通，腹痛即愈，次日苗色红活，诸证俱已。于是方中减去柴胡、黄芩、大黄、栀仁，更加当归、茯苓，数剂而全愈矣。

曾医国先之孙，苗色淡红，烦躁口渴，唇烂而肿，清涎成流，饮食不思，小便短，大便闭。予细察之，此证内真寒而外假热。其人恶寒，身踡欲寐，乃少阴证也；内有真寒，舌白滑而冷；口虽渴而喜热饮，且不能多饮；小便短，大便闭者，以清涎上壅，津液逆而不降也。诸证皆非真热，乃假象也。方用附子、白术、茯苓、半夏、吴萸，服一剂苗色略转，人事饮食亦渐就康；再投一剂，口唇全愈，清涎亦不吐矣。大便初硬后溏，旋即又行转红白痢，吾知其里邪从下行矣，亦胃气有权，秽腐当去之征也。但小便仍短，方中重用肉桂末药内化服，三四剂，诸证皆愈而成功矣。

鉴识：舒氏不囿于所谓痘禀于阴而成于阳、麻禀于阳而成于阴之界定，所以对于麻疹和痘疹从不用其套方，而强调分经辨证，依法定方，辨治始终特别重视本气。这种见解完全打破了历代麻痘诸书认为的是先天胎毒，阳热证居多，用药无不是以清热解毒为法的观点。舒氏认为重在本气，是因为只有阳和布令才能百体顺昌，麻疹属阳，必赖纯阳之气始得出透，透则内无留毒；如里阳不足，正当萌芽初吐之时，遇阴惨肃杀之气，致使阴邪横发，埋没真阳，摧残所生，疹陷而不透，毒归脏腑，每致毙命。舒氏不仅治疗痘疹重视元阳，对于麻疹同样重视阳气，他深刻地认识到人的内在本气即元阳之气对于麻疹的透发起着主导作用，如果麻疹初萌之时缺乏阳和的布令，是不可能驱毒外出的，唯有本气—元真之气充实才能使疹毒透发，营卫和顺，悉返冲和之象，所谓功同再造。总而言之，决定麻疹顺逆的关键是有阳则顺、无阳则危，宁可阳有余而阴不足，切不可阴盛而阳衰。阳有余虽然"亢则害"，但"承乃制"，是运治中稍事假阴济阳即可，此所谓阳生阴长、用阳化阴之义。如内虚阴寒太盛，疹毒不得透发，反而内陷，此为逆候，每致摧残所生而不救。当今麻疹时有发生，初起形同外感，医者多有不识，每操柴、葛、荆、防、银花、牛蒡、蝉蜕之类，以疏风清热解毒，无不致使元阳大伤，少有顺证。笔者认为对于麻疹，扶阳托透为第一要义，临床验证舒氏之见，确实尽得要领。

摘录醒医六书瘟疫论并方

吴又可曰：疫病者，感天地之疠气，在岁有多寡，在方隅有厚薄，在四时有盛衰，此气之来，触之即病，所客内不在脏腑，外不在经络，舍于伏脊之内，去表不远，附近于胃，乃表里之分界，是为半表半里，即针经所谓横连膜原是也。其热淫之气浮越某经，即见某经之证，其始也格阳于内，不及于表，故先凛凛恶寒，甚者四肢厥逆。阳气渐积，郁极而通，则厥回而中外皆热、不恶寒。此际或有汗，或无汗，在乎邪结之轻重也，即使有汗，乃肌表之汗，若感邪在经，一汗而解。今邪在膜原，表虽有汗，徒损真气。邪气深入，何能得解？必候其伏邪已溃，乃作大战，积气内有自膜原以达表，振战止而后发热，此时表里相通，大汗淋漓，邪从而解，此名战汗。若非大战，伏邪不能传表，虽有汗而邪不解也，故曰邪未溃则伏而不传。邪离膜原，谓之溃，而后方有传变，其变或从外解，或从内陷，外解者顺，内陷者逆。更有表里先后之不同，有但表而不里者，有但里而不表者，有表而再表者，有里而再里者，有表胜于里者，有里胜于表者，有先表而后里者，有先里而后表者，有表里分传者，谓之疫有九传，识此九者，其去病一也。

诏按：疫有九传者，病人各得其一，非一病而有此九也。证有表里轻重，而法之宜先宜后即出其间。其先表而后里者，此非表邪入里，乃膜原伏邪溃有先后也，先溃者先传，后溃者后传，若先传表者则表证先见，宜先行表；表解已而里证发见者，乃后溃之伏邪至，是方传里也。其先里而后表者，亦非里邪出表，仍是后溃之伏邪，至是方传表也。至于表里分传，亦伏邪分溃也。其初用表药之时，亦不可不兼看其本气，虚寒者宜加附子，火旺者加芩、地、知母、石膏等药。用下亦然，元气虚者，承气汤中宜加人参、黄芪，阳虚加附子，阴虚倍用生地熬膏煎药，凡此法中之法也。其表而再表者，是方解其表而表证复见，此亦伏邪以次第而溃也，故不妨再表之；其里而再里者，是下去其结而腑邪复结，亦伏邪以次第而聚胃也，再下之则愈。至于下后诸证，总在相其津液，其溃邪传表，身发热而脉续浮者，法宜分经解表，假若舌上依然干燥，气喷如火，则表药不可用，又宜白虎汤倍加生地，以救津液，乃得自汗而解；其津干饮结者，瓜贝养营汤；阴枯血燥者，清燥养营汤；里邪未尽者，承气养营汤；本气虚寒，下后微恶寒者，参附以温补之。立法诚大备矣，而醒医六书，医家不可不深究焉。

斑汗合论

吴又可曰：疫搏气分，法当汗解；疫搏血分，法当斑消；气血两搏，法当斑汗并行而愈，此皆邪从外传，由肌表而出也。斑有斑疹、桃花斑、紫云斑之殊，汗有自汗、盗汗、狂汗、战汗之异，然不必较论，但求其得汗、得斑为愈疾耳。凡外传为顺，勿药亦能自愈，间有汗不彻而热不退者，宜白虎汤；斑出不透而热不退者，宜举斑汤；斑汗不得并行而热不退者，宜白虎合举斑汤。

舒按：斑出不透者，举斑汤可主；汗出不彻者，白虎汤未可概主，是必津干口燥、大渴饮冷者，方可与白虎汤，不然，务宜分经辨证，用表法以发之。

药烦

吴又可曰：应下失下，致伤中气，又投承气，额反汗出，发根燥痒，手足厥冷，甚则振战心烦，坐卧不安。此脾胃亏损，不能胜药，名为药烦，急投姜汁即已。假令前投承气汤中多加生姜，必无此证。

停药

吴又可曰：服承气汤，腹中不行，此因病久失下，中气大亏，不为运药，名为停药，宜生姜以和药性，加人参以助胃气。热结旁流，吴又可曰：内有结燥，日久失下，续得下利臭水，宜大承气汤，荡除燥矢而利自止。

舒按：热结旁流之证，上实下虚也，法宜承气，以荡上燥，合理中兼理内虚，单承气非法也。

大便胶闭

吴又可曰：其人平素大便不实，设遇疫邪传里，但蒸作极臭粘胶，状若败酱，愈蒸愈闭，似致胃气不能下行，疫毒无路而出，不下即死，但得胶滞一去自愈。

补泻兼施

吴又可曰：证本应下，耽搁失治，火毒内壅，耗气搏血，外见循衣摸床，撮空理线，筋惕肉𥆧，眩晕郁冒，目中不了了，皆缘失下之咎。今则元神将脱，补之则热毒愈壅，下之则元气仅存一线，不胜其攻，两无生理，不得已而重加参附于下药之中，或可回生于万一。

夺语不语

吴又可曰：时疫下后，中气暴虚，神思不清，惟向里卧，似寐非寐，似寤非寤，呼之不应。此正气被夺，危在旦夕，宜重用人参、黄芪等药补之。

蓄血发黄

吴又可曰：凡疫证，经气不郁不致发黄，热不干血分不致蓄血，同受其邪，故发黄而兼蓄血。治黄茵陈蒿汤，治蓄血桃仁承气汤、犀角地黄汤、抵当汤。

下后身反热

吴又可曰：应下之证，下后当脉静身凉，今反发热者，此内结开，正气通，郁阳暴伸也，不久自愈；若不愈，仍有余邪未尽，当明辨表里，用法以悉之。

达原饮

治疫病初起，伏邪未溃，但觉人事恢恢，胸胁苦满之时，即以此汤，速之使溃。

槟榔二钱，厚朴、知母、芍药、黄芩、草果仁各一钱，甘草五分，水煎温服。

吴又可曰：槟榔能消，能磨，能除伏邪，为疏利之药，厚朴破戾气所结，草果除伏邪盘错，三味协力直达其巢穴，使其邪溃，速离膜原，是为达原也。热伤津液加知母以滋阴，热伤营气加白芍以和营血，黄芩清燥热之余，甘草为和中之用。感之轻者，舌胎亦薄，热亦不甚，不转里者，一二剂自愈；感之重者，舌胎如积粉，满布无隙，服药后或不从汗解而内陷者，舌根先黄，渐至中央，邪渐入胃，邪入胃必有腑证可验，舌胎未可凭，兼见里证，为邪已入胃腑，此承气汤证也。

舒按：达原饮无理之极。膜原属少阳，槟榔、厚朴、知母皆走阳明，安能除少阳之邪；草果治悬饮，黄芩泻少阳腑热，此非腑热；白芍收敛，伏邪愈不得出，此其无理者也。愚意当用柴胡，仍从少阳开提，胸胁苦满用白蔻、半夏宣畅胸膈而醒脾胃；人事恢恢用人参，以助内气，庶乎有理。舌胎如积粉，布满无隙者，寒疫亦有此证，其人身重嗜卧，少气懒言，法宜驱阴回阳；若为热疫，则必心烦口臭，声音响亮，身轻恶热。从侄学周，其儿周岁时患中寒，人事倦卧，乳食少进，满口布白，牙龈上腭以及喉间皆无空隙。验其证，舌上滑而冷，手足厥而小便色白，吾知其为寒疫也，证与喉间白骨无异。方用生附、熟附、干姜、半夏、白术、人参、茯苓、故纸、白蔻，大剂陡进，更浓煎生附汁，绢蘸频漱口舌。如是者二三剂，温醒胸中冷痰，呕出碗许，人事稍康；前药再投，冷痰渐热，布白渐退，十二日乃得全愈。

三消饮：

槟榔、厚朴、草果、白芍、甘草、知母、大枣、黄芩、大黄、羌活、葛根、柴胡、生姜，前十三味水煎服。

犀角地黄汤：

地黄一两，白芍二钱，丹皮二钱，犀角二钱，锉碎。

先将地黄以温水润透，铜刀切片，石臼捣烂，再加水调糊绞汁听用，其滓入药同煎，药成去滓，入煎汁合服。

托里举斑汤：

白芍一钱，当归一钱，升麻五分，白芷七分，柴胡七分，穿山甲二钱，炙黄为粗末，生姜。上七味水煎服。

清燥养营汤：

地黄、花粉、归身、白芍、陈皮、甘草、知母、灯心。上八味，先将地黄捣汁，其滓入药同煎，和汁服。

柴胡养营汤：

柴胡、黄芩、陈皮、甘草、当归、生地、知母、花粉、生姜、大枣。

承气养营汤：

知母、当归、白芍、生地、大黄、枳实、厚朴、生姜。

栝贝养营汤：

栝楼实、贝母、知母、花粉、苏子、白芍、当归、橘红。

柴胡清燥汤：

柴胡、黄芩、陈皮、甘草、花粉、知母、姜、枣。

黄龙汤：

大黄、芒硝、枳实、厚朴、人参、地黄、当归。

参附养营汤：

人参、附子、炮姜、当归、白芍、地黄。

舒按：大下之后而证见目瞑倦卧、少气懒言者，真阳暴虚，元气亏损也，法主熟附、人参以回其阳而补其气，必不可兼养其营。盖阳不能从阴，阴愈长而阳愈消也，此法殊觉不合。

再按：醒医六书论疫专在胃腑，而长于用下，更精于下后。喻氏瘟证三例以冬伤于寒，春必病瘟者，主三阳；冬不藏精，春必病瘟者，主少阴；既冬伤于寒，又冬不藏精，同时病发，例于两感，乃谆复于发表温经，而反鲜于用下。予当验诸疫症归结，多入胃腑，或结燥，或胶滞，每每皆从下夺，此六书实足以辅嘉言之不逮也。然而尽辟温经，则又六书之偏也。迩来冬不藏精之人，恒多患疫，辄兼中寒者有之。其始者，腹痛下利，头眩身重，厥逆恶寒，舌胎白润，服四逆、真武等汤数剂，泄渐止而大便转闭，舌胎干燥，口渴腹满，不恶寒反恶热，急宜大承气汤；其阴邪尚有未尽者，大承气汤中仍加附子。此顾疫门圆机，亦即可以为定法矣，温经可尽辟之乎？

再按：疫病论中，所谓大头瘟者，头面腮颐肿如瓜瓠；所谓蛤蟆瘟者，喉痹失音，颈筋胀大；所谓瓜瓤瘟者，胸高胁起，呕汁如血；所谓疙瘩瘟者，遍身红肿，发块如瘤；所谓绞肠瘟者，腹鸣干呕，水泄不通，既云水泄，何得为不通？疑是水泄水止；所谓软脚瘟者，便血清白，足重难移。以上诸证，必皆壮热头痛，舌干口渴，否则不得谓之瘟矣。曾见患大头瘟者，头面肿甚，目不能开，憎寒壮热，头痛烦躁，渴欲饮冷，依法用普济消毒饮，解其表而清其里，外用瓜蒂散，搐鼻取黄水，以泻髓脏热毒，则头痛自止，再服前药数剂而愈。其余数证皆未验过，嘉言亦未立法，他书虽有方，于理未甚大畅，未敢轻试，仍宜察其本气，相其津液，验其寒热虚实，而用法处方自能中肯。

普济消毒饮：

黄芩酒炒、黄连酒炒五钱，陈皮、甘草、玄参二钱，板蓝根，如无以青黛代之，连翘、马勃、牛子、薄荷一钱，僵蚕、升麻七分，柴胡、桔梗二钱。一方无薄荷，有人参、大黄。

瓜蒂散： 方载疫病篇

舒按：吴又可先生谓疫证与伤寒不同，尝察其所以不同者，为伏邪未溃之时，但觉人事恢恢，胸胁苦满，饮食无味，语言不爽，心中郁闷，体倦神疲。医家无处捉摸，总不识其证为何证，此初起之不同也；迨后膜原邪溃，或从外传，或不从外传，而归结必入胃者十常八九，非如伤寒从表解者多而入腑者恒少，此归结又大不同也。然而治法仍不外乎六经，其所谓发表攻里、养营清燥诸法，皆从伤寒法中脱化而来，特深得错综之妙耳。是则六书可谓得疫病中肯要矣，苟非熟悉于伤寒论者又茫乎，不识其肯要也。夫仲景三百九十七法，乃万法之祖，诚能潜心体备，则治疫乃余技耳，又何必六书为哉？然犹窃虑学者之艰于触类也，故于伤寒书后附录其大概，聊资启发云。

鉴识：所称疫病者，是感天地疫疠之气，发于一方，相互染易。吴氏所论之疫病，谓病在膜原，处于半表半里之间，要么出表，要么入里，出表入里与人的本气盛衰有关，如里气不虚，邪自当出表，其病从外而解，外解者为顺；如禀赋素虚，里气不足，则其邪内陷，内陷为逆。所以舒氏说"亦不可不兼看其本气"，即是强调疫邪的进退决定于人体本气的盛衰，他不认为疫疠尽是阳热之邪，这是超乎俗见的。他认为欲驱邪从外而解者，用表药时只要是有三阴见证，同样投以附子、姜、桂、参、芪之类，顾护本元依然是舒氏治疗疫病最基本的法则，这一认识在那个历史时期可以说是了不起的。

当今的中医受西医流行病学的影响，认为疫疠之邪就是西医所说的病毒，病毒即阳热之邪，用药自然是大剂的清热解毒，完全背离了中医辨证论治的原则，把老祖宗的宝贵东西抛到了脑后。记得当年我国"非典"流行期间，只要是某位专家推笃一个方子，几乎是万人一方，甚至制成口服液或颗粒冲剂售于市，如板蓝根被视为不论染上或未染上人人必服，价格一路上涨，疯狂抢购，导致药品缺货，厂家、投机商大发横财，老百姓不知这样不仅救不了命，反而深受其害，根本不知是谁人之过。如此之医风，至今依然盛行于世。尽管有不少高明有识之士声斯力竭地呼唤中医王道之归来，但无不因于我国国民席卷于全国病毒学说热潮中而"风多响易沉"，如果说这是我们这一代人的悲哀，倒不如说是我们这一代中医的愧疚。

其实当时的吴又可先生并不全然把疫病看作是热病，同样强调辨证施治，如他说："时疫下后，中气暴虚，神思不清，惟向里卧，似寐非寐，似寤非寤，呼之不应，此正气被夺，危在旦夕，宜重用人参、黄芪等补药。"这说明瘟疫不是没有虚寒证，因虚其虚而误人的，在当今治疗流行性疾病过程中几乎是普遍现象。舒氏对达原饮这一名方提出了异议，认为方证不符，他认为应从伤寒六经辨证着眼，他说："膜原者，位居少阳，当用柴胡，从少阳开提；胸胁苦满用白蔻、半夏宣畅胸膈而醒脾胃，人事恢恢用人参以助内气"，特别对于舌苔如积粉布满无隙者，更应辨其寒热。并举从侄学周患疫一案，满口布白，牙龈上腭及喉间皆无空隙，舌上滑而冷，手足厥而小便色白，他认定是寒疫，投生附、熟附、干姜、半夏、白术、人参、茯苓、故纸、白蔻，大剂陡进而挽危厄。此证如是当今医者，岂敢用温，定是大队苦寒，清而泻之，每致死地。宁可误于寒凉，不敢误于温补、误于寒凉，医风如此，不获其罪；如误于温补，则众口一词而攻之，难获其疾。

我印象最深的是1967年秋，正值"文革"的第二年，我所在的乡间流行一种白喉病，发病者大都是两岁左右的儿童，开始时发热、寒颤，接着咽喉肿痛，舌苔如积粉，没两天就扩展到上下腭及咽喉，声音嘶哑，汤水难进。当时的合作医疗因缺医少药，倡导"一根针一把草"，乡间的土郎中大行其道，土黄连、大青叶、半边莲等见病皆用。如在病的初始，确有阳明热结，能恰巧治好一两个，但多数属寒实证或虚寒证，用药之后无不毙命。我至今清楚地记得当时的情况，病之初，尚未蔓延至喉时，我所用之方是麻黄附子细辛汤加半夏、黄连，一般两剂即见大效，一周即可痊愈；病至中后期，均效舒氏之法，投以生熟附子、半夏、白术、人参、干姜、砂仁、白蔻、茯苓而屡挽垂危。尔后在数十年的临床中，我所诊治的喉科诸疾根本没有遇上一例是真正阳热证的，不是虚寒就是寒实。

舒氏对吴又可所列举的参附养营汤提出了看法，参附养营汤由人参、附子、炮姜、当归、白芍、地黄组成，他认为对真阳暴虚、元气亏损者，此方不合理，理应加入参附纯阳之品，以回其阳而补其气，必不可兼养其营，因为他深悟阳生阴长、阳主阴从之理，这一点确实是他的过人之处。

对于醒医六书论疫专在胃腑而长于用下，以及喻氏瘟证三例，以冬伤于寒，春必病瘟，主三阳，冬不藏精，春必病瘟，主少阴，乃谆复于发表温经而鲜于用下。舒氏认为两者之论都有偏颇，认为疫证仍不出伤寒六经的范围，同样要分经辨证，切不能概用醒医六书之套方，他说："然而治法仍不外乎六经，其所谓发表攻里、养营清燥诸法，皆从伤寒法中脱化出来，特深得错综之妙耳。"他又说："是则六书可谓得疫病中肯要矣，苟非熟悉于伤寒论者又茫乎，不识其肯要也。夫仲景三百九十七法，乃万法之祖，诚能潜心体备，则治疫乃余技耳，又何必六书为哉？"有人责怪他把瘟疫病也界定在伤寒六经中，其实这种观点是犯了一大错误，舒氏的认识是来自临床实践的，所以从来不含糊，他这一鲜明的思想在过去甚至是当代都能证明他的进步性。我认为如果中医在未来的发展中背离了像伤寒论这一类的思想主轴，就难免会失去在现代医学科学中治病防病的优势和应有的地位。

真阳论

肾中真阳禀于先天，乃奉化生身之主，内则赖以腐化水谷，转运机神，外则用之温肌壮表，流通营卫，耳目得之而能视听，手足得之而能持行，所以为人身之至宝也。然而禀受原有不同，其中阴阳不无偏胜，阳过亢者，当宜养阴济阳，阴过旺者，更当助阳御阴。喻嘉言曰：肾中之阳得水以济之，留恋不脱，卫土以堤之，蛰藏不露；而手足之阳为之役使，流走周身，固护腠理而提卫于外；胸中之阳法曰之驭，离照当空，消阴除噎而宣布于上；脾中之阳法天之健，消化饮食，传布津液而运行于内。此三者，后天之阳，丰亨有象，而先天真阳安享太宁，惟在外、在上、在中之阳衰微不振，阴气乃始有权，或肌肤不温，卫外之阳不用矣；或当膺阻碍，胸中之阳不用矣；或饮食不化，脾中之阳不用矣；斯肾中真阳不能安于内，而即亡于外也，于是肌肤得阳而燥，头面得阳而戴赤，脾胃得阳而除中，即不中寒，其能久乎。嘉言此论开天辟地，亘古今之未有者也，令人读之千遍不厌。

先贤往往重在养阴清火，亦时势不同也，常见前辈长者阳旺多寿，如芪、术、桂、附等药权不必用，亦必不可用，后人渐见阳虚，而服芩、连者亦见少。迩来时势又大不同，凡病未有能外太阴少阴者，纵或兼见三阳，亦未免里重于表，用药总以芪、术、桂、附为主，而服寒凉者百中难逢一二。然而学者亦不当专以时势为言，盖非至正之道也。务必阴阳虚实诸法备览，方可垂训。予集注仲景六经伤寒，其中发表攻里，驱阴驱阳，与夫泻火清燥诸法，条分缕析，至详且尽，未尝偏废。今之浅于医者，不分六经，始则乱表，曰宁可过表，不可失表，既则怕火，曰千虚易补，一火难除，吁，是何言也？此等无稽之谈，从何得来？夫六经法程，病在阳明，所怕是火，火邪实盛，足以竭阴，故当急驱其阳，以救其阴；病在少阴，所喜是热，热尚未去，阳即可回，故当急驱其阴，以救其阳。不明此理者，谬谓某某喜用温补，某某喜用寒凉。安知仲景之法分经辨证确有所据，温凉补泻，毫不庸混，乌庸尔所喜也耶？是议者之谬耳。

鉴识：舒氏是清末的温阳大家，他继承和发扬了喻嘉言的重阳思想，对后世的温阳派的兴起影响极大，他实践了这一扶阳理念，后来的郑钦安是受其影响进一步发扬和完善了这一思想，因此在某种意义上可以说他拯救了中医近半个世纪的沉沦和没落，如果说是郑钦安的一大贡献，倒不如说是舒氏的举世之功。

　　舒氏在集注之后特撰文真阳论，未见真阴论，他的重阳思想可见一斑，在论文的开篇就突出了肾是真阳的根本，肾中真阳禀于先天，乃奉化生身之主，并把真阳看作是人身之至宝。他论述了真阳在人体生命活动过程中的主导地位，内则赖以腐化水谷，转运机神，外则用以温肌壮表，流通营卫，耳得之而能视听，手足得之而能持行。舒氏认为前贤往往重在养阴清火，是因时势之不同，前人多阳旺，阳旺则多寿，后人渐见阳虚，迨来时势又大不同，他认识到当今凡病未有能外太阴少阴者，纵或兼见三阳，亦未免里重于表，用药总以芪、术、桂、附为主，而服寒凉药者，百中难逢一二。从这一点可见舒氏重视元阳的一大理由，他不愧为一位杰出的临床家。拿到今天看来，他这一思想是多么具有重大的现实意义。

　　近百年来，在西方医学的冲击下，中医没有扼守好自己的阵地，在很大程度上放弃了中医传统的辨证论治法则，试图按照西医的思维对号入座，其结果自然如同黄牛锯角，牛不象牛，马不象马，致使千方难获一效。

　　看似这些是与本论不相关的话题，实是借此说明当今世人的一些错误认识。有些人将人体所出现的疾病现象完全归于人体内病毒和细菌所致，认为只要人体内的病毒和细菌被猎杀，人就是健康的；就连有些中医自身也把病毒的含义与中医的阳热证等同起来，甚至认为，阴阳只不过是一个抽象定义，对于病毒没有它的特定意义。这真是中医最大的不幸！我们不否定西医的病毒学说，但是我们应该认识到中医所指的邪气不可以简单地认为就是西医所说的细菌、病毒，细菌、病毒在体内的繁殖只有在人体自身免疫出现问题的情况下才能实现。我们的祖先早在一千多年前的《黄帝内经》中就提到"邪之所凑，其气必虚"，这一认识早出西方一千多年，这是多么了不起的智慧！这里的气指的是正气，即元阳之气，是支配人体整个生命活动的最基本物质，也包括西医所说的免疫功能。当人体的免疫功能低下，即人的元阳之气亏损不足时，病毒就会窃踞人体。因此，中医学认为人体元阳之气的盛衰是决定疾病发生和发展的主要因素；西医学则认为体内的病毒不排除，人体就不得安宁，就不可能是健康的身体。现在的很多中医也推崇西医的观点，我们注意一下如今的中成药市场，寒凉药占整个中药市场份额的百分之九十以上，当今又有几人知晓，这些东西在暗暗地耗损我们生命的原动力，即一点元真之气。所以舒氏特撰此篇真阳论，是在针贬时弊，声嘶力竭地提醒世人注重顾护真阳这一苦心孤诣，但可悲的是在当今却"风多响易沉。"

杂病

医书昉自轩岐，而六经之法大备于仲景，其书轶于兵火，乱于叔和，后人不得其传，妄谓仲景之书，仅治各月伤寒，春夏秋三时之杂病，非所能也，于是各呈所见，著论立方主治杂病，欲与仲景并驾，其于六经之法茫如矣，安望其所著方论有以合乎理而中乎用也哉？夫仲景三百九十七法，万法之祖也，无论何时杂病见证，总不外乎六经，以六经之法按而治之，无不立应。即以暑病言之，暑病者，夏月之病也，当看暑邪侵入何经，即用何经之法以治之。侵太阳之经，非麻黄、桂枝不可治也；入太阳之腑，非五苓散不可治也。侵阳明之经，法主葛根；入阳明之腑，看其腑证之轻重浅深，而斟酌于白虎、承气诸法以消息之。侵少阳之经，法不外乎柴胡；入少阳之腑，亦不外乎黄芩。侵太阴，理中与之，少阴真阳素旺者，暑邪侵入，则必协火而动，阳邪为患，其证属阳，法宜黄连、阿胶等药，分解其热，润泽其枯；真阳素虚之人，暑邪侵入少阴，则必协水而动，阳热变为阴寒，其证属阴，法宜附子、干姜等温经回阳，以散暑邪。厥阴受暑，有纯阳无阴之证，法主破阳行阴，以通其厥；有纯阴无阳之证，法主温经止泄，以回其阳；有阴阳杂错之证，法主寒热互投，以去错杂之邪。凡此暑热之病，安能外仲景之法乎？彼皆不得其传，不分六经，但以香薷饮、六和汤清暑益气，诸方混施，一切贻害，可胜言哉？学者但当熟服三百九十七法，体备六经阴阳之理，则信手拈来，头头是道，诸家杂病方论毋庸置喙。

客问：杂病亦有不在六经之内者，如其人感冒，盛暑壮热多汗，烦渴恶热，晕眩仆倒，昏睡懒言，此六经无其法也。予曰：此暑邪侵入阳明之里，则壮热多汗，烦渴恶热，乃为热越，法主白虎，以撤其热；兼之内气素弱，不能御邪，热邪入里，神明受困，则晕眩欲睡而为热盛神昏，宜加人参以大补其气，其治法仍不出六经之外，何得谓不在六经之内乎？客乃信服。

鉴识：所谓杂病，亦不外阴阳虚实之理，仲景所设六经辨证之纲领，并非专指冬日之伤寒，实为百病而设。在这一点上舒氏是很有见地的，如他说："夫仲景三百九十七法，万法之祖也"，无论何时杂病，见证总不外乎六经，以六经之法按而治之，无不立应。他此言一出，遭到不少人的攻击，其实批评者是想另立门派，炫其高明，以欺世盗名。六经辨证是仲景对《内经》学术思想的继承和发扬，是非常科学的逻辑手段，在他的三百九十七法中，其实已几乎曲尽无遗地罗列了人体疾病的所有征象，不论疾病如何万千变化，皆可用六经形证作为纲领，指导百病的辨证施治，这是仲景杰出的智慧，医者如能深谙伤寒六经之理，则临证时不至于茫然无绪、云山雾罩。数百年来这一法则一直指导着中医的临床实践，尽管后世流派纷呈，著书立说各抒己见，意欲与伤寒并驾，但却没有一家的思想能超越《伤寒论》，后世的卫气营血辨证也好，三焦辨证也好，其实都可以用六经辨证统之，我不认为这称得上一种进步，虽不是邪门左道，但却是殊属续貂。舒氏以六经吩百病，非但不是教条，而是他独具慧眼。数十年来我信服舒氏的看法："学者当熟服三百九十七法，体备六经阴阳之理，则信手拈来，头头是道，诸家杂病方论毋庸置喙。"我相信，只有深悟仲景伤寒六经之理的人，才不会说这是"罢拙百家，独尊'儒术'"的教条。

论吐血

吐血一证，诸家咸谓伤寒失表，又为肺经受伤，又恐相火烁肺，是皆不明其理，而不知所由来也。盖人身后天水谷精气所生之血，全赖脾胃健而为传布周流。设脾胃不能宣布，血乃停留膈中，然亦不遽动，或因忧患，或因忿激，劳心伤力，皆足以动之。若其人脾胃强健，传布如常，血不停蓄，纵使大患卒临，忿激暴起，与夫极劳其心，伤力之至，终未见吐血也。可见吐血者，必膈有所停蓄也。或又有无因而血自动者，乃为积满之故也。问有下趋大便而不上逆者，虽皆脾胃气虚，然胸中之阳犹能宣布于上，血故不得上僭而转下趋，是便血与吐血者同源而异派，治法总以理脾健胃为主，于中仍看本气，分别寒热，而为加减，此一定而不可易者也。

至若所谓伤寒失表者，不通之至也。盖伤寒有传经之邪，其不传者，虽百日之远，终在太阳，不传他经，原有成法可施，不为失表，亦不致吐血也。若邪本传者，递传六经，法当随经用药，不得妄投麻桂，亦不得以失表名之。况乎仲景立法，至详且尽，未尝云失表者吐血也，何故创此不经之言，贻害千古，可胜悼哉？总缘叔和伪撰而乱仲景，阴阳乖舛，倒乱六经，后人以讹传讹，医风日趋日下，苟非喻嘉言特出手眼，尚论三百九十七法，厘订六经，剖析阴阳，现身说法，金针并度，千古冥冥长夜矣。业医者不读《尚论篇》，不识六经阴阳之理，所以遇病即错，至吐血者百无一生。予尝自激心伤，不揆卤下，敢将数十年寝食研求得力于仲景、嘉言者畅发其义，针砭诸家，启迪后贤，俾不致贻其误，以偿吾生平之所愿也。

大吐血者非不可治，医家不得其传，不知法主理脾健胃，徒据不通之言，以为伤寒失表，妄投麻桂，则卫阳、肾阳均被耗损，命已去其半矣；继则清金保肺，以伐胸中之阳；终以滋阴降火，伐尽脾中之阳，其命全去，虽有善者，无能为也。藉令其人委实阴亏火旺，或表邪实盛，然必重在理脾健胃，兼行表法，或兼滋阴，否则非法。忆二十年前医友人魏学周吐血之证，其血冲击而出，食不下，不能言，其体火旺阴亏外见，苔干口臭，心烦恶热，终夜不寐，而且黑暗之中目光如电。夫昼明夜暗，天道之常，今当晦而生明，反乎其常矣。所以然者，真阴素亏，血复暴脱，阳无依附而发越于外，精华并见，故黑夜生明，是乃阳光飞坠，如星陨光流，顷即泪没，危候也。药与大养其阴，以滋其阳，方用地黄、阿胶、知母、玄参、侧柏、童便，日服四剂，历五旬二百药而愈。由今观之，尔时识力尚欠，仅据火旺阴亏一端，殊不知吐血者皆由脾胃气虚，不能传布，药中恨不能重用参芪等以治病之源而弥其后患。故病虽愈而根未除，明年九月厥病骤发，倾囊而吐，血竭而死矣。伤哉！向使能合理脾健胃于养阴济阳之中，或者根可除而病不发，予无憾矣。

凡吐血者，必兼咳嗽，以蓄血与留饮皆为脾胃气虚，故二证每相因，或先留饮而后吐血，或先吐血而后咳嗽，又或咳唾而痰血相兼，治法总不外乎理脾健胃。医家不解，概谓伤寒失表，死于麻黄者十常八九。又有但咳痰不吐血者，医家谬谓白血，不思白者何为血耶？且皆以为失表，而同死于麻黄。又谓麻黄能搜肺寒，且谬指咳嗽属肺寒，故皆以麻黄为咳嗽要药。恶是何言也？麻黄专走太阳之表，并不入太阴肺经之里，何其不通若此？凡吐血者，未经误药皆可治。曾治骆子仰山，留饮咳嗽，服温经涤饮等药，数剂未愈，忽然吐血甚多。不知者皆谓姜附燥动其血，予曰：非也，是血与饮同条共贯，皆由脾胃气虚，不能传布，法当理脾健胃，大补中气。方中倍加黄芪、白术，又数剂而血渐止，但仍咳嗽，胃口不开，胀闷不欲按。盖痰痞与气痞喜按，不欲按者，乃蓄血之证也，此为中气未复，健运不行，逐日所生之血不得流布，仍复停蓄。恐其再吐，吐亦不妨，前药不可歇手，再服数剂，其血下趋大便而出，予喜曰：此胸中之阳渐复，且脾胃有权，秽腐当去，休征也。于是药中再加肉桂、故纸，又十余剂而愈。所幸者未经误药，否则恐亦无能为也。

吐血之证多有喘者，乃为中气不足，转运无权，兼之肾气涣散，胸中之气不能下达，上逆而为喘。法当重用黄芪、白术大补中气，故纸、益智收固肾气，砂仁、姜、半宣畅胸膈而醒脾胃，使中州气旺，转运有权，肾气收藏，则胸中之气肃然下行而喘自止。彼皆不得其传，谬谓黄芪、白术提气，死不敢用。

曾医陈子老三之子，始初吐血甚多，既则咳唾痰血相兼，喘促不能卧，奄奄一息，人将不堪。予曰：此证大难，非我所能及。陈子告曰：贱兄弟三人，下辈十人，皆为吐血，已死其九，仅此幼子，尚未婚娶，敢求先生怜而救之。予曰：非敢推诿，但恐过服清金等药，曷可救也。陈子云：病虽三月，然未服药，皆因前此九子服药无用，今则不药。予曰：尔既不药，请我何为？陈子曰：闻先生医吐血最验，故尔相恳。既毋庸予辞，乃勉强作剂，芪术各八钱，曰不居功，亦不任过，但看缘法何如。明日，陈子来云：昨有二位高医，讨药单一看，缩首吐舌，诧为不祥，谓黄芪、白术提气，是吐血者大忌，若此重用，则必喘促加剧而立死矣。陈子曰：芪术提气之说，亦常闻之矣，舒先生独不闻有是说乎？且吾家九子，先生等皆未用芪术，尽归于死，大抵必有精妙之理，非寻常所能及，吾径以法与之。今早看来觉稍平，再服数剂，血亦渐止，饮食渐康，六十剂而全愈矣。

吾见一少年患吐血，医者任用吐血诸方而强止之，彼以为治得其法，殊不知死于此矣。夫吐血一证，皆由脾胃气虚，不能传布，法主理脾健胃，宣畅胸膈，使传布如常，血不停蓄，其病自愈。医家不明此理，希图暂止，谬以为功，独不思停蓄之血，败浊之余，岂能复行经络？况败浊不去，终为后患，壅塞胸膈，脾胃愈亏，后此新生之血愈不得流通，以致积而复动，冲激而出，壅塞咽喉，搐入鼻孔，呛入肺管，至不得息，其死立至，医不强止其血，必无搐死之惨。未几，少年果为积血而动，呛搐而死矣。故止血诸方切不可用，学者识之。

附：辨肺痈肺痿

咳唾痰血，腥臭稠黏，为肺痈、肺痿也。肺痈之证，面红鼻燥，咽中干涩，喘咳声哑，胸生甲错；肺痿之证，口吐涎沫，饮一溲一，遗尿失声。二证治法，以肺痈宜泻、肺痿宜补之外，均当滋阴降火、润肺逐痰。愚谓所说非理也，肺为娇脏，岂可生痈，溃出脓血，肺已坏破，而得生乎？或曰可生，纲目所载，有犯凌迟罪者，当时讯拷其背，肺被拷坏，溃而吐出，狱吏悯之，服以白及长其肺，典刑时见其肺上白及末尚未尽化。此更无理也，隔诸脊骨，不得伤肺，何肺拷坏而骨不坏耶？且白及由食管入胃，不得由气管入肺，其诳显然矣。其所谓肺痈者，实为里燥协痰血而上，搏结而生臭也；胸生甲错者，燥侵胸膈，上脘干涩，咳逆而刺痛也；面红鼻燥，咽干声哑，皆燥证也。法宜天、麦、甘、桔、玉竹、蒌仁、贝母、鸡子白，俟其燥去津回，咽膈清利，仍当用参、芪、苓、术、砂、蔻、星、半、甘、桔、二冬以善其后。肺痿者，虚寒协痰血而上，郁积而作臭也；吐涎沫者，寒饮上逆也；音哑者，痰壅咽膈也；虚寒在下，溲便长，肾阳惫甚则遗尿，法宜参、芪、术、附、砂、蔻、姜、半、故纸、鹿鞭、桑螵蛸。其证皆与肺经无相涉也，何得谬名肺痈、肺痿哉？兹特辨。

鉴识：舒氏论吐血可谓度世之金针，开篇即直言不讳地批评世医谓吐血为伤寒失表、肺金受伤、相火烁肺的观点。他认为人身后天所生之血为水谷之精气，全赖脾胃气健而为传布周流；若脾胃不健，不能宣布，血乃停留膈中，或因忧患，或因忿激，或劳心伤力，皆足以动血。他认为治法总以理脾健胃为主，然后察其本气，辨识寒热而为加减。他批评当时医家所执伤寒失表之说，遗误后世，致使吐血者百无一生。他认为吐血是可治的，误就误在庸医不知理脾健胃，要么以为伤寒失表，妄投麻桂，则卫阳肾阳均被耗损；要么清金保肺，以伐胸中之阳，终以滋阴降火伐尽脾之阳而命全去。最耐人寻味的是，他认为若其人委实阴亏火旺，或表邪盛实，然必重在理脾健胃，兼行表法，或兼滋阴，否则非法。他列举魏学周吐血案，所见之证纯是一派阴虚火旺之证，舒氏用大养其阴以滋其阳，二百药而愈，逾年厥病骤发，倾囊而吐，血竭而死，他愧当时没能合理脾健胃于养阴济阳之中。这一案例足以证明凡吐血之证不知温阳补气、理脾健胃是一大错。舒氏作为一临床家，能深刻地反思和检讨失误，确实体现了务实的医疗作风，这在一般医者中是很难见到的。

他认为吐血与咳嗽兼见是蓄血与留饮，二者均由脾胃气虚所致，治法总不外乎理脾健胃，可当时医者却按伤寒失表治，而死于麻桂者十居八九。舒氏举出治骆子仰山留饮咳嗽，服温经涤饮药后忽然吐血，世俗皆谓姜附燥动其血，可舒氏却胸有定见，认为血与饮同条共贯，皆由脾胃气虚不能传布，不仅不改弦易辙，反而在姜附剂中倍加黄芪、白术，以理脾健胃，大补中气，不止其血而血自止；其后有咳嗽，胃口不开，胀闷，他认为有蓄血，蓄血之因也是中气不足，健运不利，所生之气不能流布，仍复停蓄，他仍以前方继续进服，并在方中再加肉桂、故纸以温摄肾气，终于胸中之阳渐复，脾胃有权，秽腐去而病愈。又举陈氏一例，陈家三兄弟下辈十人皆服清金等药而死其九，可舒氏却用大剂扶阳健脾补气之芪术而使最后一人幸存下来，凡此足资证明舒氏之见旷古稀今。

吐血一证，血因火而动，所谓热邪迫血妄行，是亘古至今中医的一大误区，凡医者一见吐血，皆谓阴虚血热，所操方药无不是以养阴清热止血为法。舒氏见当时世医治吐血用清热凉血之法百无一生，感叹地说："予常目激心伤，不揆卤下，敢将数十年寝食研求得力于仲景、嘉言畅发其义，针砭诸家，启迪后世，俾不致贻其误，以吾生平之所愿也。"千百年来，患痨瘵吐血，即今之肺结核，确实百无一生，甚至毁门灭族也不鲜见，舒氏却一针见血地指出，不是死于病，而是误于医。医者一见吐血，即手足无措，妄以清热滋阴、凉血止血之剂，频服不止，如三生饮、养阴清肺汤、百合固金汤等，并认为是千金不易之法，致使脾土日衰，肾元渐竭，摄纳无权，终致吐血而死。舒氏客观务实地总结了临床得失，最终悟出了大凡血证总由脾胃气虚、元阳衰乏之至理，大法总以理脾健胃为主，纵然见有火旺阴亏一端，但脾胃气虚仍是其本，治之切不能舍本逐末。笔者数十年的临床经历，确实验证了舒氏的这一理论，在临床中不论何等血证，真正属火旺阴亏的确实难得一见，特别是肺痨吐血，几乎不存在阴亏火旺。孔子曰：离为火，离为阴卦。火是红色，血亦是红色，故知火盛吐血正是阴盛，必用阳药而始能愈，此儒者之权衡，非俗子所能窥测。知非氏并说："火是阴"，《内经》也说："阴病治阳"，当用阳药治之。舒氏可能基于这一思想，并验之临床而发展了这一理论。笔者惯崇舒氏之法则，治疗诸般血证，特别是虚痨吐血，可称百无一失，世之惯持阴亏火旺之见者，切当警醒于斯。

黄芪白术不固表

黄芪、白术大补中气，皆入太阳之里，不走躯壳之外，何以固表？外科用之托毒外出，可见其性外攻，不为收敛，显然矣。即不当用而误用之，亦只壅塞中焦，无固表之理也。但当云实者不必用，虚者必当用之，以御其表也，彼不知分经解表，又不能辨其虚实，用之不当，能无害乎？无怪乎其视等砒鸠也。且云治病必先表后补，乌知三阴虚寒，诸证必当温补并用？若但驱阴散寒，而不知及早重用芪术，则寒虽去而虚不能回，甚且不治矣，而况妄行表散者乎？是必重用芪术补中宫之阳以翊之，则火种不致灭也，否则火种无存，吹燃无益矣。夫先天真阳属肾者，以媾精属肾，故曰属肾，此生身之本，健肾之根，先天之火种也，然非养生之物。养生之道在于黄庭，黄庭者，即中宫之阳气，乃发育之元，先天之宰，养生之火种也。黄庭贞固，真阳不露；黄庭寂灭，真阳立亡。故有肾痿精绝而不死者，黄庭之火种在也。仙家修炼，进阳火归于黄庭，以造其基，可见主宰先天之权在是矣。而驱阴回阳必重芪术者，即修练造基归于黄庭之妙旨也。

又常有三阴虚寒腹痛之证，法当温补并用者，俗名气痛，概用顺气等药，以耗其气而伤其阳，虽能暂快目前，必渐加沉重，久而酿成不治之证矣。且云其气既痛，岂可补气？而芪术又视等砒鸠焉。是皆不谙六经之法，不明虚实之理也。

又有等精亏火旺素惯脾约者，必欲出恭，畅利则安，否则烦躁无极，法宜阿胶、地黄熬膏，黑脂麻、核桃肉扫浆常服，养阴以济其阳，润燥以通其便，生育精津，以制火邪，则百年可享。医家不达，妄用大黄、芒硝，每日常服，取其大便一行，可图暂快，转令津愈亏而热愈结，竭其阴而死矣。盖以大黄、芒硝但能泻火，不能养阴，卒亡其阴也。其用顺气等药治气痛者，罪与同归。

鉴识：肾为先天之根，脾胃为后天之本，医者无有不知。但一旦临证，即忘之脑后，只知药随证转，很少探求证之所因。舍本逐末，虽能暂快目前，但本实先伐，根基动摇，其寿不永。舒氏深明此理，临证时特别注重脾肾，注重元阳，他说："夫先天真阳属肾者，以媾精属肾，故曰属肾，此生身之本，健肾之根，先天之火种也，然非养生之物。养生之道在于黄庭，黄庭者，即中宫之阳气，乃发育之元，先天之宰，养生之火种也。"正因为他重视脾肾之元阳，所以喜用芪、术、附、桂等扶阳补气药，他驳斥医家有执黄芪白术固表之说。在这一点上笔者认为，舒氏所指的是作固摄收敛解，而他的本意是黄芪、白术通过健旺脾胃之气，使肺气自旺，肺为五脏六腑之华盖，肺卫之气充足，则邪不可干，所以舒氏曰："但当云实者不必用，虚者必当用之"。在外科临床上，医者常用之托毒排脓，这一点就足以证明芪术不是固摄收敛药。因此即或兼有表证，也不应忌讳，当虚人外感，如在解表药中加上芪术扶正以驱邪，其效益彰。

他认为治病必先表后补，三阴虚寒必当温补并行，并认为芪术宜乎用早，否则虚不能回，甚至酿成不治。对于三阴虚寒证，早用重用芪术之目的是以补中宫以翊之，使其火种不灭，意谓虚寒之体虽有表证，必须先温其里，中宫阳旺，外邪自溃，所谓扶正以祛邪。笔者在临床中，从来都是本着舒氏这一法则，不论虚实之人，凡表证从不忘扶阳补气，甚至不用表药，单用温里补气如芪、术、桂、附之类，可达意想不到的效果，从未见有劫阴恋邪之弊端。如此有人会问：如患者是阴虚兼外感或外感风热之邪，你也用芪、术、桂、附吗？我是一位临床医生，只能从临床的体悟谈感受。前番已多次讲过，当今之世，因于环境、气候和现代人类进步的影响，真正阴虚阳旺体质的人确实少见，因此患阴虚外感或风热外感的人是很难见到的。我想既然感邪，其人多虚，即或从表面看来属阴虚外感，或风热之邪，都是表象，也可以说是假象，其里气之虚仍是其本，药用芪、术、桂、附，非但可用，而且必用。想医者无一不明白阴阳互根之理，攘外必先安内，扶正可以达邪，用阳可以化阴，但临证时却不敢一试。

舒氏反复强调人身只要火种不灭，生机尚存，若火种无存，则仅存尸骸。先天之火种，黄庭之火，中宫之火，均为养生之火种，宜补不宜伐。他谈到三阴腹痛证当温补并用，不能用顺气药以伤其阳，批评世医只知顺气，图其暂快一时，久之酿成不治，而把芪术视为砒鸩。的确，腹痛一证有虚实之分，但临床中以虚寒证为多，一见腹痛，不辨虚实即理气止痛，若是三阴虚寒，岂有不败之理。舒氏提出这些观点意在针贬时弊。

舒氏又提到脾约一证，如是津亏火旺，法宜胶、地熬膏，黑脂麻、核桃肉等常服，养阴以济阳，润燥以通便，并批评医家妄用大黄、芒硝而取快一时。脾约一证，大黄、芒硝固然不可取，笔者认为除了黑脂麻、核桃肉外，阿胶、生地同样不可取。大凡脾约一证，大都因于脾阳不运，肾气衰乏，因大肠转输之功能全赖肾气和中宫之气的动力，才能有力地按时地把大便排出体外。设脾肾之气不足，健运无权，大肠蠕动无力，可导致大便不能及时排出，滞留肠间而形成便秘。笔者几十年在临床见过无数因于便秘而更数医的，无一例不是惯用滋阴润燥、理气通便的，无一不是图快一时，终成败局，终年不愈。在临床上遇到患此病者大都是因于脾肾阳虚，真正属于阴虚火旺者的确难得一见，即使偶然所见，笔者也以健脾温肾为主，脾肾阳回健运则阴津自生，芪、术、桂、附理应是当家的主药，再拟黑脂麻、核桃肉以温润之，确实无有不效者。我相信，作为一名长期从事临床的医者，只要不是光捧着书本的基本教义派，都会有深刻的反思，甚至会猛然警醒。

论治杂错轻重权宜法

患虚寒病者，有杂错阳邪在上，心烦饮冷，法宜方用黄连浸取清轻之汁掺入温补药中。若上身热而多汗，心烦口燥，下身冷而腹痛者，法宜石膏撤其上身表里之热，合温补以治虚寒；若兼心烦不眠，肌肤燠燥，口渴咽干，法宜麦冬、阿、地等药掺入温补药中；若但见胸有微热，微烦，不欲眠，不甚燥渴者，不宜用阿、地、石膏、连、麦等重浊诸药，但用雪梨、西瓜甘寒之物，略除微燥，取其轻清易过，无碍本气，所有当耳。各种杂错，殊难笔罄，但当以六经之法参伍而错综之，无所往而得之矣。

鉴识：凡阴阳杂错之证，组寒热互用之方，仲景最是高手，如小青龙汤、诸泻心汤、白通加人尿猪胆汁汤、乌梅汤等，灵活而又严谨，丝丝入扣。舒氏深谙此理，效法仲景，每临寒热杂错之证，权衡表里上下，轻重缓急，寒热互用，补泻兼施，有条不紊，纲纪井然。如他治疗虚寒病者有错杂阳邪在上，心烦饮冷，取黄连浸取轻清之汁兑入温补药中；治身热汗多，心烦口燥，下身冷而腹痛，取石膏撤上身表里之热，合温补以治虚寒；治心烦不眠，肌肤燠燥，口渴咽干，每以麦冬、阿胶等药掺入温补药中，等等，都能权衡应变自如，堪为后人效法。

论治虫法

盖虫生于湿，法属太阴，因脾脏虚寒，则停湿而生虫，药主扶阳补土，以逐其湿，杀虫其二义也。后人咸宗乌梅丸，谓虫得酸则伏，得苦则安。然黄连苦寒，损伤真阳，乌梅酸寒，滋津生湿，安能治虫乎？治虫之道，务当温燥竭力杀之，伏之何益？安之何为？尝医谢生者，初患缩阳，服芪术四逆汤而愈，但人事倦怠，饭量反加，且善消善饥，食未久又索食，于是日食五餐，夜食二餐，凡三碗，出恭二次，通计一日所食，过平时三倍，人事更加倦怠，不能起床，起则眩绝，此虫证也。凡虚弱之人不能多食，食固难消，日食三倍，非虫何以消之？食愈多而愈倦者，食反为虫消，不养于人，反消耗其正也；起则眩绝者，虫因人动而动，扰乱而神昏也。方用黄芪、白术各八钱，星、半、姜、附各三钱，以扶阳驱湿。因其病源从厥阴而来，仍用吴萸、川椒各三钱，加枯矾一钱以杀虫。服二剂，饭减如故，人能起床，于是方中去枯矾，又数剂而全愈。治虫之法，无过于此，其他诸药皆非法也。盖明枯性凉，煅枯则温且燥，故能驱湿杀虫；凡治痰饮咳逆于理脾逐饮之中，另用枯矾饭碾成丸，服一二钱，屡见速效；治湿毒溃清脓，流水不干者，服枯矾丸可收。凡此皆屡试屡验者也。

鉴识：虫生于湿，湿又何来？无不由于肾阳衰乏，火不生土，脾土失运。自然界中凡阴暗潮湿处才滋生虫蚁蚰蜒之类，阳光充足处此类就不易滋生，人之体，其理亦然。舒氏说："盖虫生于湿，法属太阴，因脾脏虚寒，则停湿而虫生"。基于此理，舒氏用扶阳健脾祛湿，使虫无寄生之地，此治虫之大法。他认为乌梅丸不合治虫之理，方中连、柏、乌梅为苦寒损阳助湿之品，不利于虫证。这一看法从法理上是站得住脚的，不应有何异议。大凡虫证，小儿患之最多，每因恣食生冷，脾阳受损，寒湿阻滞，患虫证未有不腹痛的，腹痛多时痛时止，并多兼有呕吐，大便多溏薄不畅，脉沉弦甚至脉伏，显属三阴寒实之证，临床中如执乌梅丸或汤，往往效果平平，如按舒氏扶阳健脾除湿之法，无不效如桴鼓。多年来笔者遇胆道蛔虫病，采用舒氏之法加大黄、细辛而获佳效，可见舒氏之法理不谬。

论心跳

心跳一证，医家谓心虚，主用枣仁、柏子仁、远志、当归以补心血，于理不合。心君藏肺腑之中，深居大内，安静则百体顺昌，否则百骸无主，颠沛立至，岂有君主跳而不安，百官泰然无事，治节肃然而不乱者乎？必无此理也。观仲景书中有心下悸，无心跳之说，若谓心虚者心跳，何以脾虚者脾不跳，肾虚者肾不跳？盖心下悸者，心下有水气；胁下悸者，胁下有水气；脐下悸者，脐下有水气，皆阴气挟水而动，主扶阳以御阴，补土以逐水。彼以心下悸为心跳，然则胁下悸与脐下悸者何物跳耶？何其所见之不广耳？或曰：凡受惊而心跳，跑急而心跳者，非心跳乎？是则毋庸置喙。予曰：非也，盖惊则气散，跑则气伤，不过阳气受亏，阴气上干而为悸，尚在肺脏之外，安能摇动大内乎？是理之一定者也。且要知病在气分，不可用血分之药，以犯仲景之禁耳。

鉴识：确实如此，一见心跳，医家皆谓心虚，无不以枣仁、柏子仁、远志、当归之类，以补血宁心，其结果是效者半，不效者半，效者不能持久。且心悸必有所因，正如舒氏所说：心君藏肺腑之中，深居大内，安静则百体顺昌，否则百骸无主，颠沛立至。如受邪侵，则悸动而不安。心为君主之官，内寄真阴和真阳，即心气和心血，心君只有在心阳鼓动下，心阴即心血才能灌溉五脏六腑、四肢百骸，治节有常而不乱。心中的阳气为心君之主宰，如心君被邪所侵，或心阳有损，则心悸、怵惕而不安。但世医见有心悸，只知补血养阴，很少有人重视心气心阳。其实心悸一证因为心阳不足的人居多，舒氏说："心下悸者，心下有水气"，"主扶阳以御阴，补土以逐水"，心下有水气即所谓水气凌心，心阳受其克伐，还有阴寒之气上干，心阳受损而悸动。总之，心悸一证无不属于心阳虚，笔者认为舒氏用扶阳御阴之法是切合病机的。

论虚寒证真阳发露而竭于下者

常有虚寒之人，因黄庭火惫，真阳不能内守而竭于下者，则阳强势举，肾精倾泻，无可聊奈之极，医者无法可施，束手待毙而已。予细绎其故，粗工仅知培补肾阳，但用附子、肉桂、枸杞、桑螵蛸等药，而不知重在中宫之阳，始初即当重用黄芪、白术，则黄庭火种不致灭也。稍缓则无及矣，而况不用者乎？其中或又误用茯苓、陈皮等药泄其真气而开其孔道，以致关门不禁，精无统摄，若再误以为火，妄投寒凉，孤阳立绝矣。亟当灸百会穴，温其上以升其阳，则阳自安而势自收，药中不可温补肾阳，愈动其火而更走其精，法宜重用黄芪、白术、人参、鹿茸温补黄庭，益其气而举其陷，则肾自固而精自守，此一定之理也。予尝试之而有验，学者识之。

真阳发露者，或卫阳解散，则多汗而为亡阳；或虚阳上越，则面赤而为戴阳；或中宫阳去，则能食而为除中；或孤阳下陷，则火动而为下竭。总缘黄庭衰惫，不能统摄之故。务当及早重用黄芪、白术，则黄庭有所主持，诸阳不致发露矣。

门人季步干问曰：太平乡所医之证，人皆称奇，其中奥渺可得闻乎？余曰：晰理精深，难逢知己也，今为尔言之。其人因家难不决，数月郁闷，忿怒不已，岁底归家，抱病不堪，神识不清，不知昼夜，欲寐不寐，惺惺达旦。医者为之安神解郁，病转加剧，求予诊视，脉微如丝，按之即绝，人事不知，饮食不下，翕翕微热，漐漐汗出，昏眩少气，欲言不出，且又兴阳，强梁不已，半夜时胸中扰攘，两气欲脱，五更时方安，日中时亦然。客问：此人阳虚之极，何得肾阳复强。余曰：明乎哉问也，此乃孤阳下陷，为阴所迫，阳从下竭之证也。又问：胸中扰攘，痰乎？气乎？余曰：窘乎哉问也，并无形迹，其理莫措。余静筹之，明日方得其解。其人抱闷终日，默默不欲人言，静而生阴也，浊阴壅遏胸中，冒蔽清阳，所以神识不清，且饮食不下；子午二时，阴阳代谢因其阴过胜，不容阳进，代谢之顷，故有此脱离之象；其所以不得寐者，亦为孤阳不得与强阴交也。然此证非外邪直中之阴，不可以附、桂等药驱而逐之，法当大补其阳，阳旺阴自消，阴消阳不陷，且肾火必自安，而阳亦自不兴矣。方用黄芪、白术、人参、鹿茸、白蔻、志肉，一剂而效，十余剂而全愈。

鉴识：所谓强梁易举之证，医者每视为君相之火，乃阳强不与阴交，阴虚不受阳纳。治之之法，无不投以寒凉滋镇之品，填补真阴，以制强阳。唯独舒氏认为是虚寒之人，因于黄庭火衰，真阳不能固守而竭于下所致。黄庭指的是中宫之阳，舒氏认为病在中宫黄庭，非指肾中之元阳，所以治之当重用黄芪、白术，以补中宫之阳，不得用附、桂等温补肾中之元阳；至于茯苓、陈皮及寒凉之品，因其有泄其真气、克伐真阳之蔽，理当禁忌。笔者屡在临床验证，似觉舒氏之论也有失偏颇。强梁易举之证，无不病关少阴，少阴阴寒内盛，逼阳于外，虚阳上越可出现面色戴阳、口腔糜烂、牙龈及咽喉肿痛等证，真阳不能内守而陷于下，则致强梁易举，总之均为寒阴内盛、元阳不潜所致。由此可见，如舒氏所说"重用黄芪、白术，使黄庭火种不灭"固属重要，但少阴肾中真阳亦不应忽视，故附、桂等壮元阳之药切不容舍弃。因为后天之脾阳必赖先天之肾阳以温养，只有这样才能真正达到火种不灭。笔者治强梁易举之证，尝用四逆汤加芪、术，以温补脾肾之阳，再加黄柏、龟板以潜摄之，屡见佳效。至于单用芪、术，尚嫌回阳驱寒力弱，恐难收近效，不知重用久服如何？尚待临床进一步观察。

脉　图

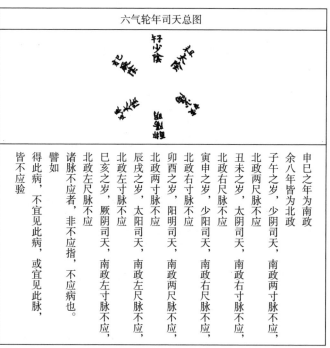

六气轮年司天总图

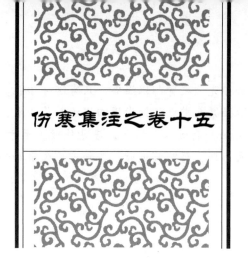

申巳之年为南政

余八年皆为北政

子午之岁，少阴司天，北政两寸脉不应，南政两寸脉不应；

丑未之岁，太阴司天，北政右尺脉不应，南政右寸脉不应；

寅申之岁，少阳司天，北政右尺脉不应，南政右尺脉不应；

卯酉之岁，阳明司天，北政两寸脉不应，南政两尺脉不应；

辰戌之岁，太阳司天，北政左寸脉不应，南政左尺脉不应；

巳亥之岁，厥阴司天，北政左尺脉不应，南政左寸脉不应。

诸脉不应者，非不应指，不应病也。

譬如

得此病，不宜见此病，或宜见此脉，皆不应验

图 15-1　六气轮年司天总图

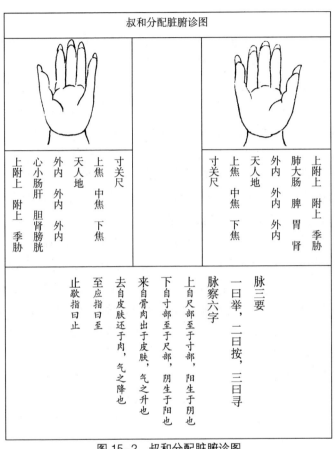

伤寒集注之卷十五

图 15-2 叔和分配脏腑诊图

辨讹

李士材曰：寸主上焦，以候胸中；关主中焦，以候膈中；尺主下焦，以候腹中，此人心之定位也。大小肠乃下焦腹中之物，脉诀候之寸上，有是理乎？滑伯仁见及此，以左尺主小肠前阴诸病，右尺主大肠后阴诸病，可称千古只眼。

喻嘉言曰：小肠属火，不当候于左尺，左尺主肾阴，属水，当候右尺，右尺主肾阳，属火，以火从火也。大肠属金，不当候于右尺，以金从水也。

诏按：叔和以心与小肠皆属火，故同候左寸；肺与大肠皆属金，故同候右寸，不为无理。滑氏以寸关尺三部分配上中下三焦，候小肠于左尺，候大肠于右尺，是又一理也。嘉言谓小肠当候右尺，大肠当候左尺，盖取二家之意而折衷之。愚谓人身左属阳，右属阴，理当以左尺主肾阳，右尺主肾阴。妊娠脉云左疾男喜、右疾女娠，以阳受气于左，阴受气于右也。此左阳右阴显然矣，脉诀反之何为乎？夫诊寸口之法，其来旧矣，究非确义，《难经》云：寸口者，脉之大会也。又谓：肺为华盖处其上，五脏六腑入其下，皆有真气上熏于肺，故曰肺朝百脉。然寸口者，肺经经脉所过之处也，其脉起于少商，终于中府，所过之处甚长，何独取乎寸口三指之间耶？且肺朝百脉之说，不果膈中有膈膜遮拦，不使下焦浊气上干渍道，是肾与膀胱、肠、胃诸经之气皆不得熏于肺也。藉令得而熏之，亦只熏于肺，寸口何可得而熏之耶？又何以少商、鱼际、尺泽、云门等处，皆不可得而熏之耶？夫既无熏寸口之理，安得谬谓寸口脉之大会也？又安得谬指某部主某经耶？是皆未有所据耳。惟其无据，皆得以意为之，故叔和一说，滑氏一说，嘉言又一说焉。诏不揣其谫陋而僭为是说，得以辨之，可见脉诀不足凭也，其何敢特逞所见，自以为是而贻误后之人乎？高明谅之。

鉴识：诊脉之道，三部九候，首见于《黄帝内经》，后人尊从仲景之书，但因于兵燹，其中脉法也不无散迭，有论脉之处与后世《脉经》不合，后叔和脉法、嘉言脉法、滑氏脉法各执己见，未有定论者，所以舒氏说："是皆未有所据耳。惟其无据皆得以意为之，故叔和一说，滑氏一说，嘉言又是一说，诏不敢揣其谫陋而僭为是说，得以辨之，可见脉诀不足凭也。"确实如此，古今脉学所论甚杂，难怪舒氏存疑。

人迎气口说

喻嘉言曰：脉诀谓左手关前一分为人迎，以候外，因曰人迎紧盛伤于风；右手关前一分为气口，以候内，因曰气口紧盛伤于食；两手关后一分为神门，以候肾气，曰神门紧盛，痛居其腹。盖人迎乃足阳明之精"脉"，在结喉两旁；气口乃手太阳之经脉，在两手寸口，何得妄指两手关前一分为人迎、气口而分诊乎？其所谓神门之说，节外生枝，尤其谬甚。既以两肾分诊于两尺，何得又以神门候肾耶？此皆脉诀之谬耳。

辨脉篇

迹象分疏

脉之名数，二十有七。

浮芤滑实弦紧洪，名为七表属阳宫。

微沉缓涩迟并伏，濡弱为阴八里同。

长短虚细促动结，代革同归九道中 道者何也？ 不识有解否。

更有数牢散三脉，二十七脉名数穷。

浮、沉、迟、数四者，诸脉之纲领也。

浮者，浮于上也，举之有余，按之不足。

沉者，沉于下也，重按乃见。

迟脉一息三至，往来迟慢，五至为平，四至为缓，三至为迟，二至为败。

数脉一息六至，往来疾数，六数，七极，八脱，九死，十归墓。

洪、虚、散、芤、革、濡、微七脉，兼乎浮也。

浮大有力为洪。

浮大无力为虚。

虚甚为散。

芤脉中空浮大而软，沉候亦大，中候不足，故曰芤脉中空。

革脉浮大有力，中候、沉候皆空，不空为洪，中空为芤，中沉皆空为革。

濡脉浮小而软，浮小不软，为何脉也？

微脉浮而极小、极软，过甚于濡。

伏、牢、弱、细四脉，兼乎沉也。

伏者沉之极也，_{沉行筋间，伏行骨上。}

牢脉沉大有力，浮中皆不足，_{沉大无力，为何脉也？}

细者沉小而软，若丝线不应指也，_{沉小不软，为何脉也？}

弱者，软小之极也。

缓、涩、结三者，兼乎迟也。

缓脉一息四至，往来和匀。

涩脉往来蹇涩，漫无神气。

结脉迟而时一止，止有定数，_{其几动一止，又十几动，如前后不对，为无定数。}

促、动、紧三者，兼乎数也。

促脉数而时一止，亦无定规，_{迟止为结，数止为促，皆无定数，有定数者皆为代脉。}

动脉数而短，圆如豆粒，汩汩动摇，_{动与滑相似。}

紧脉往来疾劲，弹搏人手。

代脉不论迟数，止有定数，不能自还，_{如十五动一止，再候仍十五动一止，谓止，有定数即谓之不能自还，止无定数者为有还也。《康熙字典》"代"字注云：不还曰代。}

实脉不论迟数，不大不小，浮中沉三候，皆坚实而有力也。

长短弦滑，不论浮沉迟数，各因迹象而得其理也。

长脉有余之诊，相引之象，过于本部，不大不小，迢迢自若。

短脉不及之诊，短缩之象，不及本部。

弦脉如张弓，弦劲而端直之象，弦以象言，紧以力言。

滑脉往来流利而不蹇滞。

诏按：此二十七脉中有未妥者，当改之。如浮小而软为濡，濡甚为微，曷若以浮小不软、濡软者为微乎？沉小而软为细，细甚为弱，曷若以沉小不软为细，细软者为弱乎？至于虚甚为散，沉极为伏，二者多事，删之不可也。更有四种有状无名，如坎中满、兑上缺、巽下断及沉大无力者，皆有其脉无其名，阙如也。

今不之补者，是不欲无中生有，为此无益也。

鉴识：古人论脉各有千秋，学者无所适从。通常所设二十七脉，倒还指下易明，至于浮小而软为濡，濡甚为微，沉小而软为细，细甚为弱，诸如状元名、坎中满、兑上缺、巽下断等名目繁多，有其脉，无其名，即无可名状之意，舒氏不为之补者，是因补之无益，反添蛇足。

奇经八脉

奇经八脉者，阳维阴维，阳跷阴跷，冲任督带，不与十二经共贯，特其奇零耳。

阳维之脉，起于诸阳之会，由外踝之金门穴而上行于卫分；阴维之脉，起于诸阴之会，由内踝之筑宾穴而上行于营分，所以为一身之纲维也。阳跷之脉，起于足跟，循内踝而上行于身之左右，所以使机关之跷捷也。督任冲者，皆起于会阴穴，一源而三派，督脉循脊中而行于身后，所以总督诸阳，故曰阳脉之海；任脉循腹中而行于身前，所以承任诸阴，故曰阴脉之海；冲脉前行于腹，后行于背，上行于头，下行于足，以至谿谷肌肉，无处不到，为十二经络上下之要冲，故曰十二经之海。带脉横围于腰，状如束带，所以统束诸经也。阳维主一身之表，阴维主一身之里，以乾坤言也；阳跷主一身左右之阳，阴跷主一身左右之阴，以东西言也；督脉主身后之阳，冲任主身前之阴，以南北言也；带脉横围统束诸脉，以六合言也，既谓冲脉，前后上下无处不到，又谓冲于身前之阴，濒湖何言之不一也？

奇经八脉应诊

尺外斜上至寸，阳维，自内达外，阳之象也。

尺内斜上至寸，阴维，自外入内，阴之象也。

寸左右弹，阳跷可决，寸之左右，弹搏人手，阳跷脉也。

尺左右弹，阴跷可别，尺之左右，弹搏人手，阴跷脉也。

直上直下，浮则为督，紧则为任，牢则为冲，直上直下者，三部
俱长透之义也。浮则气张，阳之象也，故为督；紧则敛束，阴之象也，故为任，牢则
坚实有余之象也，故为冲。

诏按：以寸口分配十二经，三指之下，故难清晰，又杂以八
脉于其间，愈令人不能晰也。抑何所据，何可信乎？盖尺外斜上
尺内，斜上者，岂非两条脉交错而上耶？寸口脉只一条，未有此
两条也，诞甚。

鉴识：由古之三部九候而演变成独取寸口，也可以说是脉
学上的一大进步。以寸口分配十二经，尽管指下难明，但颇能
令医者接受，若不杂以八脉于其中，则能不乱人心智，所以舒
氏说："抑何所据，何可信乎？"在笔者看来，切脉之道，只能
结合症状作为参考，临床中可以见到一证而见数脉，一脉而兼
数证，有时要舍脉从证，有时要舍证从脉，脉诊之道全凭心灵
手敏，临床留意，心领神会，正如古人所说"心中了了指下难
明"，平时只有数多阅历，才能得之于心，以尽指下之妙，切不
能执其一端。

附：绝脉

雀啄连来四五啄，屋漏半日一点落，弹石硬来寻即散，搭指
散满如解索，鱼翔似有一似无，虾游静中忽一跃，釜沸之脉涌如
羹，医家见此休下药。

雀啄者，如雀啄食，连连凑指，且坚且锐，忽然顿绝，良久
复来。

屋漏者，如屋上漏水，良久一滴，溅散无根。

弹石者，如硬物击石，劈然一下，寻之即散。

解索者，如解乱索，指下糊涂，乍疏乍急，散漫无根。

鱼翔者，如鱼在水中，头身贴然不动，而但轻摇其尾，忽然
沉没不见，少顷复如前来。

虾游者，始则冉冉不动，少顷瞥然惊跳而去，良久仍复前来。

釜沸者，如釜中水沸，滚滚乱涌而无根也。

附：溢脉覆脉

溢脉上出鱼际，阳有余也，上竞上者，胸中喉中之事也。

覆脉下达臂间，阴有余也，下竞下者，腿股膝胫中之事也。

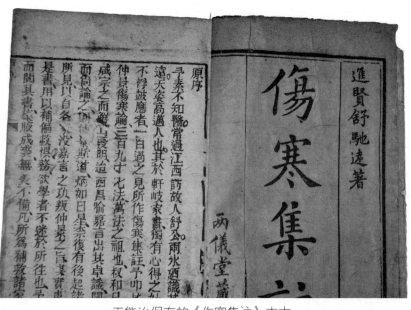

王能治保存的《伤寒集注》古本

轩窗医话

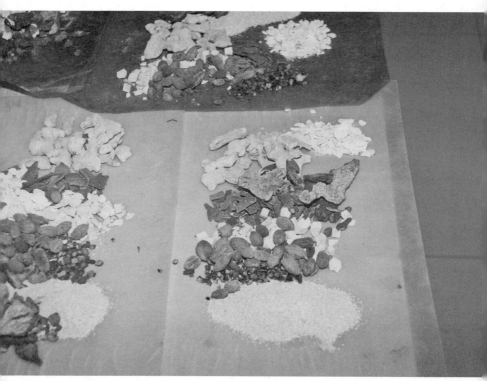

配药

我的妻子也懂些中医，平时喜欢读，喜欢问，但无缘走进这一行，确实，这对于她是一件终生的憾事。几十年来她目睹我父子两代人的坎坷中医之路和医海风云，感叹不已。多少年来，每当窗前月下，除了扯扯家常，就是谈不完的中医份内的琐事。有时当我想到近贤许勉斋先生所说的"夫医者有医话，犹学者之有笔记"，于是乎就不厌其烦不成文体地把它记录下来，我想，纵然所言不成学理，授人以柄，但对于我或许可以重新启瀹灵性和找到一点心灵的慰藉，从而也多一点生命的充实。

问：你曾告诉过我，你的处方有超过百分之九十的都用到附子，附子真的能治百病吗？

答：是的，我用附子是极为广泛的，并非我喜欢用附子，只是因为附子对许多病不仅当用，甚至必用。附子，自古至今医家普遍认为是大热之品，能温阳散寒，为治疗虚寒证和寒实证的首选药。正因为如此，在当今社会，人们的体质普遍是虚寒之体，所患之病不是虚寒就是寒实，元阳壮实和阳热实证难得一见。由于我有这样的认识和实践体会，所以我用附子的频率才有这么高。

问：为什么现代人多是虚寒之体？

答：这方面我说过很多，原因很简单，当今时代人类已进入到工业化的鼎盛时期，环境和气候的恶化严重影响人类的健康，人与生俱来的抗体受到削弱，西方医学的浪潮渐渐席卷全球，中国传统医学也难免不受到重大的冲击，如今中医确实有暮色苍茫之感。近代抗生素被广泛应用，甚至到了滥用的程度，致使人类的免疫功能下降，即中医学所说的元阳损伤。在我们日常生活中，看到长期应用抗生素的患者，不论是成人还是儿童，没有一例不存在阳虚的，许多病本来可以不用手术，但还是动辄刀针，懒于调治，这一类的患者伤阳动本的程度更为严重。再就中医自身而言，也放弃了中医的传统理念，把中医的辨证论治抛到九霄云外，一味跟着西医跑，诊病时只看西医的检测单，套病用药，把西医的炎症、感染与中医的阳热证等同起来，滥用大苦大寒药以抗菌消炎，如今的板蓝根冲剂、金银花露、牛黄解毒片等几乎成了家庭小药柜的常年备用药，六味地黄丸已被炒作成无所不治的神丹。试看当今药房里，除陈列着名目繁多的抗生素不说，中药的丸散之剂百分之九十以上都是寒凉药。这种药的广告也做得特别大，因此，在人们的认识中，由于这种商业性的导向，把这一代人普遍带进误区，认为这个世界是一个火热的世界，只有清热解毒才是健康的保证。人们认识上的谬误不仅仅只是如此，还有由于人类生活质量的改善和生活节奏的加快，以及前所未有的竞争压力，诸如空调和冷饮、熬夜、酒池肉林无一不在暗暗地动摇人的根基，消融人的元气，试问当今有几人是真正健康的人，有几人是元阳无损的人呢？

问：据有关报道，大医院里的中医专家和全国知名中医一天下来能看上百号病，你一天看三四十号病人忙成那个样子，你相信前者真的能如此吗？

答：是的，我也在不少的报道中和不少医者的自述中了解到一个知名中医或专家一日的工作量有多大，看来是惊人的。我不否认专家有其所长，只要一当班，排队就诊是不假的，专家、名医，自有其高明之处，当然患者趋之若鹜，这也无可厚非，但我还是难以理解一天如何能看那么多病人，因为我也是临床医师，一上班，虽然看病的人没有排着长长的队，但也没有空闲，一整天也是排满的，以每天工作八小时计算，一天能看上三四十号病人，就够满的，够累的。通常中医处理一个病人，即便是再高明的医师，毕竟也不是神仙，不可能望一眼就能明察秋毫、五内洞明，作为负责的医师，必须要过四诊这一关，所谓辨证求因，症状明确了，还得确立治则，书写病历（如果缺少病历记录，下次还能有效地进行复诊吗？）病历记录后，书写处方是少不了的，计算起来，处理好一位患者再快也得花上一刻钟左右；按这样计算，一个小时只能看上四到五个病人，在一个工作日内，就算医师有再好的精神，不吃不喝不休息，也看不了上百号病人。所以医师一天能看上百号病人真是让我觉得匪夷所思。

问：药房中的石膏、知母、大黄、芒硝等大寒药，一年中很少见你用一两次，难道当今就没有阳明病的白虎汤证和承气汤证吗？

答：问得很好！前面我已提到过，当今社会由于种种原因，导致现代人的体质多为阴盛阳衰，患阳热证的人也确实少见。在我一生的临床实践中，真正属于阳热实证的如阳明经证和腑证，真没有遇见几例。我想这或许还有另外一种原因，我相信阳热实证病在当今社会应该还是存在的，不过这种病多轮不到中医的份上，比如外感热病和流行性传染病，发热快、传播快、病情急，病家必定先找西医，因为现在的人们普遍认为西医治疗效果来得快，一输液，热势就下去了，很快纠正了热盛津伤的局面。确实，在这方面西医帮了中医一个大忙，使中医省了很多事，凡是属于阳热实证的，几乎没有首选中医的，轮到中医时往往都已经是病尾了，无不是转入三阴的虚寒证；当病转入三阴，西医就无能为力了，这时只有中医能大行其道，唯有补气回阳一法方能扶危救困，匡复生机，还哪里有用得上知母、石膏、大黄、芒硝等寒凉药的机会呢？

问：目前有中医学者提出，当今的中医教科书必须修改重订，因为存在许多不适用于当今临床实际的内容，死啃教科书的人日后不一定成为优秀的医师。你对这种说法认同吗？

答：其实编写教科书的专家们大都是饱览医书、满腹经纶者，应该说他们通晓中医各种不同的流派。但编写教科书也并非易事，他们既不能把个人的观点带进教科书，也不能站在哪一个门派的角度罢黜百家，只能从历史的角度以公正的眼光兼收并纳，融入百家学说，用高度概括的手法提纲挈领地勾勒出普遍认同的中医架构，使中医学像人的肌体一样，有经有络，有骨有肉，从而使后学者能窥其全豹，做到这一点确实也是专家们的集体智慧和良苦用心。

课本与临床的有机结合并不是想象中的那么容易。有人曾说过："读书与治病若合若离"，甚至还有人说："尽信书，则不如无书"。书确实只是一种引导，一种参考，想以偏概全是难以做到的。生活中无论哪一种技艺师傅带徒，也只能使之知其大概，日后徒弟的造化在人，像孔子授学一样，弟子三千，贤人七十，并非个个都能成为贤人达士。

由于地球气候和环境的不断变化，人类社会的进步和嬗变，人类生存质量的改善，现代人与古代人的体质呈现出不同程度的差异，古有今无的病如天花、鼠疫等绝迹，而古无今有的病在不断地出现，诸如艾滋病、放射性疾病等。

教科书如何适应时代的发展，满足预防和治疗新的疾病的需要，这是现代中医的历史使命。我想那些专家学者们早就胸有定见，在我看来，万变不离其宗，老祖宗的阴阳五行学说、运气学说以及六经传变、四诊八纲这一朴素的唯物辩证观依旧是中医最基本的教义。过去的几千年经过反复的实践逐渐丰富了这一朴素的理论，我相信，在未来的世纪，中医依然会沿着这一思想去验证、去发展，在未来世纪的世界医学之林凸现它的优势和地位。反观目前世界医学的趋向，中医已经不是暮色苍茫，而是在地平线上已显露出东山再起的曙光，西方发达国家已开始接受中医，有的非常重视中医，甚至在重视程度上超过了我们自身，这不能不引起我们幡然醒悟。

我认为，目前的中医教材虽然有其不足之处，但瑕不掩瑜，仍不失为传承祖国医学的匠心独具之作。

问：听说有个别学者竟认为附子不是热药，而是具有双向调节作用的药物，你对此持何看法？

答：这个问题你问得及时，多次我就很想和你谈谈这个问题。自古至今几乎没有一位学者不认为附子是大辛大热的，为温阳散寒的首选药物，只能治虚寒证，不得用于热证，用于热证等同于抱薪救火。

你是知道的，我用附子是特别多的，寒证用，热证也用，阳虚证用，阴虚证同样用。那附子到底是什么样的药呢？我可以从自身的体会来加以验证。我从五十岁体质开始下降，从那时起我开始服用附子，当然大多数是配在相应的方剂里，剂量我都用得较大，在三十克至一百二十克之间，特别是六十岁以后，我每年都服用附子类方几个月，有时天气较冷，或感寒时也少不了熬点附子生姜汤喝。这三十年里累积起来，少说也服用了两三百斤的附子，这真是一个骇人听闻的事。

再说一下自我感觉，一是并不像有学者所说的积毒的现象出现；二是也无劫阴伤津以助邪热的征象，但发觉比五十岁前后一段时期身体反显得硬朗。今年我已七十岁，与同龄相比显得没有那么老迈，这足以说明服了半生的附子对我还是有益的。如果说附子纯是大辛大热的话，纵然我是虚寒体质，三十年几百斤下去，照理说五脏六腑都烧干了；如果像医书中所说过服或久服附子会造成蓄积中毒的话，那毒性在我的身上早就发作了；再说，在我几十年的临床中，也可以说从父亲到我在医林中是最惯用附子的，当西医尚未盛行时，没有西医参与，我的父亲和我这两代人，确实依靠附子救治了不少的疑难杂症，却从未有过助热和劫阴的现象。

前面我多次阐明对当今疾病的看法，我认为阴寒证和阳虚证几乎占到了现代病的百分之九十以上，阳热证和阴虚证是极为少见的。尽管有不少的病表现出是阳热证候，但其实都隐藏和掩盖了真正阳虚的一面。比如西医诊断的大叶性肺炎，症状有发热、咳喘痰鸣、恶热、口干、鼻扇、脉浮数等，通常中医认为是一派邪热壅肺的现象，学者都会用到麻杏石甘汤加贝母、瓜蒌之类，甚至还要加上大黄以通腑泻热。在上世纪七十年代以前，西医还没有如今这样鼎盛，农村缺医少药，也有些危重症找中医看，对于肺炎我也曾经用中药治过，用上面所说的方药效果很不可靠，嗣后我在药方中加入附子、干姜、半夏、细辛，竟获大效。细思其中道理，似应作这样的解释：痰喘气壅就含有太阴少阴的一面，非姜附细辛之类莫能为之。

又如西医所言的菌痢，可见发热、口渴、烦躁、腹痛、便脓血、里急后重等，中医通常称为湿热痢疾，认为该证多属阳明热结。其实按阴阳辨证法则，也同样存在着太阴虚寒的一面，通常我在白头翁汤中加上姜、附、桂，则其效远比单纯的白头翁汤好。

如失眠症近年来特别多，见其医者多以养阴安神为法，如黄连黄芩阿胶鸡子黄汤、甘麦大枣汤之类，其实鲜有见效者。我治疗失眠症，当无证可辨时，常用大剂四逆汤加龙、牡、半夏、茯苓，治无不验。

附子是阳药，大辛大热，治疗热证只是缘于阳热证中存在着阳虚的一面。后世也有不少学者为附子治热证以及阴虚证找出许多理由，如"阳生则阴长"，"病在阴者，用阳化阴"，"善补阴者，必于阳中求阴"等。通过我自身服用附子二三十年的感受和几十年运用附子治疗阴虚、阳热证的体会，使我不得不支持有学者提出的附子有双向调节作用的观点，从前我们的传统习惯认识，现在看来完全是曲解错误的认识。世人只知附子性热能返本回阳救逆的一面，但千百年来却忽视了它补阴救阴的另一面。我相信总有一天能还其真实本来面目的，我看不会等到下一代。

问：你治疗外感病，特别是小儿外感兼见发热者，很少见到你用辛凉解表药，你所用的大多是辛温药，难道如今外感发热就没有温病的卫分证吗？

答：问得也有道理。我不否认外感病中存在着温热病的卫分证，当然有一点是可以肯定的，当今的风寒外感绝对是占多数，风热外感应该说也是存在的，不然温病学派的兴起就没有历史背景了。当今论温热病的势头不仅方兴未艾，反倒比任何历史时期都显得高涨，更加深入人心，人们从生活习惯到治疗用药都离不开避热就寒，平时只要有一点头痛脑热、咳嗽咽痛，就跑到西医那里输液去了，或者吃些板蓝根、银翘片之类，以图方便速效，只要退烧，其后果就不管了，但留下来的后遗症真不知要缠绵几多时日，而又有几人知道病之在表而失于表散之过失呢？当缠难愈时才有可能转到中医的手上，当转到中医时，患者不仅外邪未去，反而正气大伤，处于所谓的正虚邪恋的局面。这时作为一位理性的中医，应该知道扶正祛邪，药用辛温是理所当然的事，还有什么值得踌躇的呢？

问：近年来患癌症的人数似乎有上升的趋势，我看这种病绝大多数看西医，尤其是大医院的西医，难道中医在这方面真的不如西医吗？你对此有何看法？

答：癌症并非古无今有的病，古人所谓的癥瘕积聚就是当今的肿瘤，历代医家颇多论述，可见中医很早对本病就有较为深刻的认识。近年来癌症的患病率确实有上升的趋势，也确实像你所说的一样寄望于大医院，寄望于西医，明知无法救治，也望苟延残喘，可谓"官到尚书死也心甘"，大多数是经西医无法救治时，才想到找中医试试看，通常中医接手的都是病的晚期。

我认为中医治疗肿瘤应该是有其所长的，可惜的是很少有发挥其长处的机会。肿瘤有良性和恶性两种，通常恶性的称为癌变。我认为无论哪一种都与人体自身免疫功能有很大关系，只有在人体正气先虚的前提下才能产生病灶，哪个地方正气虚了、元阳衰乏了，哪个地方就被阴霾败浊所窃踞，即所谓"邪之所凑，其气必虚"，容邪之处，即正虚之处。我认为肿瘤，特别是癌症，基本实质不仅仅是虚证，而且是大虚证；不仅仅是寒证，而且是大寒证。其所表现的特征尽管貌似阳热实证，但其实质就是古人所说的"至虚有盛候"，我认为用"正虚邪实"这一提法更为贴近情理。凡肿瘤者，无一不是元阳衰乏，阴寒瘀浊窃踞所致，这是我一贯的观点。

对于肿瘤的习惯性认识，近年来也有学者提出了质疑，并认为扶正固本是治疗该病的有效途径。扶阳固本实际上远比从前惯用的活血化瘀法更具有针对性，更具有积极意义。从临床层面上看，清热解毒、活血化瘀不仅对本病没有正面作用，反而有明显的副作用，甚至还能加速病情的恶化。究其原因，我们首先要认识到，清热解毒、活血化瘀是伤害正气的，癌症的血瘀是客观存在的，但是这种"血瘀"应该理解为是机体发生癌变时的一种"自我保护态势"，也可理解为是机体正气围困邪气所形成的攻防态势。此时，医者不宜用活血化瘀法以破坏和干扰这种"自我保护"的态势，这样是克制了正气，助长了邪气，从而造成和促进了邪毒的浸润和转移。

因为我持有这种认识，所以我对癌症的治疗从来都是采用扶阳固本为主，先达到留人治病的目的，即维护肿瘤机体的这种"自我保护状态"，从而达到阳旺阴自散、养正积自消的目的。环顾当今中西医治疗癌症的现状，西医所施行的放化疗和手术姑且不论，就中医而言，大多数人认为是热毒瘀积所致，治疗多以清热解毒、化瘀散结为法，并从某些中药的提取物中获得有抗癌作用的成分，不管它是寒性还是热性，有无伤正之弊，见癌必用，这已成为当今的普遍现象。我可举些实例，说明用这一思路去应对癌症，其前景是极为可悲的，是"一条死胡同"。去年我诊治了一例来自上海的右肾患癌的病人，在上海某医院进行了手术摘除，半年后因左肾痛、小便频而不畅、倦怠乏力而去原医院复查，发现左肾出现了癌症病灶，医院认为不能再行手术，建议转中医治疗。来我处就诊时，病人形体瘦削，面色苍白无华，纳呆，大便秘而难解，小便频而不畅，口干不欲饮，时时恶寒，舌淡苔白滑，脉象沉涩。分析病人就诊时的症状，显系病属三阴，元阳衰乏、太阴内伤、湿痰败浊集聚所致，属于正虚邪实，治疗上应该说是攻补两难，但我还是采用大剂扶阳固本为法，药用阳和四逆汤加白术、茯苓为基本方，进退出入。服用三个月后，诸证明显好转；服用六个月后，患者自认为诸证若失。我建议她去上海原医院复查，她说："我身体没有什么不适的，只要能像这样没有痛苦地活下去，我不想去做什么检查。"我想也有道理，如果检查肿瘤未见消散，反而增加了患者的精神压力。目前患者一共服了将近两年的扶正助阳中药，能使这一晚期肿瘤的患者像正常人一样存活下来，这不能不引起我们的深思。

前年有一位从浙江桐庐来的脑瘤患者，是一位年逾七旬的老妇。自述半年前因头痛在当地县医院治疗，经检查发现是脑瘤，建议转省医院手术摘除。患者见其乡里也有一位脑瘤患者，手术后回家不到三个月就死了，因此拒绝手术，找来我处想用中医治疗试试。就诊时见其右侧头部连同右耳前后肿痛发热，肿处微青，右眼球明显肿出，疼痛日夜不宁，面色黧黑，口角流清涎不止，食不下，大便溏薄滞下，舌大苔白，脉沉涩。脉证合参，显系病在三阴，元阳衰乏，阴寒内盛，阴寒败浊窃踞高巅之处。如是，治疗必用扶元壮阳，以冀达到温通降浊的目的，选用大剂阳和汤合吴萸四逆汤加半夏、南星（均生用），服药一周。一周后家人来报说症状有明显减轻，痛减其半，夜略能睡片刻；服药三个月后，头全无疼痛之感，已能独自步行来诊。后在前方的基础上时加芪、术、砂、蔻以健脾补中，加巴戟、大芸、故纸以壮肾督，总之，自始至终治以大剂温壮肾元、健脾补气之法，以达到温而使通、温而使散的目的。经治两年，患者病情稳定，一如常人。

以上仅举两例，大凡癌症，无论是肺癌、胃癌、肝癌以及血癌等，在我看来无不是因虚而致，并且绝大多数属于阳虚寒凝，本虚标实。我在几十年的临床中本着这一认识，履践运用大剂壮元补虚、破阴行阳之法，常常收到出人意料的效果，因此我个人预见在治疗癌症上，中医一定会比西医更具有优势和发展前景。

问：近年来，我发现患前列腺疾病的人较多，不仅仅是年纪大的，年轻人也屡见之，平时问津中医的很少，只有在西医治疗无效时，才转到中医。奇怪的是看你竟用塞因塞用之法，取得了很好的效果，请问其理何在？

答：是的。对于这种病，我所用的方药看上去确是以塞治塞，实则不然，原因出自我对本病的认识，我从来不认为这种病是实证热证，这种认识是我长期以来通过临床积验形成的。

前列腺病变为泌尿系疾病，病在下焦，为人之至阴之处，无论是年轻的、年老的，都为下元疲惫在先，继之气化渐弱，致使寒湿痰瘀败浊沉积于下。尽管本病的初期阶段见有湿热胶结之象，如尿涩尿痛、口渴、心烦等症，但都是虚中挟实。早期任用清利之法，也只是见效于一时；如见效而连续使用，则不仅不能根治，反而出现愈来愈重的趋势。我对此病进行仔细辨识，发现几乎没一例不证涉三阴，肾阳衰乏、本元不足是根本，寒湿瘀浊内阻是其标，所现湿热之象是其假象。

我治此病，自始至终都立足于补肾培元、温阳化气之法，几十年来我习用阳和四逆汤进退出入，治无不效，确实使不少因前列腺肥大而小便癃闭不通的患者免除了刀针之苦。前些时间诊治了一姓万的患者，他是农村退休干部，七十五岁，向有腰痛、尿频、尿痛病史，就诊前因家务操劳，突发小便癃闭不通、大便滞下、下部醉胀异常、尿道涩痛，日夜不宁而入院治疗。西医当然免不了常规操作，利尿，导尿，输液和口服抗生素，病情虽有所缓解，但离不开导尿管。院方建议手术治疗，因患者害怕而拒不接受，遂来我处用中药试试。就诊时症见面色如灰，声低息短，因导尿管未拔而小便隐痛不适，大便难解，下肢浮肿，腰痛不能转侧，脘腹痞胀，泛泛欲吐，舌大苔白滑腻，脉沉弱。看其表现，尽显元阳衰乏、三阴寒结之象，急投大剂温补脾肾、通阳化气之剂，拟用茯苓四逆合阳和汤加巴戟、小茴、淫羊藿等日夜进服。初服时呕吐，嘱其病家吐后旋即再服，一日夜服药三剂；翌日小便得通，大便得下，腰及下腹胀痛明显减轻，并知饥索食。嗣后投以阳和四逆汤或桂附地黄汤，间配合理中法，调理月余，诸证渐失。

问：鼻衄一症，当今见之甚多，特别是儿童。我见你多用温中之法取效，能谈谈你的看法吗？

答：在我几十年的临床中确实治疗鼻衄者无数，其中也时有见到阳热证候的，但都是见于初次鼻衄。我也用过清降之法，时有效而血止，但效果都不能持久，有的虽然血已暂止，但相继出现倦怠乏力、恶寒身重、纳呆便溏等明显的太阴脾虚证。后来在长期的临床实践中，我体会到鼻衄一症因虚者多，因实者少，脾肾阳虚是本病之根本，现于上之面赤口干、鼻衄均为表象，实际上是脾肾阳虚、阴寒在下而虚阳浮越于上之象，即本虚而标实。因于此，我每见鼻衄一症，尽管可能表现出诸般阳热之象，但我必首究其根本，无不采用温中健脾之法，方用附子理中加益智、牛膝、故纸、砂仁，少用大黄以为反佐，见效极佳。即或鼻衄之初见有阳热之象，也可用之，从不见有助热劫阴之弊，反倒很快血止而人安。

如此提法，恐怕没人敢信，可这确是我屡试不爽的体会，古人的热因热用法即是指此。两年前我接手诊治一中学姓王的校长，患鼻衄三十余年，经中西医多方治疗未见效验。自诉发鼻衄前面红目赤、头痛咽干，倦怠乏力，纳差，大便秘，天气稍凉下肢即感冰冷恶寒，望其鼻内黑如烟煤，鼻微肿，舌胖大、边有齿印、苔白。前医因见其在上阳热之象，无不谓之阴虚火旺，投以知柏地黄、当归六黄汤之类，从未见效，反倒愈发愈勤。我认为单凭其舌大苔白，就足以证明病之本为脾肾虚寒，阴寒在下，虚阳浮越于上。不用踌躇，即投重剂四逆理中加牛膝、益智、砂仁，少佐大黄，先服一周，药尽来诊。自述药效殊佳，血已止，精神明显好转，大便转溏，并说他曾服药近百包，从未有如此效验。其

轩窗医话

后以原方进退出入，调理月余，诸恙悉除，至今未见复发。

两年前治一李姓小儿，年六岁，因鼻衄及皮下出血，在南昌某医院确诊为白血病。经中西医治疗年余，病情不仅未得到改善，反日见加重，鼻衄频作。由其父带来我处就诊时，见其形体瘦削，面色黧黑，鼻中干涩如烟煤所熏，皮下紫癜成片，下肢尤甚，时发热口干，纳差，大便溏而滞下，脉虚浮数，一派阴虚火热炎上之象。见前医所用之药，均为大剂滋阴降火，可未见寸效，反见神气日衰、腹胀纳呆、鼻衄频作，显然是长期误于寒凉，元气受伐，气虚血走，病在三阴。理应温补脾肾，补气摄血为当务之急，投以附子理中加黄芪、熟地、鹿角胶、紫河车、砂仁等大剂进服。服药一周，药尽复诊时鼻衄已止，发热、口干未作。药已见初效，效不更方，连进药月余，病情已明显改善，皮衄减少，鼻衄未再作，食能知味，患者家属信心倍增。后以健脾温肾调治两年，至今病情稳定，未再见出血，已能上学。

可见鼻衄一症因于阳热者少，而因于虚寒者为多。至于见血即谓之热邪迫血妄行，我真没有遇到过，即或有之，我想也排除不了实中有虚，要么是我见之不广也。

问：在我平时所见你的处方中，乌梅汤用得较多，我想听听你用乌梅汤的心得。

答：确实，我用乌梅汤的频率较高，乌梅汤是《伤寒论》厥阴病的主方。邪入厥阴，厥阴为三阴之尽，阴尽则阳生，故厥阴病以寒热错杂为主，仲景立乌梅丸一方，以应对厥阴寒热杂错之邪。本方寒热并用，补泻兼施，世人有误认为是驱虫之剂，其实本方立意并不在驱虫，而是对于寒热虚实错杂之证极具攻防阵势，本方之创意为后人应对虚实寒热杂错之证树立了典范，因此我很看重这张方剂，平时在临床中每用于失眠多梦、诸般腹痛腹泻、疝痛、头痛和多种妇科之恙、小儿厌食等，都有较好的疗效。

首先以妇科病为例，我每以本方加减出入，如带下频多，加白术、砂仁、茯苓；如经前腰腹疼痛，加小茴、香附、玄胡；如阴痒，加蛇床子、地肤子、徐长卿等；如经血不畅，欲下不下，加香附；如经量过多，经期长，淋漓不尽，减去细辛，加姜炭、故纸、续断等。方随证转，进退出入，无不得心应手。

对于诸般寒热胃痛，用之亦有卓效。如胃寒，减连、柏，加丁香、吴萸、砂仁；如嘈杂、善饥、烧心，加吴萸、砂仁等，都能获得较好的效果。对于小儿腹痛腹泻、厌食、形瘦、烦躁少寐者，不论病之新久，都可应用。如挟食滞，减连、柏，加三仙、鸡内金；如见腹痛腹泻，减连、柏，加砂仁、白术、陈皮、茯苓等；如兼厌食，加白芍、姜、枣、饴糖，以调和营卫、健脾建中；如见夜寐不安、烦躁，加半夏、茯苓。对以上诸症，特别是对于久泻久痢，用乌梅汤加减出入之效果远比单纯理中诸法来得稳妥可靠。其实乌梅汤中也寓有理中之意，通常我在运用本方时每加甘草、吴萸，如病因有情志郁结多合四逆散，如此变化使用，确实效验殊佳，不失为一张泛应曲当的良方。

问：人们都说你善治肝病，你能谈谈对黄疸型肝炎的看法吗？

答：我在对本症的认识上可能与一般人迥异。黄疸病者，看其身目为黄，我认为并非人们通常所说的湿热郁蒸所致，疾病的实质多为最典型的脾阳不运证，发黄甚至发热只是疾病之标，该病如进一步发展，均以土败水泛阳竭而告终。通常在该病的早期，患者多出现倦怠乏力、纳呆、泛恶欲吐、口干不欲饮等症状，纵然有发热者，也表现为其热不扬。总之，病变的重心始终不离太阴，甚至关乎厥少二阴，病性通常以寒湿为多见，所以用扶阳健脾化温之法是不容置疑的。若一见黄疸外现，即按黄疸为湿热郁蒸之说，治以清热化湿，是有悖于临床实际的。至于有人提出"开鬼门，洁净腑"的治法，如在扶阳健脾化湿的基础上，我认为这种法理是可取的；如从苦寒着手清凉解表、苦寒通利，不仅不能祛邪，反倒伤其正，每致正虚邪恋，多致不救。

其实有所阅历的医师在长期的临床中不难发现，本病自始至终都伴随着倦怠乏力之症，而且在未出现黄疸以前就首先出现这个症状，可见本病是从太阴湿土而发，多缘于其人里阳衰乏，太阴湿土困顿，失于阳明燥化，蒸化无力，致使土败水渍。因此我认为在治疗方面，"开鬼门"也好，"洁净腑"也好，绝对要以温阳健脾为主，而且要贯穿治疗本病的始终，否则变证百出，祸不旋踵，终致不救。作为医者，这种教训应该时刻引起警醒。

问：我每见你治疗胆胰疾患，很少用传统的疏肝理气、清热解毒之剂，而重在通阳温散即温通之法，其法理何在？

答：通则不痛，痛则不通，这是无人不知的道理。从胆胰病常见的临床表现看，都有胁下痛引肩背、腹胀、大便滞下、脉沉或弦等特征，一般用止痛剂只能缓解一时。中医通常认为是湿热胶结、腑气不通所致，惯用通腑泻热之法，时有效者，确实能缓急于眼前，但难免不复发，甚至徒伤元气，致使病情发作愈加频繁，缠绵不愈，这是当今中西医经常吃到的苦头。作为中医，对于本病的治疗绝不要跟着西医转而专事通腑泻热一法，务必明白的是，大多数胆胰疾患，特别是久治不愈反复发作的，本病的主要矛盾不是湿热，而是由于元阳之虚，寒湿痰瘀内阻胆道，气机升降失常所致。

对于胆结石，世人无不倾向于排石治疗，一味攻伐，其实并不可取，结石不仅不能下，反而徒伤元气。我们在临床中可以观察到，反复发作的胆胰病者，在整个疾病的过程中普遍存在着倦怠乏力、精神萎靡、纳呆便溏、畏寒等太阴脾虚症状，即或在发作的急性期，患者除有脘胁痛、发热、呕吐、口干、口苦外，大多数都有不同程度的恶寒，看似热结，实为寒痼。基于这一观点，我惯用通阳温散一法，药喜用麻黄附子细辛汤合四逆汤加桂枝、吴萸、枳实、大黄，效果奇佳；伺病情稳定后，用附子理中加砂仁、半夏调理，至稳至当，确实少有复发者。

问：你治疗泌尿系结石时通常不用排石药，却能达到排石的目的，又无伤肾气，且不会治后复发，这是什么道理？

答：现代中医治疗泌尿系结石很少辨证，概行清热利尿排石法，海金沙、金钱草为必用之药。我也并不完全否定这一治法无效，确实也有能排出结石者，但却无法避免伤及肾阳这一现实，因于肾气之衰，很少有不复发的。

从临床看，对于肾结石的患者，如果仅凭有不同程度的尿黄、尿赤、尿痛，就认为本病是湿热之证，这种辨证方法是不可取的。其实，结石的形成并非因于湿热搏结，而是因于肾气衰乏、下元虚冷所致，元阳不足，失于运化，则痰瘀败浊与沉渣搏结，凝而成石。因于此，治疗必用温暖下元、助阳化气之法。我在临床上体会到，治疗泌尿系结石不用通淋排石之药，也能取得满意的效果，只待肾元渐旺，气化自行，结石自能溶解或顺利排出，并且很少见有复发的。我常用之方为阳和汤合茯苓四逆汤加淫羊藿、牛膝等，从不失手。

轩窗医话

问：你对于心脏病的治疗颇有见地，每以温通之法取效，你是如何认识的？

答：心脏病是临床较为常见的疾病，学者通常认为与血脉瘀阻有关，一般多从瘀血论治，多主张活血化瘀。我认为这只能说是治法中的一个层面，血脉瘀阻不是病因，而是结果。从本病所表现的临床症状如胸闷、心悸、气短甚至心绞痛、口唇及舌紫绀、恶寒肢冷、舌淡苔白滑等来看，其病理机制是由于元阳不足，心阳不振，寒邪窃踞心君，致使痰瘀内阻，阳气无力贯通心脉。因此，我认为温通心阳至关重要，心阳一旺，君主用事，血脉自通。所以我喜用辛温通阳散寒之法，平时习用麻黄附子细辛汤合瓜蒌桂枝薤白半夏汤加人参、黄芪、乌头等而获佳效。

一年前有从上海来的一位姓左的患者，年过古稀，因患心痛屡作，曾在上海做心脏搭桥术，术后一年多来依然胸闷气短，咳辄胸痛彻背，夜不能寐，恶寒肢冷。按中医辨证，显然是元阳衰乏，心阳不振，痰瘀支饮内结所致。我按辛温通阳之法，药用麻黄附子细辛汤合桂枝瓜蒌薤白半夏汤加人参、黄芪、乌头、川椒。重剂服药一周后，病情有明显改善，咳嗽减少，胸闷胸痛有所减轻；效不更方，再进药一周，诸证继续改善；后以麻黄附子细辛汤、四逆理中汤加檀香、半夏、鹿角胶、故子之类调理三月，诸证若失。

问：目前因颈肩腰腿痛用西医治之无效而转求治于中医的不少，你认为中医治疗本病有一定的优势吗？

答：颈肩腰腿痛的病人目前确实不少，大多经西医检查为骨质增生所致，西医药物治疗难以获效，物理疗法或手术治疗只能取效一时，但无法根治，在这方面中医的治疗应该说是颇具优势的。通常中医治疗本病多着眼于肾，因肾主骨，督脉系于肾，总督一身之阳脉，患此病的根本原因是肾阳不足，元精衰乏，不能温养筋骨，寒湿邪气因虚进入，胶着于骨节之间，导致痹阻疼痛。当今中医按痹证论治较为普遍，多用祛风活血通络止痛之法，其实鲜有效验者。前面我已说过，病既关乎肾，那么理当从肾论治。现代有学者提出，根据病理分析，本病与免疫方面的因素有关，应当侧重于用有免疫调节作用的药物治疗，我认为这与中医温肾助阳、补肾填精的思路是一致的。因此我治疗本病立足于温阳补肾填精之法，多采用阳和汤、四逆汤、肾着汤加威灵仙、鹿衔草之类，久服无不获效，并且可以治愈。这是我多年来的治疗心得，诚为可信。

问：因于胃痛而来就诊的，大多都经过西药治疗，效果总不理想，你治疗本病的效果不错，你是如何认识和治疗本病的？

答：我看还是开门见山讲点对于胃病的看法。对于通常西医所说的胃炎或胃溃疡，我认为中医治疗最主要的是温阳健脾，因为从临床中我体会到，属脾胃虚寒的要占九成以上。中阳不足，脾胃虚寒，脾失健运，则中州升降之机失调，导致出现相应的诸多症状，如胃脘胀痛，泛恶欲吐，纳呆，便溏，形寒肢冷，舌淡苔白，脉沉或弦滑，有的也可出现舌红苔黄、口干不欲饮，其中胃脘痛的主要原因是脾阳不足、胃中虚冷。中医普遍喜用平胃散、四逆散之类，以理气宽胀止痛之法求暂效，但由于忽略了脾胃虚寒这一实质，往往会导致脾胃败伤，虚而难复。我在这方面过去也吃了不少苦头，通过临床实践的不断体会总结，我发现采用暖胃温中健脾法治疗任何一种胃脘痛都是至稳至当的，不会错到哪里去，平时我惯用香砂六君加姜、附，或附子理中汤加半夏、砂仁，或阳和汤加参、芪、术、附，确是治疗脾胃虚寒、中土虚败非常有效的方剂。此即通常所说的塞因塞用、虚者补之使之通、寒者温之使之通的法则。

问：找你诊治肾病的人不少，不仅仅是当地人，还有远道而来的，可见你治疗肾病有其所长，你能谈谈对本病的看法吗？

答：对于肾病，这里就先讲一下肾炎。我在长期的临床实践中发现，肾炎无论是在急性期还是慢性期，病机方面都存在一个共性，即脾肾阳虚的根本实质，如到了晚期，则形成元阳衰竭、水肆土败的局面。

过去我曾经有很长一段时间也崇尚多数学者之见，认为湿热是急慢性肾炎的主要致病因素，有的学者甚至认为"没有湿热就没有肾炎"，"湿热贯穿于整个肾炎的始终"，认为诸如风热外感、过食肥甘、内生湿热及热毒疮痍，都可以诱发急性肾炎，而慢性肾炎则认为是素体阴虚，湿热瘀毒相互胶着于肾所致。不管是急性肾炎还是慢性肾炎，在疾病的过程中所出现的蛋白尿和血尿、水肿、疮痍及高胆固醇水平，都认为是与湿热相关，因此在治疗上始终贯穿一种思想，即清热利湿解毒。

其实，肾炎最基本的病理基础离不开脾肾阳虚的实质，这并非决然否定湿热的存在，湿热是存在的，但只是病之标，所以我们在处置湿热和脾肾阳虚这两个方面不能本末倒置，不能只看到标而忽略了本。如果在急性期治疗以清热利尿解毒为法，或许能取得一些可喜的效验，但持续应用或病已进入慢性期，那所导致的后果恐怕就难以收拾了，最终难免不形成脾土败坏、堤崩水泛的局面。

在其后的二十年临床中，由于以往的惨痛教训，我才逐渐认识到肾炎的发生与发展都存在着不同程度脾肾阳虚的实质，因此才逐渐回归到扶元固本、温阳健脾的法则上来，所采用的方剂多为附子理中、四逆、真武之类，急性期以麻黄附子细辛汤合附子理中获效较捷；慢性期屡用四逆汤合真武汤加人参、黄芪、巴戟、肉桂、鹿角胶等以健脾壮肾；不过在以上运筹变化当中，根据病情的变化，每伍以大黄、水蛭，即在培元固本、温肾助阳的同时，兼顾通瘀排毒。附子是不可或缺的，并且必须重用，我每用60~150克，这是深有体会的。温阳与利水必须同步进行，如果见其水泛而单凭利水，是无论如何达不到利水的目的，并且还可以发现，随着附子用量的不断加大，尿的排出量也相应增多。

肾炎进入到慢性期或尿毒症期，虽然治疗的难度很大，但是通过大量的临床实践我发现，只要自始至终不偏离扶元固本、温阳健脾即温通这一法则，仍然是有治愈希望的。

如此之法，相比从前惯用的清热解毒法，不仅仅只是多了一道法门的问题，而是对治疗本病找到了真正可靠的门径。

问：现代人患痹证的甚多，从你的疗效看，这方面你也是很有历练的，从整体而言，你是如何认识本病的？

答：痹证，临床上通常分为两种类型，即寒痹与热痹，但我通过多年的临床实践形成了自己独特的观点——真正的热痹事实上是不存在的，它的基本病理实质是阳虚阴凑，即便是通常所谓的热痹，亦是指它的标热而言，红肿热痛是其标，阳虚寒湿痹阻却是其本，如果单凭症状表现出的红肿热痛而行清热通络之法，忽视了温阳祛寒，其疗效绝不会尽如人意。如果临床上注意观察就可以发现，即便是所谓的热痹患者，也都有不同程度的恶寒身重的现象。因此，我治疗本病绝对离不开温阳散寒、健脾化湿一法，即便是见有标热也完全可以搁置不理。我平时喜用麻附细辛汤、桂枝白术附子汤、乌头汤、阳和汤之类，在我经历的临床记忆中，从未有热痹者因用温阳散寒、健脾化湿法而出现阳热更盛的现象，反而取得了意想不到的效验，这怎能不引起我对本病深入思考并对热痹进行重新定义。

问：在我看来，你对骨结核、脉管炎的治疗也颇多心得，你是如何对待这类病的？

答：不管说的是对是错，我都想谈点这方面的看法。通常所说的骨结核病，我想应该是中医所称的流痰病，从本病所见的症状来看，完全是属于虚损性疾病，是属于元阳衰乏的阴寒大证；该病是由于患者素禀阳虚、元精虚损，导致寒湿之邪乘虚而入，阳运无权，阴寒痰浊胶着于筋骨而成；如不见之于早，失治或误治，日久每致腐筋蚀骨，常年不愈，终至瘫痪床第。本病宜于早发现早治疗，多能获愈，如到了损筋败骨的地步，虽有良工，亦是回天乏力。

基于上述认识，我对于本病的早中期治疗多采用温阳散寒、健脾化湿法，方用麻黄附子细辛汤和阳和汤加巴戟、大芸、补骨脂、半夏、南星、白术、茯苓，都能获得较好的效果。

关于脉管炎，似如中医的脱疽，它与骨结核症状不同，但在病理方面基本是一致的。脉管炎所表现的症状早期多有指趾冷痛、肤色苍白或紫赤，此缘于元阳大衰，寒湿痰瘀凝滞经络，血脉不畅，阳气不能通达温煦四肢，也属于阴寒大证，失治或误治都会酿成不治。我在临床中遇此证多崇大剂温补脾肾、通阳散寒为法，每采用当归四逆汤合阳和汤加芪、术、半夏、茯苓而获大效。

问：这里我想一并问一下对于脑疽和发背你是如何理解的？

轩窗医话

我四十年前不是也患过发背，是你一手治好的，如此说来，在当时你对本病的认识就已经很成熟了，是吗？

答：脑疽和发背为疡科大证，病情甚为凶险。据历代疡科书所载，本病通常分为两大类型，一种是阴证，一种是阳证，因此治法也迥然不同。当然，历代记载的治法也不外乎寒者热之、热者寒之，但我验之于临床却发现不是如此，其实本病同样属于虚寒之大证。本病所发无不因于本气先衰，元阳衰乏，阴寒内结所致。本病初起常见患处虽硬结疼痛，但疮面多干塌，肤色不变，根基很深，推之不移，漫肿无垠。患者几乎均伴有面色憔悴苍白，形寒恶冷，腰背重如负石，头重如裹，患处疼痛放射到头面耳目。发背则周身为之酸痛，日久难溃，体力日衰，一旦成脓则损筋腐肉，久溃而难于收口。对于此病，唯有大补元阳、健脾崇土一法，舍此则邪毒内陷，变证丛生，精气两竭而不救。

本病之初，我惯用仙方活命饮合四逆汤，每能见效；病之中晚期，已入险境，此时如能留得一分元阳之气，则有一分生机，理应急投阳和四逆加人参、附子、巴戟、大芸之类。本法临床疗效不可低估，每能起死回生。

也有患者表面上看起来属于阴虚火旺，外见红肿热痛、口渴心烦，医者无不是以大剂清热泻火解毒为法。其实，这种情况临床上甚为少见，即或有之，也不得全然认作是阳热证。我通常把这种症状只认作病的标证，病之底面仍以虚寒为本。大凡本病，无不是其人元阳先虚，脾土虚败所致，病理机制与前面谈到的理无二致。总之，补肾壮阳、健脾崇土是治疗本病之大法，用之多能中鹄，不可忽视。

就我临床所见，外科痈疽之类以阴寒证为多，真正属于实热的是少之又少，施治最忌大苦大寒。诸如此类病的形成，局部病变仅仅是其标，而元气之虚、脾肾之衰才是其本。邪气乘虚而入，一旦壅滞脉道，气血凝泣，则痰瘀胶着，结聚不散，久则伤筋蚀骨，变证险恶。古人对此积累了不少经验，但都专循补气养血、化瘀通络、软坚、托毒排脓之法，如此之治非为不善，但疗效不尽如人意；在当今更有不少医者不但不延习旧法，反而效法西医，用大苦大寒中药，以求解毒消炎抗感染，完全跌入了西医抗菌消炎的"泥坑"，每每造成元气大伤，邪毒内留，终致不可救治，这种情况不为鲜见。我始终认为，在大剂扶阳补气的前提下兼治其标，加化瘀通络、软坚散结治之，这种治疗方向是绝不会错的，这是我临床历验不爽的事实。

问：慢性腹泻终年不愈，西医治疗多只能取效一时，中医治疗也颇为棘手，你对此有何看法？

答：慢性腹泻终年不愈，中医称之为慢性腹泻，理应病属太阴，多从脾胃论治，但实际在临床中单从太阴论治很难取得满意的效果。据现代医学研究证实，精神因素可导致中枢神经功能紊乱，从而引起胃肠神经功能紊乱。中医对于此病的病机虽然说法不同，但其理是相通的，如肝郁脾虚、肝气乘脾、肝气犯胃、木克土等，都与情志有一定关系，这一点目前没有被医者所重视。只要我们在日常生活中注意观察就可以发现，患慢性腹泻的病人绝大多数都存在不同程度的精神压力因素，因此肝木侮土是慢性腹泻一个极为重要而不可忽视的发病机制。如《类证治裁》说："肝木性升散不受邪遏，郁则经气逆为嗳……为痰，为飧泻，皆肝气横逆也。"《血证论》也提到"肝之清阳不升，则不能疏泄水谷，濡泄中满之证在所难免。"《伤寒论》中有厥阴篇，足厥阴属肝，多有利证，其主方用乌梅丸，方注中已明言又主久痢，由此可见慢性腹泻虽病在太阴脾土，但实则与肝木相关。肝主疏泄，疏肝解郁可以畅达脏腑气机，气机条达则有助中土运化。因此我们在临床治疗慢性腹泻时，既不能忽视太阴脾虚的一面，又必须兼顾肝郁的一面。就从乌梅丸一方来说，如去连柏合四逆散，就是一张太阴厥阴两相兼顾的良方，临床用于此证，可谓庖丁解牛，无不中肯。

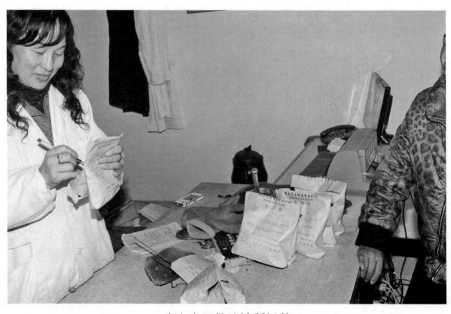

病人在王能治诊所抓药

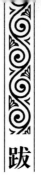

跋

如果把祖国医学比作一根甘蔗的话，古圣和近贤为这根甘蔗酿造了甘美的蔗汁，而我却只是这根甘蔗中粗糙纤维的蔗渣，这蔗渣磨牙棘口，但却为品尝甘美蔗汁的人提供了耐人咀嚼和品味的嚼床。从而我想，哪怕我这篇"鉴识"只能作一蔗渣存在于片刻之后被人唾弃，在这一点上，对于我来说也不失为一种价值。

王能治

2013 年秋日

跋

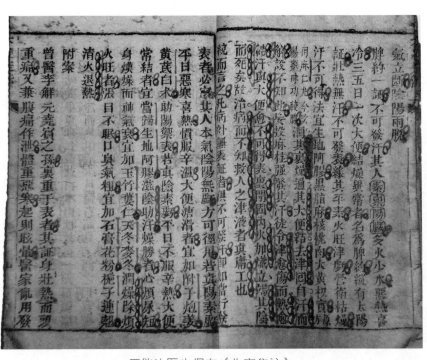

王能治医生保存《伤寒集注》